OCT
血流成像图谱

主　编　魏文斌

副主编　杨文利　杨丽红　史雪辉

编　者（以姓氏笔画为序）

丁　宁　王　红　王子杨　史雪辉

李栋军　李逸丰　杨文利　杨丽红

沈　琳　陈　伟　赵　琦　唐　炘

崔　蕊　魏文斌　Ruikang K.Wang*

编者单位

首都医科大学附属北京同仁医院

*Department of Bio-engineering，University of Washington

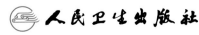
人民卫生出版社

图书在版编目（CIP）数据

OCT 血流成像图谱 / 魏文斌主编 . —北京：人民卫生出版社，2016

ISBN 978-7-117-23587-7

Ⅰ．① O⋯　Ⅱ．①魏⋯　Ⅲ．①眼病－影象诊断－图谱
Ⅳ．① R770.43-64

中国版本图书馆 CIP 数据核字（2016）第 242817 号

| 人卫智网 | www.ipmph.com | 医学教育、学术、考试、健康，购书智慧智能综合服务平台 |
| 人卫官网 | www.pmph.com | 人卫官方资讯发布平台 |

OCT 血流成像图谱

主　　编：魏文斌

出版发行：人民卫生出版社（中继线 010-59780011）

地　　址：北京市朝阳区潘家园南里 19 号

邮　　编：100021

E - mail：pmph @ pmph.com

购书热线：010-59787592　010-59787584　010-65264830

印　　刷：北京盛通印刷股份有限公司

经　　销：新华书店

开　　本：889×1194　1/16　　**印张：**22

字　　数：620 千字

版　　次：2016 年 11 月第 1 版　2017 年 5 月第 1 版第 2 次印刷

标准书号：ISBN 978-7-117-23587-7/R · 23588

定　　价：185.00 元

打击盗版举报电话：010-59787491　E-mail：WQ @ pmph.com
（凡属印装质量问题请与本社市场营销中心联系退换）

序

在过去几十年中，眼科专家和研究人员巧妙地利用了眼球作为光学透明体的特点来研究和探讨我们眼球的健康情况，并由此发展和完善了诊断治疗眼科疾病的手段。近年来，眼科研究的飞跃式进展离不开诸多看似直接实则蕴含复杂物理与数学技术的光学仪器。这些技术和仪器包括：直接检眼镜、间接检眼镜、裂隙灯、眼底照相机等。同时，荧光素眼底血管造影技术的发展丰富了眼科专家和研究人员对眼底疾病的理解和诊断。这些医用技术和仪器为我们提供了一个非常便捷高效的平台，增进了我们对疾病机制的深入了解，进而在很大程度上协助了眼底疾病的有效治疗，成功地让无数患者重见光明。尽管如此，以上技术和仪器却仅仅能够提供眼底表面的影像。鉴于眼底组织是一个多层三维结构，如果病变发生在眼底表层以下的层面，就只能依赖于病理切片和临床经验对疾病进行估测。这种依赖于经验的诊断方式显然是不完善的。因此，我们需要一个三维的成像技术来提供更丰富的眼底信息，从而进行更准确的疾病诊断以及制定有效的治疗方案。

相干光断层扫描成像（optical coherence tomography，OCT）技术的发明和快速发展完全改变了我们对眼底组织和眼科疾病的认识。从时域时代只有单个断层面的扫描，到频域时代高精度的三维结构图像，再到如今最新的 OCT 血流成像技术。OCT 技术无疑代表着当今最重要的眼科成像技术的革新。

现今，在临床上如要观察视网膜的血管网，常用的方法是荧光素眼底血管造影（FFA）。但造影剂的渗漏，对视网膜的毛细血管成像带来很大的困难。所以，荧光素眼底血管造影并不是一种很理想的血管成像技术。为了解决此问题，德国蔡司公司在基于 OCT 系统的基础上成功地创新并开发出一种新的无损技术来对视网膜血管（包括毛细血管）成像，即 AngioPlex™。这个技术便是我们所知的当前热门的 OCT 血流成像（OCT angiography，OCTA）。蔡司公司的OCT 血流成像（AngioPlex™）系统的优越之处在于使用了美国华盛顿大学发明的 OMAG^C 算法技术。OMAG^C 的特殊之处在于不仅使用了 OCT 信号的振幅信息，还使用了 OCT 信号的相位信息，因此对血流成像具有较高的灵敏度和清晰度。同时，OCT 血流成像还有快速的实时眼球追踪 FastTrac™ 技术，对眼球的颤动进行实时追踪矫正，从而减少血流成像中由于眼球颤动而产生的误差。这个功能对眼底血管网定量分析有着重要的临床意义。基于精确定位和记忆功能，FastTrac™ 技术允许用户对此区域进行多次随访扫描，以达到长期监测患者病情进展和观察治疗反应的目的。相比而言，传统的荧光素眼底血管造影技术作为一种侵入性血管成像技术并不能实现这种程度的多次随访监测。AngioPlex™ 还通过三维自动图像分割算法以及二维强度最大值投影方法，建立了一系列的视网膜分层图像，包括：视网膜浅层，视网膜深层，视网膜无血流层，脉络膜毛细血管层以及脉络膜层。这些血管图有着极高的准确性，可以观测到以前难以观测到的血管组织，还可以详细地展示视网膜微血管以及结构组织的二维以及三维信息。同时,图像的选择和导出也非常简单易操作,可直接用于眼科医生之间的交流分享或者医学教学。

AngioPlex™ 对于黄斑中心凹无血流区以及病变区域的异常血流的探测能力有着显著及长足的提升。这项技术所提供的高质量的血流网络图像,可以用来探测毛细血管阻塞,异常新生血管的生长以及深层视网膜中的毛细血管瘤等。随着量化分析的发展,AngioPlex™ 在未来还可以对黄斑中心凹区域动脉和静脉血管扩张的比例进行计算和统计分析。在组织的厚度允许的条件下,OCT 血流成像信号还可以评估穿透出血的区域。另外相比于荧光素眼底血管造影技术,AngioPlex™ 血流成像图像的血流和周围组织的对比更加强烈,从而更有效地展现无灌注区。在视网膜很厚且毛细血管血流缓慢时,光照强度是成像质量的一大限制(然而这同样适用于荧光素眼底血管造影技术)。只要肿瘤的尺寸及色素沉着所引起的光穿透深度限制在可接受的范围内,OCT 血流成像也可以用来研究眼部肿瘤。对于此技术来说,视网膜屏障渗漏的信息仍然难以探测,但未来的技术发展可能很快改变这一现状。此种渗漏发生的条件,例如囊样黄斑水肿,还需要更多调查研究和数据支持。虽然 AngioPlex™ 目前无法量化毛细血管血流,但是对于这一重要信息的量化测量是此技术的未来发展方向。同时,蔡司公司现正在研制大范围扫描技术,可望达到 80°~100° 的视角。此大视角 AngioPlex™ 的发展将对糖尿病视网膜病变的成像具有重要的临床意义。更重要的是,蔡司公司对这些功能的拓展致力于用软件来实现,也就是说,以后如用户需要,现有的 AngioPlex™ OCT 只要有软件更新就可以满足用户进一步的需求。

AngioPlex™ 是首个被授予美国食品药品监督管理局(US-FDA)临床使用 510(k)许可的 OCT 血流成像技术。全新的 AngioPlex™ 血流成像系统为探索视网膜微血管提供了前所未有的机会和潜力,同时为研究深层视网膜层血管、脉络膜层血管和视神经血管提供了全新的机遇。这样的新技术无疑将会增强我们对视网膜疾病的理解和认识。更细节化的图像、更简易的使用方法和更快速的扫描过程可以为患者带来更好的就医体验。未来 OCT 血流成像极有可能取代现在临床应用的 FFA 和吲哚青绿脉络膜血管造影(ICGA),成为对视网膜、脉络膜血管进行评估的新的金标准。

尽管如此,对于一个新型成像技术,我们仍然需要积累足够的临床经验去正确地理解和解释 OCT 血流成像图像以及这些图像对临床诊断的意义。基于此,此书收集了大量的病例图片,分别对 OCT 血流成像原理进行介绍和各种眼科疾病进行剖析,并结合其他影像资料对 OCT 血流成像图像进行解释。既有多种常见眼底疾病的 OCT 血流成像图像,也包括一些少见和罕见疾病的 OCT 血流成像图像。本书具体包括 OCT 血流成像原理及应用,黄斑疾病,视网膜血管性疾病,先天、遗传及变性类疾病,眼底肿瘤,其他葡萄膜疾病以及青光眼及视神经疾病七个章节。同时,本书还与读者分享了眼科专家们丰富的临床读片经验。我相信此书的出版将有助于眼科医师对新出现的 OCT 血流成像技术的了解,并加深对 OCT 血流成像图像的理解,从而有利于对疾病进行准确诊断与治疗。本书还可供从事眼科相关专业的研究人员作为参考用书使用。

Ruikang K.Wang

华盛顿大学

2016 年 8 月

前　言

　　眼底病的诊断与治疗离不开眼底影像技术的提高,各种眼底照相、荧光素眼底血管造影、吲哚青绿脉络膜血管造影能在活体上了解视网膜平面和血管影像,促进了眼底病诊疗水平的提高。相干光断层成像(OCT)的出现,开启了活体上进行视网膜断层成像的先河,成为眼底影像技术方面里程碑式的飞跃。自从 1996 年 OCT 技术在临床应用以来,该技术不断更新换代,成为眼科领域里技术发展最迅速、设备更新换代最快的影像技术,从时域到频域,扫描速度不断加快,分辨率不断提高,扫描方式的革新,尤其是 En face 扫描模式、三维结构图像的出现,均丰富了眼底信息,扫描深度的增加可以很好地分辨玻璃体视网膜和脉络膜的微结构,大数据的应用使软件分析功能大大提高,促进了临床诊断技术的进步。OCT 血流成像(OCT angiography,OCTA)的出现更是 OCT 领域的突破性进展,不用造影剂就可以获得活体视网膜脉络膜血管影像,分辨率超过传统的眼底血管造影,且可以分层显示眼底微血管的形态,这一技术一出现就受到广大眼底病医生的青睐和追捧,迅速将这一技术应用于眼底的临床诊疗和研究领域。笔者也是国内最早使用这一技术的医生之一,并将它应用于黄斑疾病、视网膜脉络膜血管性疾病、眼底炎性疾病、肿瘤性疾病等诸多疾病的诊断中,体会到视网膜脉络膜血管形态学和密度的变化与疾病的关联,我认为 OCTA 是极其有价值的影像工具,会越来越多地被眼科医生使用。因此,我们及时地整理出这部 OCTA 图谱,在较短的时间内对收集的病例进行整理与归纳,这些临床鲜活病例的展现,对这一技术在国内的推广将有一定的作用。

　　德国蔡司公司是最早推出 OCT 的企业,也是最初的 10 年里生产 OCT 的唯一企业,并在近些年里不断推出新技术。OCTA 也是蔡司公司的贡献之一,是较早推出这一技术的企业之一,本图谱均为蔡司 OCTA 检查结果的展示。

　　很荣幸地邀请到了 OCTA 发明人之一美国华盛顿大学 Ruikang K. Wang 教授撰写了 OCTA 原理这节,同时欣然为本书作序,为本书增色不少。

　　感谢作者们在百忙中抽出时间整理资料,短时间内完成书稿。辛晨医生,美国华盛顿大学生物工程系张安琪博士、张芹芹博士,卡尔蔡司(上海)管理有限公司刘春先生、连元君女士、李鹏程先生等在书稿撰写及图像处理过程中提供了不同的帮助,在此一并致谢!

　　由于时间仓促,该技术的使用时间不长,经验不足,书中错误在所难免,恳请读者批评指正。

魏文斌

首都医科大学附属北京同仁医院

2016 年 8 月

目　录

第一章　OCT 血流成像原理及应用

第一节　OCT 血流成像原理 ·········· 2

一、OCT 基本知识介绍 ·········· 2

二、OCT 血流成像原理及目前采用的各种算法比较 ·········· 2

三、基于 OMAG 算法的后续图像处理及定量研究 ·········· 7

第二节　OCT 血流成像技术要点 ·········· 13

一、OCT 血流成像图像采集 ·········· 13

二、评估采集图像合格的标准 ·········· 19

第三节　OCT 血流成像图像解读 ·········· 22

一、视网膜及脉络膜微血管结构 ·········· 22

二、OCT 图像分层 ·········· 23

三、正常血流图像 ·········· 24

四、定量测量 ·········· 33

五、应用范围 ·········· 34

六、名词解释 ·········· 34

七、血流成像图像分析思路 ·········· 34

八、病理血流图像 ·········· 35

九、伪像 ·········· 68

第二章　黄斑疾病

第一节　年龄相关性黄斑变性 ·········· 74

第二节　息肉样脉络膜血管病变 ·········· 88

第三节　中心性浆液性脉络膜视网膜病变 ·········· 100

第四节　特发性脉络膜新生血管 ……………………………………………………… 115

第五节　黄斑裂孔 ……………………………………………………………………… 119

第六节　黄斑视网膜前膜 ……………………………………………………………… 131

第三章　视网膜血管性疾病

第一节　视网膜动脉阻塞 ……………………………………………………………… 146

　一、视网膜中央动脉阻塞 …………………………………………………………… 146

　二、视网膜分支动脉阻塞 …………………………………………………………… 151

第二节　视网膜静脉阻塞 ……………………………………………………………… 153

　一、视网膜中央静脉阻塞 …………………………………………………………… 153

　二、视网膜分支静脉阻塞 …………………………………………………………… 162

第三节　糖尿病视网膜病变 …………………………………………………………… 167

　一、非增生性（背景型）糖尿病视网膜病变 ……………………………………… 167

　二、增生前期糖尿病视网膜病变 …………………………………………………… 168

　三、增生性糖尿病视网膜病变 ……………………………………………………… 168

　四、糖尿病性黄斑病变 ……………………………………………………………… 168

　五、糖尿病性视盘病变 ……………………………………………………………… 168

第四节　视网膜血管炎 ………………………………………………………………… 180

第五节　外层渗出性视网膜病变 ……………………………………………………… 189

第六节　家族性渗出性玻璃体视网膜病变 …………………………………………… 196

第四章　先天、遗传及变性类疾病

第一节　视网膜有髓神经纤维 ………………………………………………………… 204

第二节　视网膜劈裂 …………………………………………………………………… 209

第三节　卵黄样黄斑营养不良 ………………………………………………………… 214

第四节　视网膜色素变性 ……………………………………………………………… 228

第五节　病理性近视 …………………………………………………………………… 245

第五章　眼底肿瘤

第一节　视网膜海绵状血管瘤 ………………………………………………………… 258

第二节　视盘毛细血管瘤 ·· 266

第三节　视盘黑色素细胞瘤 ·· 268

第四节　脉络膜黑色素瘤 ·· 278

第五节　脉络膜血管瘤 ··· 285

第六节　脉络膜骨瘤 ·· 295

第七节　脉络膜痣 ··· 299

第六章　其他葡萄膜疾病

第一节　Vogt- 小柳 - 原田病 ··· 308

第二节　脉络膜裂伤 ·· 316

第七章　青光眼及视神经疾病

第一节　青光眼 ··· 322

第二节　视盘水肿 ··· 333

参考文献 ·· 339

中英文名词对照索引 ··· 341

1

第一章

OCT 血流成像原理及应用

第一节　OCT 血流成像原理

一、OCT 基本知识介绍

每一次新的医学成像技术的出现和发展,都能够进一步辅助和改善临床医生对疾病的诊断、治疗及疗效评价,并在一定程度上加深人们对疾病的认识,促进新治疗手段的开发和评价。基于光学原理的成像技术,在医学领域应用由来已久,如共聚焦显微镜、荧光显微镜和双光子或多光子显微镜等。虽然相较超声成像、X 射线成像等技术,光学成像的分辨率可达微米量级,但由于光学成像相对有限的穿透深度,目前主要应用于对体外组织和细胞的诊断和分析,而作为在体成像的研究手段,应用还十分有限。

相干光断层成像(optical coherence tomography,OCT)是近三十年来迅速发展并在临床广泛应用的一种非侵入性、高分辨率的实时光学成像技术。视网膜虽是眼内深层组织,但眼内透明的屈光间质可使光线直接到达其表面,因此视网膜成像成为 OCT 临床应用及实验研究的重要领域。OCT 基于 Michelson 低相干干涉仪原理,光源发出的单色光经耦合器后分为两束,一束经参考反射镜形成干涉仪的参考臂,另一束送达测量臂的待测组织样品,形成干涉的测量臂,这两束光经过反射镜和测量组织反射后,再经耦合器合成,形成干涉,最终利用光电探测器检测出参考光和测量光的干涉信号。参考镜的反射率是恒定的,但由于样品的不均匀性,从样品不同深度,不同组织成分反射回来的光强度就不同,由此两束光相遇时产生的干涉信号里编码了样品的深度信息,经傅立叶转换后,就展现为带有测量组织深度及具有不同光学散射特性的成分信息。目前眼科临床使用的 OCT 多为频域 OCT,即参考臂的参照反光镜固定不动,通过改变光源光波的频率实现信号的干涉。频域 OCT 分为两种:①激光扫描 OCT(swept-source OCT,SS-OCT),即利用波长可变的激光光源发射不同波长的光波。②光谱 OCT(spectral-domain OCT,SD-OCT),利用高解析度的分光光度计来分离不同波长的光波,是目前商用 OCT 的主要类型。随着硬件条件的提高,成像速度的显著增快,软件算法的不断发展,使 SD-OCT 的组织分辨率和图像信噪比不断增高,能够清晰展示视网膜及视神经各层次的组织结构细节,成为视网膜疾病和青光眼临床诊断随访及实验研究的重要手段。

就 OCT 系统而言,并非所有由样本反向散射的光都能转化成精准的 OCT 信号,有很大一部分成为影响 OCT 清晰成像的散杂光即信号噪声。OCT 的噪声源可分为接收噪声、光子散弹噪声、过量强度噪声及由于样本微小运动所产生的信号噪声等等,这些噪声都可能对整个系统的信噪比产生重要影响,因此提高系统信噪比一直是 OCT 技术改进的重要内容。

由于血液中红细胞的运动,对光子产生的散射无规律不稳定,干扰 OCT 结构成像的采集,因此在 OCT 的图像处理中被当成"噪声"消除。虽然 OCT 已能够提供视网膜近细胞级的结构信息,但却始终无法展示疾病病理改变的另一重要因素——血管的信息。直到 2007 年美国华盛顿大学 Ruikang K.Wang 教授领导的实验小组首次提出了提取样本信号中的频率变化的方法,即 OCT 血流成像(OCT angiography,OCTA),将 OCT 的应用由结构成像推向功能成像的新高度,大幅提升了 OCT 的应用范围。

二、OCT 血流成像原理及目前采用的各种算法比较

OCT 血流成像能够无创地对活体组织的微血管循环进行成像,它的基本成像原理是从由样本反向散射的光信号中,分离由静态组织所产生的稳定信号和由运动颗粒(红细胞)所产生的不规则信号。对于静态组织而言,其所散射的信号持续、固定,而运动颗粒所产生的信号随颗粒的位移实时发生变化。

因此如在同一部位进行一定时间间隔的连续扫描后,所获得的静态组织信号基本不会变化,而动态组织信号则发生实时变化(图 1-1-1)。由此,如将两次扫描成像信号相减,静态信号就被滤掉,所剩余的信号则为运动物体所产生。这便是 OCT 血流成像最简单的原理。

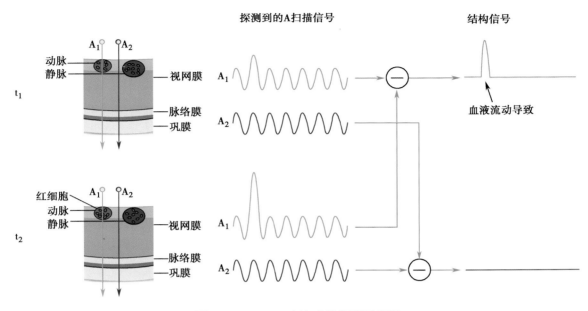

图 1-1-1　OCT 血流成像原理示意图

相同位置不同时间点的信号相减可以提取出血流信号(红色光路),血流位置的 OCT 信号不同,而血管周围的 OCT 信号仍然保持稳定(蓝色光路)

OCT 信号分为振幅(强度)信号和相位信号。既往结构成像,主要依靠振幅信号,而对运动极为敏感的相位信号则作为噪声去除。当物体运动时,它可能同时改变或分别改变振幅和相位信号(图 1-1-2),当某粒子 1 由位置 1 移动到位置 1′,其振幅信号未发生变化,而相位信号却发生了较为明显的变化;当其移动到 1″,其相位信号未发生明显变化,而振幅信号改变。

根据不同的信号成分,OCT 血流成像可分为基于振幅信号、相位信号和复合信号的三种成像方法,复合信号即综合分析 OCT 振幅和相位的信号。

1. 基于振幅信号的 OCT 血流成像　即依靠不同时间间隔 OCT 信号振幅变化、来提取血流信息。其优势在于对相位信号不敏感,特别适用于 OCT 光源不稳定的情况。而其缺点也源于其没有利用相位信息,很难探测到那些相位变化显著而振幅变化不明显的运动粒子信息。因此容易遗漏红细胞运动较慢的毛细血管的信息。

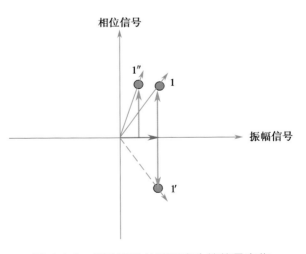

图 1-1-2　运动颗粒位移所产生的信号变化

分光谱振幅去相关血流成像(split-spectrum amplitude-decorrelation angiography,SSADA)就是一种基于 OCT 振幅信号进行血流成像的方法。它利用相邻 B-scan 之间的去相关系数提取血流信息。但由于此方法先对 B-scan 图像做分光光谱处理,再计算 B-scan 子光谱的去相关系数,最后对子光谱的去相关系数求和取平均值,提取血流信息,这种方法能够较好的抑制散斑噪声,但牺牲了 OCT 图像的轴向分辨率。这里要说明的是,无论使用相机曝光的 SD-OCT 系统还是使用高速采样数字仪的 SS-OCT 系统,一次曝光所产生的所有子光谱中,流动红细胞也会产生一定程度的时域散斑变化,因此可能存在遗漏部分血流信息的可能。

2. 基于相位变化的 OCT 血流成像 它利用样本血流相对于参考血流所产生的相位改变进行成像。由于振幅信号和组织大幅运动对于相位信号影响较大,因此这种成像方式依赖于高密度的 A-scan,要求相邻 A-scan 间隔足够小,以保证每个像素的散斑相互关联,而信号强度保持不变。由于需要高速的扫描,因此在检测流速较慢的血流时,在相邻 A-scan 间就无法获得血流信号,因此较难获得流速小的血流信号。

3. 基于复合信号的 OCT 血流成像 也称为复振幅型超高灵敏度 OCT 血流成像,即 optical microangiography(OMAG)。其综合了振幅及相位信号的特点,在一定程度上弥补上述两种方法的不足。此方法首先沿 OCT 扫描 Y 轴方向进行处理,提取出空间 OCT 信号的变化,这一做法弥补了由于组织光学异向性产生的背景信号所掩盖的由低速运动粒子产生的多普勒信号,能够更好的探测组织中毛细血管的信息。此算法不单独对 OCT 信号的振幅或相位进行处理,而是对 OCT 相邻 B-scan 数据进行直接相减而来,因此既包含了 OCT 振幅信号的变化,也涵盖了相位信号的变化。在生理状况下,血管与光线的关系通常如图 1-1-3 所示:图 A 示运动粒子导致 OCT 信号的相位和振幅变化,相位变化信号可以通过相邻扫描获得,但是非常依赖于探测光的入射角度,有时会出现相位卷绕的问题;图 B 示血管与探测光束垂直时(例如探测视网膜微血管时),仅利用相位的处理方法具有较低的探测灵敏度。振幅变化信息通常可以通过重复扫描相同位置上像素的灰度值或相关性的变化提取。然而对于流速较慢的血管,特别当振幅变化很小、相位变化很大时,仅利用振幅的处理方法很难提取到较好的血管信息。OMAG 方法理论上克服了上述问题,因此可以获得更好的血管图像。

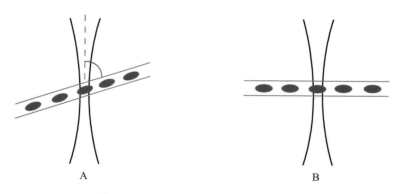

图 1-1-3 探测光束与血管夹角示意图
A. 一般情况;B. 垂直情况

以上是从理论上分析三种基于不同成像原理的 OCT 血流成像,但在实际应用过程中,我们较难对比分析不同原理 OCT 血流成像的优劣,原因主要在于:①OCT 系统硬件上的差别:如波长、相位稳定性、成像速度、探测灵敏度等;②样品的选择:例如正常人和不同疾病种类;③图像的后期处理方法:例如分层方法、滤波方法、运动矫正方法等;④图像预处理:例如对干涉图的运动补偿等。因此到目前为止尚无对各种 OCT 血流成像方法进行系统比较的评价报道。

基于上述原因,为了公平起见我们通过同一个 OCT 成像系统对同一个样品(人体)获取的同一组数据,采用相同的图像预处理和后期处理方法,比较不同算法间(OMAG、散斑方差法、相位方差法、SSADA 和相关匹配法)OCT 血流成像效果。图 1-1-4(A~E)是依次利用 OMAG、散斑方差法、相位方差法、SSADA 和相关匹配法得到的正常人眼视网膜的血流成像图。显然每一种方法都可以给出视网膜上微血管的分布,但是清晰度不同。OMAG 和散斑方差法的血流成像图相对较好。

图 1-1-5 和图 1-1-6 分别给出了表层视网膜(从内界膜到外丛状层外界)和深层视网膜(从外丛状层

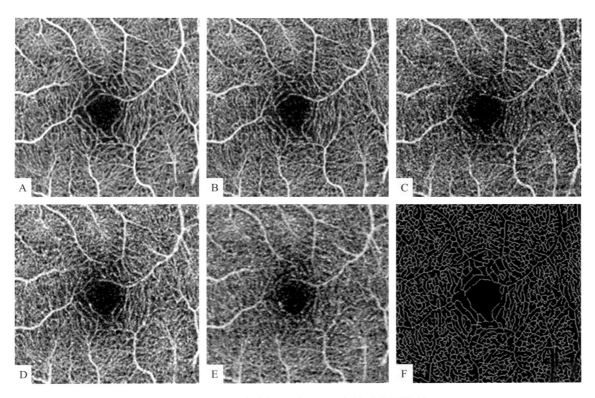

图 1-1-4　正常人视网膜 OCT 血流成像图比较

A~E. 依次使用 OMAG、散斑方差法、相位方差法、SSADA 和相关匹配法得到的血流成像图；F：作为像质评价标准的标准图像，其中黄色表示线条化的血流信息

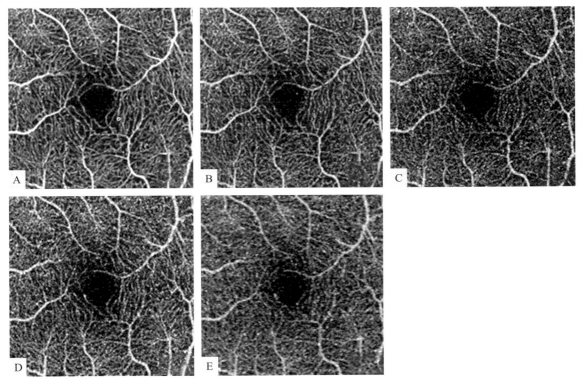

图 1-1-5　正常人内层视网膜 OCT 血流成像图比较

A~E. 依次使用 OMAG、散斑方差法、相位方差法、SSADA 和相关匹配法得到的 OCT 血流成像图

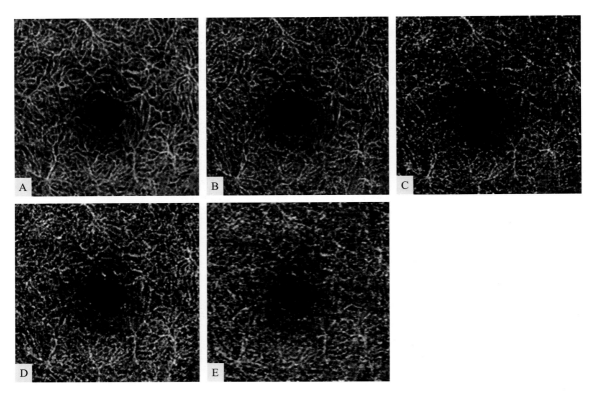

图 1-1-6　正常人外层视网膜 OCT 血流成像图比较

A~E. 依次使用 OMAG、散斑方差法、相位方差法、SSADA 和相关匹配法得到的 OCT 血流成像图

外界到外界膜)的血流成像图。其中图 1-1-5(A~E)与图 1-1-6(A~E)都分别对应于 OMAG、散斑方差法、相位方差法、SSADA 和相关匹配法的结果。从视觉效果上评价,OMAG 血流成像图的血管血流连续性最好,噪声最低。

　　另外,我们通过血管血流连续性、对比度和信噪比这三个像质参数评价对每种方法得到的血流成像图进行定量分析(表 1-1-1)。从总体上看 OMAG 的血流成像效果较好。相较之下相位方差法在血流连续性和图像对比度方面表现最差,而相关匹配法的信噪比较低。这里需要说明,此结论仅限于本实验中的图像数据,需要进一步系统研究加以验证。

表 1-1-1　基于血管血流连续性、对比度和信噪比对 OCT 血流成像的定量评价

	OMAG	散斑方差	相位方差	SSADA	相关匹配
连续性	0.1693	0.1761	0.1972	0.1934	0.1769
对比度	3.3602	2.7863	2.2019	2.7276	2.3891
信噪比	3.8165	3.3517	2.7282	2.9538	2.5655

　　进一步,我们比较不同算法对糖尿病视网膜病变(diabetic retinopathy,DR)患者视网膜血流成像。图 1-1-7A 给出了 DR 患者 FFA 图像,图 1-1-7B 是图 1-1-7A 内用虚线表示的正方形区域放大图,图 1-1-7C~G 表示与图 1-1-7B 扫描范围相等的 OCT 血流成像图,分别对应于 OMAG、散斑方差法、相位方差法、SSADA 和相关匹配法的结果。与正常人视网膜 OCT 血流成像图比较的结果相似,OMAG 在该实验中的血流成像效果看上去最好。而且,与图 1-1-7B FFA 图像最接近。

　　最后,我们利用相同电脑及相同图像样本比较各种算法间的计算所消耗的时间成本,即计算成本(表

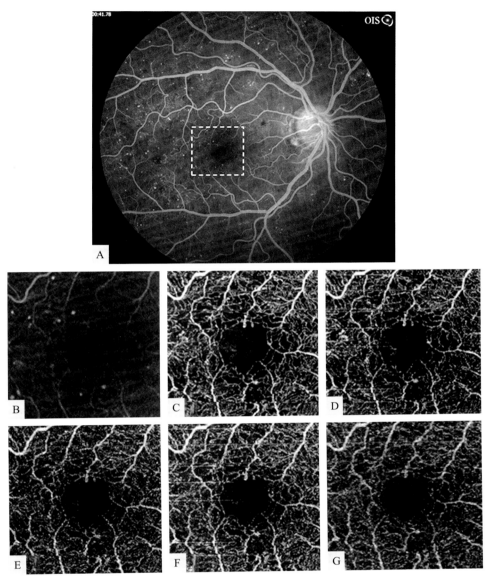

图 1-1-7　糖尿病视网膜病变患者视网膜 OCT 血流成像图比较

A. FFA 图像;B. 为图 A 中虚线正方形区域的放大图;C~G. 依次使用 OMAG、散斑方差法、相位方差法、SSADA 和相关匹配法得到的 OCT 血流成像图

1-1-2)。计算成本是用于评价一种方法在实际应用中可行性的重要指标。结果显示,与 SSADA 和相关匹配法相比,使用简单相减法的 OMAG、散斑方差法和相位方差法的计算成本较小,实际应用效率较高。

表 1-1-2　各种算法的计算成本

	OMAG	散斑方差	相位方差	SSADA	相关匹配
时间(秒)	0.0149	0.0150	0.0152	0.231	0.444

三、基于 OMAG 算法的后续图像处理及定量研究

1. 减少视网膜血管投射伪像对深层血管成像的影响　早期诊断、治疗和监测脉络膜新生血管(choroidal neovascularization,CNV)对于控制患者疾病进展和保存有效视力至关重要。目前利用 OCT

血流成像可以实现在无对比剂的条件下,多次反复对患者进行成像。但利用 OCT 血流成像对 CNV 进行成像时常遇到这样一个问题:生理状态下,外层视网膜无血管,但在 OCT 血流成像时,内层视网膜血流信号投射叠加于此层,产生血流伪像,尤其是 CNV 的患者,血流伪像叠加于 CNV,影响对其的早期发现、形态观察和定量分析。利用实验室开发的软件,可以很大程度上去除内层视网膜血管血流投射伪像对外层视网膜成像的干扰。内层视网膜进一步划分为浅层视网膜(由内界膜至内丛状层外界)和深层视网膜(由内丛状层外界至外丛状层外界)。为了完整显示 CNV 的形态,与正常人视网膜图像外层视网膜(由外丛状层外界到外界膜)定义不同,在对 CNV 患者图像进行分层处理时,外层视网膜定义为从外丛状层外界到 Bruch 膜下 8μm。图 1-1-8 比较显示一名正常人外层和深层视网膜在去除血流投射伪像前

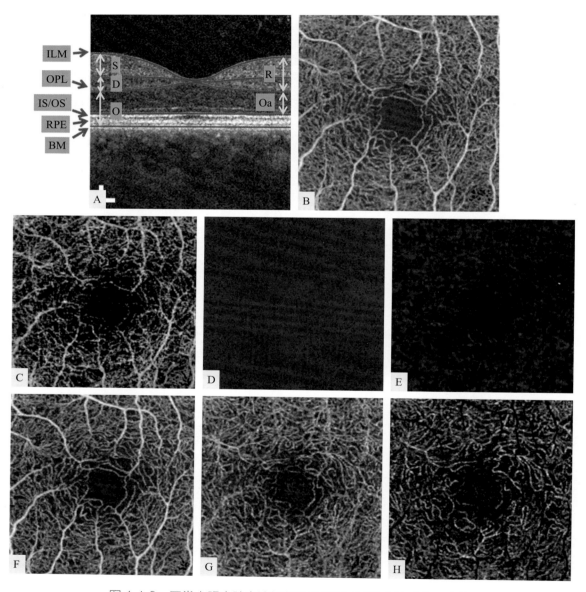

图 1-1-8　正常人眼去除血流投射伪像前后 OCT 血流成像图比较

A. 视网膜横断面结构图:ILM:内界膜,OPL:外丛状层,IS/OS:椭圆体区,RPE:色素上皮,BM:Bruch 膜,S:浅层视网膜,D:深层视网膜,R:视网膜(浅层+深层视网膜),O:外层视网膜,Oa:椭圆体区之上的外层视网膜;B. 去除投射伪像后的视网膜;C. 未去除投射伪像的无血管的外层视网膜;D. 去除椭圆体区和RPE 信号的外层视网膜;E. 去除投射伪像的外层视网膜;F. 浅层视网膜;G. 未去除投射伪像的深层视网膜;H. 去除投射伪像的深层视网膜

后 OCT 血流成像结果。我们可以看到，在去除投射伪像后，外层视网膜无血流信号显现，深层视网膜血管血流信号更为清晰，连续性更好。图 1-1-9 示一名 I 型 CNV 患者去除投射伪像前后 OCT 血流成像图，可以看到，去除投射伪像后，CNV 轮廓更为清晰。

2. 运动追踪和大视野成像　虽然利用 OMAG 实现了对眼底血管的血流成像，但 OMAG 在临床的广泛应用仍面临着大量挑战：有限的成像范围和由眼球不自主运动导致的图像干扰。目前可通过以下两种方式减少眼球运动对于图像质量的影响：增加扫描速度或实时监测并矫正眼球运动。目前商用 OCT 多采用第二种方式，利用线性共焦成像相机，通过分析每帧图像变形的程度及图像扫描速率，推算血管的侧向运动程度，从而实时监测和矫正眼球运动（图 1-1-10）。

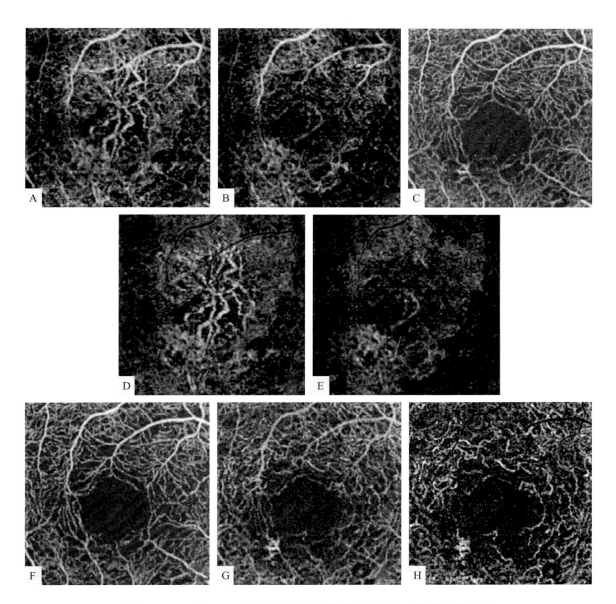

图 1-1-9　I 型 CNV 去除血流投射伪像前后 OCT 血流成像图比较

A. 未去除投射伪像的外层视网膜；B. 椭圆体区之上未去除投射伪像的外层视网膜；C. 视网膜区域；D. 去除投射伪像的外层视网膜；E. 椭圆体区之上，去除投射伪像的外层视网膜；F. 浅层视网膜；G. 深层视网膜；H. 去除投射伪像的深层视网膜

Superficial retinal layer	Deep retinal layer	Retinal vasculature

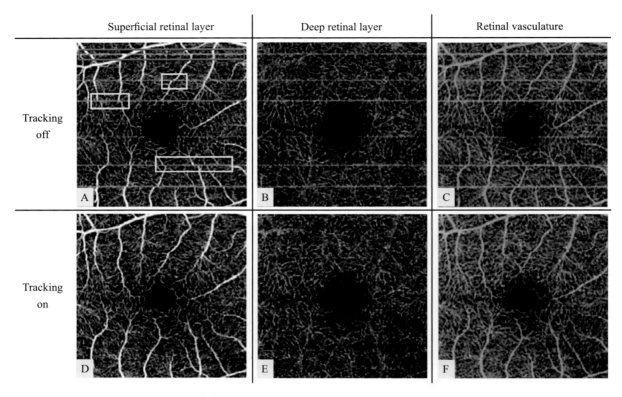

图 1-1-10　对比开启眼球运动追踪系统前后 OCT 血流成像图效果

A~C. 未启用眼球运动追踪系统时视网膜血流成像图，A 和 B 分别为浅层视网膜和深层视网膜血流成像图，可见由于眼球运动所产生的横行条纹以及血流信号连续性被破坏的现象，C 彩色分层视网膜血流复合图（红色：视网膜浅层，绿色：视网膜深层）；D~F. 是启用眼球运动追踪系统时图像，眼球运动追踪系统很大程度上减少由于眼球运动产生的信号噪声

　　依靠眼球运动追踪系统，利用蒙太奇扫描方式进行多次等范围扫描，连续两次扫描的范围之间有 10% 的重叠。在多次扫描间隔，被检者可离开仪器休息或活动，在完成全部扫描后，将图像全部拼接在一起。目前最大的扫描图像范围可覆盖约 12mm×16mm（图 1-1-11）。

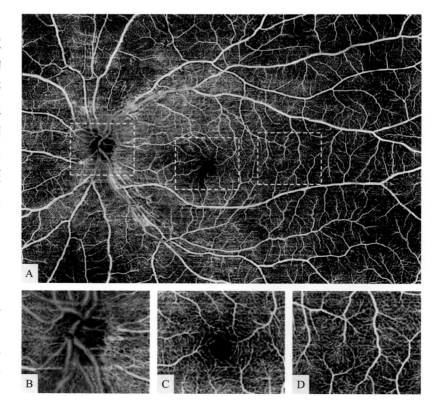

图 1-1-11　正常人大视野 OCT 血流成像图

A. 正常人大视野视网膜血流成像图；B~D. 分别为图 A 虚线框的放大图

3. OCT 血流成像的定量分析 随着硬件和软件水平的不断提升,OCT 血流成像图像质量和可重复性明显增高。对于某些疾病如 DR,量化病变区域对于疾病的治疗和随访具有重要的指导作用。因此基于 OCT 血流成像开发定量测量软件成为今后发展的又一重要领域。Ruikang K.Wang 实验室引入反映血流不同特征的指标:血流密度(vessel area density,VAD)、血流结构密度(vessel skeleton density,VSD)、血流直径指数(vessel diameter index,VDI)、血流边界指数(vessel perimeter index,VPI)和血流复杂性指数(vessel complexity index,VCI)。图 1-1-12 显示正常人眼视网膜血流的定量分析。图 1-1-13 显示非增生性糖尿病视网膜病变的定量分析。

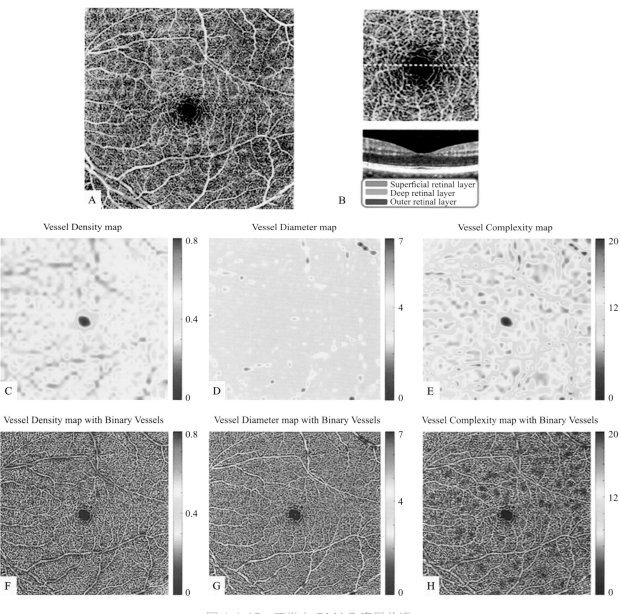

图 1-1-12　正常人 OMAG 定量分析

A. 彩色分层视网膜血流复合图;B. 彩色分层视网膜血流复合图及断层图结构分层(红色:浅层视网膜,绿色:深层视网膜,蓝色:无血流外层视网膜);C. 血流密度图;D. 血流直径图;E. 血流复杂性图;F. 血流密度与二值化血流区域复合图;G. 血流直径与二值化血流区域复合图;H. 血流复杂性与二值化血流区域复合图

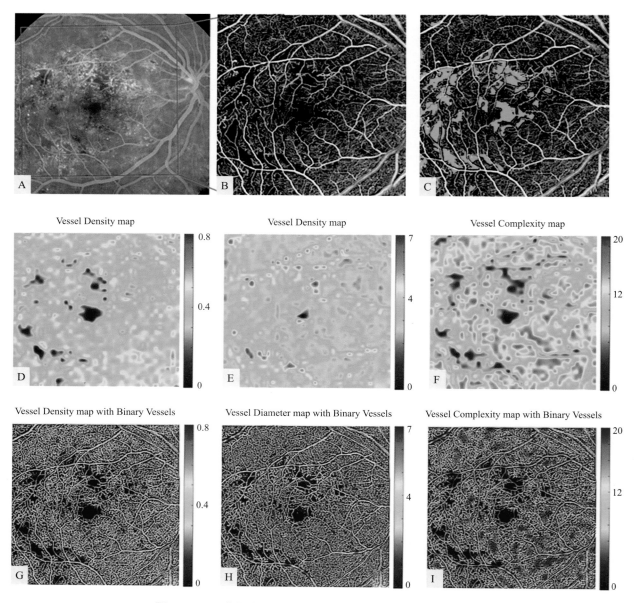

图 1-1-13　非增生性糖尿病视网膜病变 OMAG 定量分析

A. FFA 图像；B. OCT 血流成像；C. 定量分析，以绿色标记勾画出血流缺失区域；D. 血流密度图；E. 血流直径图；F. 血流复杂性图；G. 血流密度与二值化血流区域复合图；H. 血流直径与二值化血流区域复合图；I. 血流复杂性与二值化血流区域复合图

　　上文介绍了 OCT 血流成像的基本原理，比较和分析了各类不同 OCT 血流成像算法的优劣，最后总结了基于 OMAG 算法的 OCT 血流成像的新应用。希望本章能够帮助读者更好地了解 OCT 血流成像技术，同时有所启发。

（Ruikang K.Wang）

第二节　OCT 血流成像技术要点

OCT 血流成像区别于传统的 OCT 断层结构成像,它采用一种全新的成像方式,本节将从 OCT 血流成像图像采集和合格评估标准两个方面进行说明。

一、OCT 血流成像图像采集

以使用 CIRRUS™ HD-OCT Ver 9.0.0 版本为例,OCT 血流成像图像采集通常包含以下步骤:准备患者、确定患者、选择扫描类型、Acquire(获取)扫描、Review(查看)扫描以及 Analysis(分析)扫描。

1. 准备患者　CIRRUS™ HD-OCT 能快速、舒适的完成检查。通常经验丰富的操作员在 5 分钟内即可获取双眼多次的血流成像图像。每次检查通常要求患者注视镜头内部固视标,具体时间取决于需要的扫描次数。单次血流成像扫描所需的时间约为 2~3 秒,在开启 FastTrac™ 追踪时,所需时间会稍长,取决于患者的配合程度。扫描前调整设备使镜头对准患者瞳孔及调整图像位置以获取最佳扫描结果需要一定时间。注意镜头不可接触患者眼睛。

2. 确定患者　使用 ID Patient(确定患者)界面确定(选择或添加)患者。系统启动并登录后,默认显示 ID Patient(确定患者)界面。从其他模式下单击 ID Patient(确定患者)可返回 ID Patient(确定患者)界面。可以使用提供的 Find Existing Patient(查找现有患者)、Add New Patient(添加新患者)和 View Today's Patients(查看当日患者)三个选项中的任何一个来确定患者。

一旦确定了患者,便可在这三个选项的任一选项卡中单击 Acquire(获取),启动对该患者的新检查,Acquire(获取)界面将出现。

以 Add New Patient(添加新患者)选项为例(图 1-2-1):

要添加新患者,请单击 Add New Patient(添加新患者)选项,并至少填写必填字段,必填字段以粗体

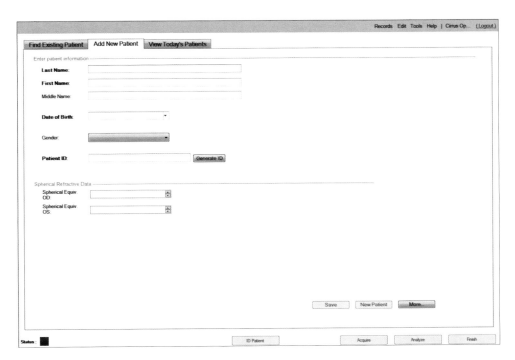

图 1-2-1　添加新患者界面

字表示。

单击 Save（保存）时，新的患者信息会保存到数据库和 View Today's Patients（查看当日患者）列表。如果必填字段缺少数据，则 Save（保存）按钮将处于灰色禁用状态。

单击 Acquire（获取）后，将为该患者启动新检查，Acquire（获取）界面出现，继续到选择扫描模式。

3. 选择扫描模式 CIRRUS™ HD-OCT Version 9.0.0 血流成像采集有 Angiography 6mm×6mm（OCT 血流成像 6mm×6mm）和 Angiography 3mm×3mm（OCT 血流成像 3mm×3mm）两种模式（图 1-2-2~图 1-2-4）。这两种扫描模式除了扫描范围不同外，扫描线的密度和每个位置重复扫描数量也有不同。

图 1-2-2　选择扫描模式界面

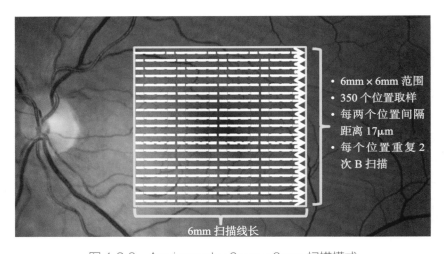

图 1-2-3　Angiography 6mm×6mm 扫描模式

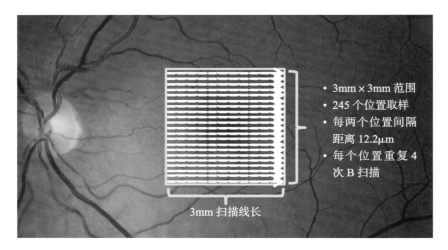

图 1-2-4　Angiography 3mm×3mm 扫描模式

4. Acquire（获取）扫描　在上一个界面中选择 Acquire（获取）后,将显示 Acquire（获取）界面。图 1-2-5 所示为 Angiography 3mm×3mm 扫描。

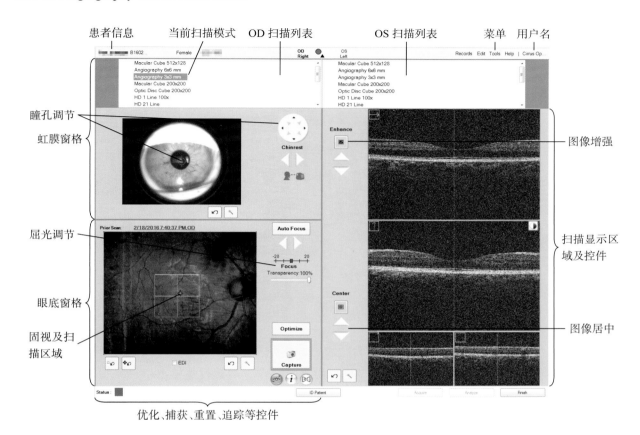

图 1-2-5　调整和获取扫描界面构成

注意:信息提示框内某一项变红,追踪扫描进度停止,根据提示调整 OCT 图像居中、虹膜对焦、瞳孔位置、眼底图像对焦和屈光度,并提醒患者注视位置和尽量少瞬目(图 1-2-6)。

5. Review（查看）扫描　采集到的 OCT 信号强度会影响结构图像的质量,信号强度可为扫描图像质量提供指导,信号强度越大,图像质量就越好,最终分析的结果就越好。信号强度的范围为 0~10,10 为最大的信号强度。如果该值小于 6,指示器颜色将变为红色(低于可接受的阈值);如果该值等于或大于 6,则指示器的颜色变为绿色(可以接受,图 1-2-7)。注意低于阈值的图像质量并非完全不可接受,但在分析的时候需要考虑可能存在的扫描质量问题而非实质病变。

在进行 OCT 血流成像扫描时,应尝试优化,以使信号强度等于或大于 8,并且使扫描过程中保持眼底图像亮度均匀。如果信号强度过低则应重新进行扫描。

如果出现晶状体混浊、玻璃体混浊和视网膜疾病(例如视网膜出血)等相关的屈光间质问题,即使非常仔细地进行扫描,也可能无法使信号强度达到 5。尽管如此,此类扫描对于视网膜结构分析仍有价值。在某些疾病中视网膜结构图像可能是极为重要的评估指标。

扫描的全过程要注意获得最佳的信号强度,可以通过以下各项,得到最大化扫描的信号强度。

(1) 确保 OCT 镜头清洁:OCT 在不使用时应盖上镜头盖。镜头不可接触患者眼睛。但在正常使用时镜头可能会接触到患者睫毛,因此应定期检查并清洁,去除灰尘和油迹。清洗镜头可以使用酒精棉擦拭,使用柔软的无纺布擦干,不要刮伤镜头。如果镜头接触患者眼睛,请确保患者没有受到损伤,并在继续进行检查前将镜头清洁干净。

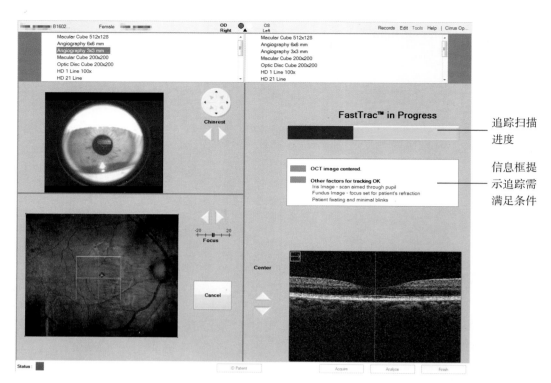

追踪扫描
进度

信息框提
示追踪需
满足条件

图 1-2-6　眼球追踪扫描界面构成

OCT 信号强度提示　　眼底图像信号质量

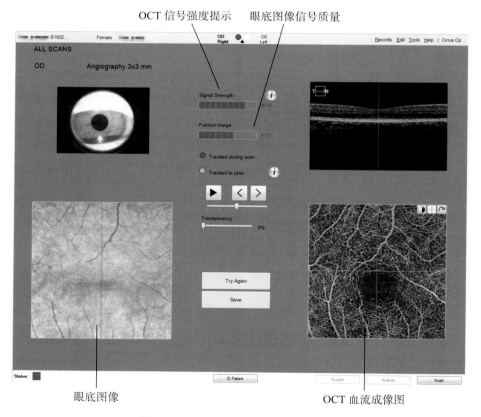

眼底图像

OCT 血流成像图

图 1-2-7　Review（查看）扫描界面

（2）调整焦距：在采集图像前，应针对患者屈光不正调整焦距。可使用 Auto Focus（自动调整焦距）或手动进行调整。手动调整可以快速调整到目标屈光度。设备允许的调节范围为 −20D 至 +20D。

（3）优化图像：单击 Optimize（优化）或 Enhance（增强）可优化扫描图像质量。在优化过程中，请告知患者不要瞬目。

（4）确保扫描位置：将 OCT 扫描的中心置于扫描采集屏幕上部的中间位置。单击 Optimize（优化）或 Center（中心），可帮助确定中心。鼠标滑轮上下滑动也可快速调整图像上下位置。

（5）针对特殊患者操作提示：对于某些特殊患者，如核性白内障、玻璃体混浊、高度近视等，信号强度可能会很低。可以尝试通过虹膜窗格点击瞳孔上的另外一个点，或调整托架的位置，使瞳孔偏离中心。

（6）泪膜：建议干眼的患者在进行扫描之前瞬目或者使用人工泪液。

6. Analysis（分析）扫描

分析界面左侧为不同层面血流成像图标（图 1-2-8）。点击图标，在界面右侧会显示相应层面的 OCT 血流成像图、En face 图像和 B-scan 图像。在这三幅图像的任一图像中，拖动导航线或边界线，在另外两幅图像中均会有同步改变。如果预定义分层不能满足需求，可以选择左侧下方两幅 Custom 图标，自定义边界线分层。

鼠标悬浮在 OCT 血流成像图、En face 图像或 B-scan 图像上方靠近边缘处，可以在该图像上方及下方显示工具栏，进行图像对比度调节、亮度调节、放大缩小、动画浏览、保存、测量和标记等操作（图 1-2-9）。在 Settings 区域，可以精确调整边界线的位置以及可在 B-scan 图像上叠加一种（红色）或两种（红色表示 RPE 以上，绿色表示 RPE 以下）彩色血流信号。在 Overlays 区域，可以选择在 OCT 血流成像图或 En

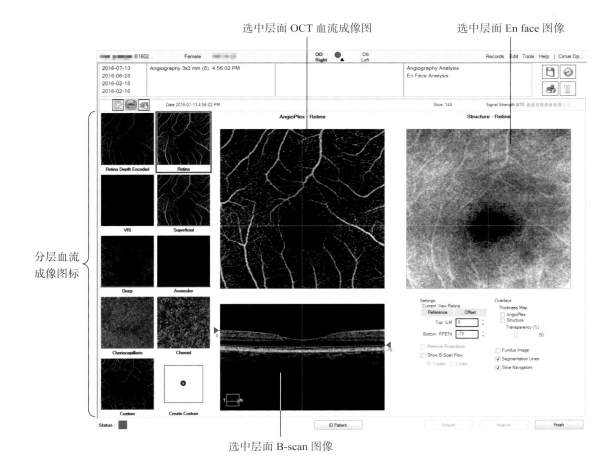

图 1-2-8　血流成像分析界面

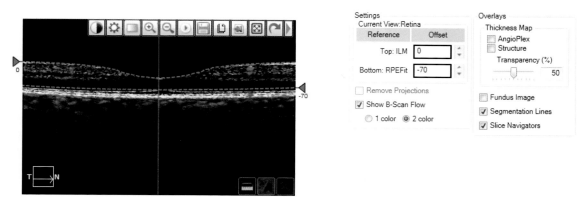

图 1-2-9　图像调整界面

face 图像上叠加视网膜厚度图,显示眼底图像,以及显示或关闭导航线及边界线。

7. 快速完成 OCT 血流图像采集的技巧

(1) 找到瞳孔并聚焦虹膜窗口中的图像

1) 调整高度:将患者的下颌放在左颌托(标记为蓝色)中扫描右眼,或放在右颌托(标记为白色)中扫描左眼。患者的前额应接触头靠,调整颌托高度。

2) 调整患者位置:寻找虹膜和瞳孔。使用颌托控件或单击虹膜窗口中的瞳孔,指导患者随着颌托移动。在瞳孔的中心单击进行最终调整(图 1-2-10)。

(2) 为优化眼底和 B-scan 图像进行调整

1) 单击自动对焦:指导患者随着颌托移动、注视光标并且在此功能运行时不要瞬目。在需要时手动调整,左右调节屈光补偿按钮使眼底尽量清晰。正确对焦可以使 OCT 扫描信号增加并改进追踪能力。

2) 单击优化居中并增强 B-scan 图像,或者滚动鼠标滚轮使断层图居中。要锐化眼底图像,将鼠标放在眼底图像上并单击右上角的指挥棒,执行自动亮度对比度(B/C)调整。

(3) 点击捕获

1) 优化眼底图像和 B-scan 图像后,嘱患者瞬目一两次,然后嘱患者尽量睁大眼睛,并保持注视绿色固视标的中心。

2) 避免患者在检查中瞬目。无论是否打开 FastTrac™ 追踪功能,均应嘱患者在扫描期间尽量避免瞬目。但打开 FastTrac™ 追踪功能时,患者瞬目的影响较小。

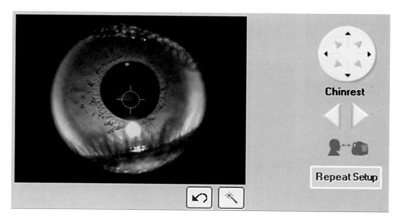

图 1-2-10　调整瞳孔位置界面

（4）查看捕获的扫描，然后保存或重试

1）在 Review（查看）屏幕上，评估扫描质量和信号强度（8 或更大）。检查 B-scan 在窗口中是否接近居中，且没有丢失数据。

2）如果无法接受扫描质量、位置或眼部运动，请单击重试重新扫描。

3）右键单击眼底或 OCT 图像，调整亮度和对比度。屏幕上设置的 B/C 值将保存，可供查看，并且仅能用于此扫描的分析。

4）单击保存。

5）如果将对同一只眼进行另一次扫描，患者可保持身体姿态不变，否则患者应短时休息。

当 FastTrac™ 中断时，进度条将变成红色并停止扫描（图 1-2-11）。单击取消返回到 Capture（捕获）屏幕，进行调整以居中扫描、对焦眼底图像或虹膜图像，或在非追踪扫描中关闭 FastTrac™ 功能。

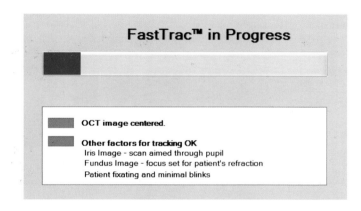

图 1-2-11 FastTrac™ 扫描进行中的屏幕

8. 使用 FastTrac™ 完成扫描 当捕获按钮周围的边框变成绿色时，即表示已经准备就绪使用 FastTrac™ 来采集，如果边框为红色，可采取进一步操作：

（1）使用居中控件或按住 Shift 并滚动鼠标滚轮使扫描居中。

（2）单击自动对焦或手动调整焦点以锐化眼底图像质量。

（3）点击"选择既往扫描"按钮更改扫描模式（可见于既往相同患者扫描时开启追踪功能的情况）。

（4）可以通过单击 FastTrac™ 按钮关闭追踪功能。

二、评估采集图像合格的标准

CIRRUS™ HD-OCT 血流成像和结构成像同样可能会受到伪影的影响，还有可能产生一些在血流成像中特定类型的伪影。为了尽量减少错误和伪影，请在获取血流成像时开启 FastTrac™ 主动追踪功能。

在 CIRRUS™ HD-OCT 血流成像扫描后需要检查并确认图像是否可接受，请考虑以下各项：扫描信号质量、血流投射伪像及自动分层错误，下面将分别进行讨论。

1. 扫描信号质量 CIRRUS™ HD-OCT 血流成像比结构成像对信号质量更敏感。在信号强度大于等于 8 的情况下可获得最佳的血流成像图像。信号强度低可能会导致图像上出现黑暗区域以及质量很差的扫描，会影响对图像的判读。图 1-2-12 示 OCT 血流成像图像中多个部分的信号质量低。在这种情况下，B-scan 通常会显得较暗或模糊。

OCT 血流成像的这种高敏感性扫描会导致其偶尔显示出暗区，引起这些暗区的原因不是毛细血管

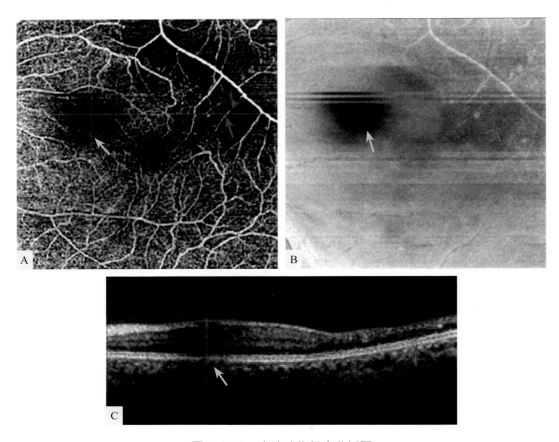

图 1-2-12　血流成像组合分析图

扫描范围 6mm×6mm。A. OCT 血流成像：出现两处低血流信号区（黄箭及红箭）；B. En face 图像：
对应图 A 中黄箭部分反射减低，但红箭部分反射未见明显改变；C. B-scan 图像和 En face 图像变化
一致，黄箭对应部分血流与结构图一致性变化考虑为玻璃体混浊导致的遮蔽，而红箭部分仅见血
流图变化可能与该区域血管病变相关联

缺失，而是局部信号过低，如图 1-2-12 所示。玻璃体漂浮物或屈光间质混浊都可引起这种现象。若要确认暗区是由混浊引起的，可以将血流成像和结构图像进行比较，也可以检查 B-scan 图像。在实际的疾病中，OCT 血流成像图像将变暗，但结构图像和 B-scan 则不会变暗。在有浮动物时进行多次扫描可能有助于改善变暗的情况。同时如果在不同扫描中的暗区出现在不同位置，则说明这是由玻璃体漂浮物引起。

2. 血流投射伪像　血流投射伪像通常是视网膜浅层血管血流信号出现在深层图像上，血流成像是通过检测穿过运动的红细胞并返回的光线，在原始信号的后面会生成一个低于原始运动但由该运动引起的信号，所以后面始终会生成比原始信号弱的血流投射伪像。这种伪像总是比原始信号低，但也会与反射层的性质相关，例如浅层血流投射伪像在外核层层面显示不明显，但会在更深的 RPE 层面重新以高强度信号显示出来。

有两种潜在的方法可用来确定信号是由投射伪像引起还是由所观察层面中的血流运动引起。一种方法是查看血管本身的特征，即使血管已受到破坏也可以。正常眼典型图像中证明了视网膜浅层与深层血管特征不同；另一种方法是注意所观察层面血管血流信号形态与其浅层信号形态是否相同。例如正常眼 RPE 附近的区域不会有任何血管，所以在这一层面显示的血流信号一般是由投射伪像导致（图 1-2-13）。

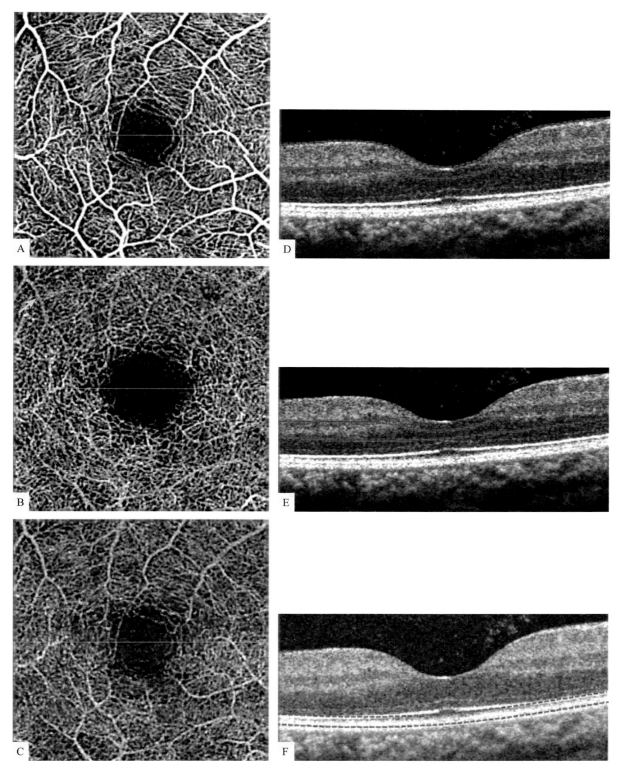

图 1-2-13　血流成像组合分析图

健康受试者。扫描范围 3mm×3mm。A. 视网膜浅层图像;B. 视网膜深层图像:可见与浅层血管血流形态一致的投射伪像(黄箭);C. 自定义层(RPE):正常该层面无血流信号,其血流信号是由投射伪像所致;D~F. B-scan 图像

3. 自动分层错误　自动分层错误可能会导致所显示的 OCT 血流成像发生错误(图 1-2-14)。用于确定所显示 OCT 血流成像对应分层用粉红色虚线覆盖在 B-scan 上,在查看血流成像时务必检查分层线位置,以确认血流信号存在或缺失和所关注的层面相关。

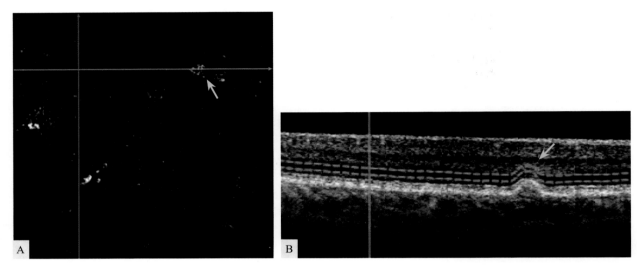

图 1-2-14　血流成像组合分析图

扫描范围 3mm×3mm,视网膜无血流层。A. OCT 血流成像:视网膜无血流层可见高信号区(黄箭);B. B-scan 图像:玻璃疣处分层线上移到高反射外丛状层(黄箭),从而使该处显示了视网膜深层血流信号

(赵　琦)

第三节　OCT 血流成像图像解读

一、视网膜及脉络膜微血管结构

1. 视网膜血管　视网膜毛细血管网呈板层状分布,后极部最厚,有 3~4 层毛细血管网,包括最为表浅的视盘周围放射状毛细血管网(radial peripapillary capillary,RPC)、浅层毛细血管网和深层毛细血管网(图 1-3-1)。赤道部没有 RPC 而仅有两层毛细血管网,周边部最薄,仅有一层。

RPC 自视网膜中央动脉主干或其分支发出,沿四支主干血管呈双向 Bjerrum 暗点形态分布,位于神经纤维层。

浅层毛细血管网,位于 RPC 之外,与视网膜大血管位于同一平面,分布在神经纤维层和神经节细胞层。通过垂直走行的毛细血管桥向内和 RPC 联结,向外与深层毛细血管网联结。

深层毛细血管网,位于内核层和外丛状层,由内层小动脉营养。

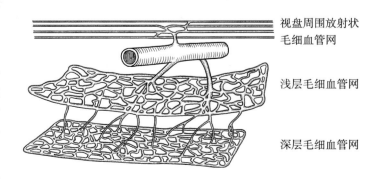

视盘周围放射状毛细血管网

浅层毛细血管网

深层毛细血管网

图 1-3-1　视网膜毛细血管示意图

2. 视盘血管（图 1-3-2）　视盘血管较为复杂,一般分为:

视盘表层,表层神经纤维层由视网膜中央动脉发出的放射状视盘上毛细血管和 RPC 供给。

筛板前区,与脉络膜位于同一平面,来源于睫状后短动脉分支、Zinn 血管环直接发出的分支、围绕视盘周围的脉络膜动脉发出分支及睫状视网膜动脉进入视网膜时发出的分支。

筛板区,与巩膜位于同一平面,由 Zinn 血管环发出分支或由它发出的软膜分支在向后走行时发出分支供应。

筛板后区,位于筛板之后,为视神经的起始部,由睫状后短动脉回返支、软膜血管分支及视网膜中央动脉发出的神经内分支供应。

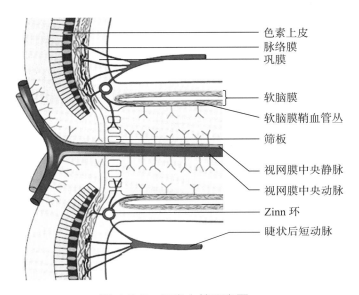

色素上皮
脉络膜
巩膜
软脑膜
软脑膜鞘血管丛
筛板
视网膜中央静脉
视网膜中央动脉
Zinn 环
睫状后短动脉

图 1-3-2　视盘血管示意图

3. 脉络膜血管（图 1-3-3）　脉络膜毛细血管层,为脉络膜最内层,是一层连续排列的毛细血管网,呈小叶结构。动脉小叶和静脉小叶彼此嵌合。

脉络膜中血管层,由脉络膜小动脉和小静脉组成。

脉络膜大血管层,睫状后短动脉在球后视神经两侧穿过巩膜形成脉络膜大血管层,供应后极部及赤道部脉络膜。睫状后长动脉在赤道部发出回返支供应周边部脉络膜。静脉在赤道部集合汇流入涡静脉。

二、OCT 图像分层

根据 2014 年统一共识,OCT 层次命名见图 1-3-4。

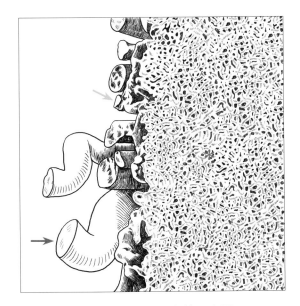

图 1-3-3　脉络膜血管示意图

可见脉络膜毛细血管层(星号),脉络膜中血管层(黄箭)及脉络膜大血管层(红箭)

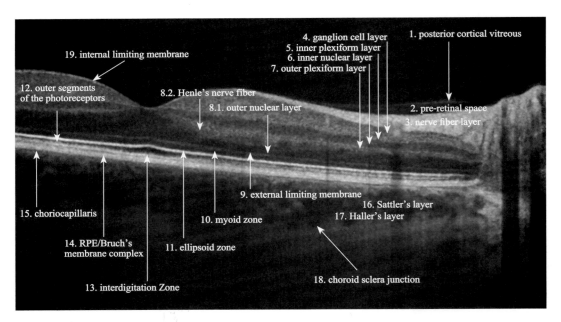

图 1-3-4　OCT 分层

1. posterior cortical vitreous 玻璃体后皮质；2. pre-retinal space 视网膜前间隙；3. nerve fiber layer (NFL) 神经纤维层；4. ganglion cell layer (GCL) 神经节细胞层；5. inner plexiform layer (IPL) 内丛状层；6. inner nuclear layer (INL) 内核层；7. outer plexiform layer (OPL) 外丛状层；8.1. outer nuclear layer (ONL) 外核层；8.2. Henle's nerve fiber Henle 纤维层；9. external limiting membrane 外界膜；10. myoid zone 肌样体区；11. ellipsoid zone 椭圆体区；12. outer segments of the photoreceptors 光感受器外节；13. interdigitation Zone 嵌合体区；14. RPE/Bruch's membrane complex 视网膜色素上皮/Bruch 膜复合体；15. choriocapillaris 脉络膜毛细血管；16. Sattler's layer 脉络膜 Sattler 层；17. Haller's layer 脉络膜 Haller 层；18. choroid sclera junction 脉络膜巩膜连接；19. internal limiting membrane 内界膜

三、正常血流图像

频域 OCT 的应用将我们对视网膜结构的认识提升到了一个新的高度，如上所述，目前已经可以将视网膜及邻近组织清晰的分为 19 个层次结构。OCT 血流成像在频域 OCT 的基础上，显现了层面的血流信息。应当注意的是，OCT 血流成像是多层面血流的集合，而不是单一层面的血流，其层面的界定具有一定的解剖基础，但并不完全对应。

OCT 血流成像与"2014 年统一共识"的 OCT 分层方法并不完全一致，且不同设备间由于算法不同，亦会有所差别。因此将不同设备的 OCT 血流成像信息进行比较可能会存在差异。下面将仅以 CIRRUS™ HD-OCT Ver 9.0.0 血流成像预定义分层为基础，讲解正常 OCT 血流成像图。

1. 玻璃体视网膜交界层（vitreoretinal interface，VRI）　内界为内界膜（internal limiting membrane，ILM）以上 300μm，外界为 ILM。正常无血流信号。在出现玻璃体视网膜交界面病变时，可以见到信号或 En face 结构改变（图 1-3-5）。

2. 视网膜浅层（superficial retinal layer slab，SRL）　内界为 ILM，外界为 IPL 的一种近似形式，通过以下公式估算：$Z_{IPL}=Z_{ILM}+70\% \times (T_{ILM-OPL})$。其中，$Z_{IPL}$ 是估算的 IPL 的边界位置，Z_{ILM} 是估算的 ILM 的边界位置，$T_{ILM-OPL}$ 是 ILM 与 OPL 之间的厚度。视网膜浅层血流信号具有向心性，朝向黄斑中心。次级血管血流信号离开主干，组成网状结构。血流信号形态均匀，走行规则，没有突兀的走形改变或者迂曲、成环等。拱环形态完整，拱环内为无血流信号暗区，即中心凹无血管区（foveal avascular zone，FAZ）（图 1-3-6）。

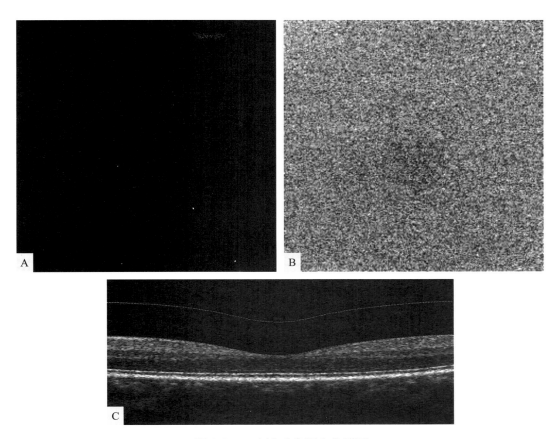

图 1-3-5　血流成像组合分析图

健康受试者。扫描范围 3mm×3mm,玻璃体视网膜交界层。A. OCT 血流成像:未见异常血流信号;
B. En face 图像:未见异常结构;C. B-scan 图像

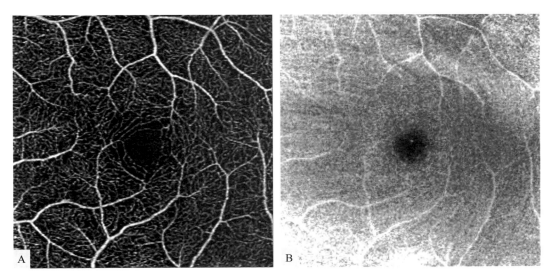

图 1-3-6　血流成像组合分析图

健康受试者。扫描范围 3mm×3mm,视网膜浅层。A. OCT 血流成像:黄斑拱环完整,拱环内无血
流信号,浅层血管血流信号形态规则,走行正常;B. En face 图像:可见小血管结构呈现高反射,形
态规则,走行正常,毛细血管细节反射不清,呈相对均一反射,FAZ 为无反射区

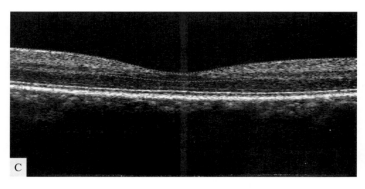

图 1-3-6（续） 血流成像组合分析图
C. B-scan 图像

3. 视网膜深层（deeper retinal layer，DRL） 内界为 IPL，外界为 OPL 的近似形式，表示为：$Z_{OPL}=Z_{RPEfit}-110\mu m$。其中，$Z_{OPL}$ 是估算的 OPL 的边界位置，Z_{RPEfit} 是采用与结构图像相同的方式进行分段的 RPE 边界位置。视网膜深层血流形态较浅层细密，形态及走行规则，呈针织网状结构，环绕黄斑中心无血流信号区，该区范围较浅层大。拱环即使在健康受试者，仍可能不能形成清晰完整结构。此层厚度较为一致（图 1-3-7）。

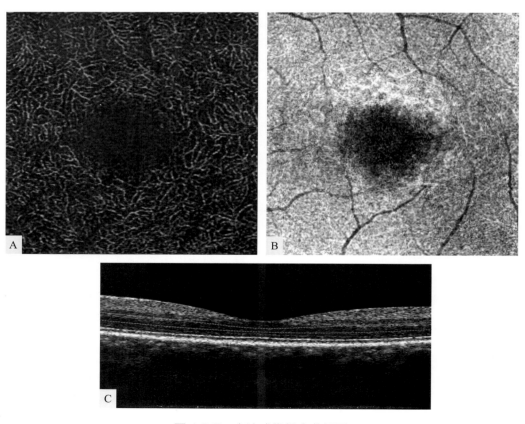

图 1-3-7 血流成像组合分析图

健康受试者。扫描范围 3mm×3mm，视网膜深层。A. OCT 血流成像：深层血管血流信号形态规则，走行正常，呈针织网状结构，可见浅层血管血流投射伪像；B. En face 图像：可见浅层血管投射伪像，毛细血管反射不清，FAZ 为无反射区；C. B-scan 图像

4. 视网膜无血流层（avascular slab）　内界为估算的 OPL,外界为椭圆体区,表示为:$Z_{IS/OS-Ellipsoid}=Z_{RPEfit}-70\mu m$。此层正常无血流信号（图 1-3-8）。

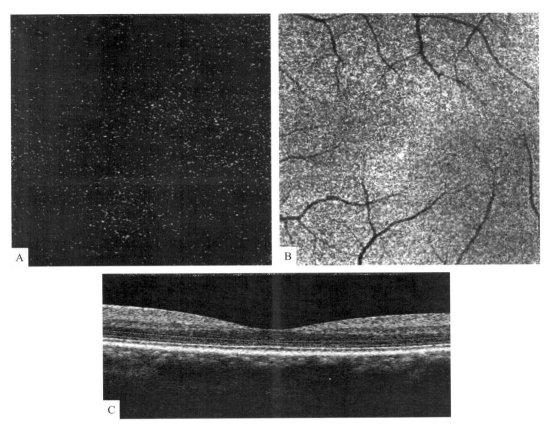

图 1-3-8　血流成像组合分析图

健康受试者。扫描范围 3mm×3mm,视网膜无血流层。A. OCT 血流成像:未见异常血流信号;
B. En face 图像:未见血管形态结构,可见浅层血管投射伪像;C. B-scan 图像

5. 彩色分层视网膜血流复合图（color coded retinal vascular map）　使用不同颜色表示不同的层面（红色:SRL;绿色:DRL;蓝色:无血流层）。正常情况下仅应出现红绿色的血流信号（图 1-3-9）。

图 1-3-9　彩色分层视网膜血流复合图

健康受试者。扫描范围 3mm×3mm,彩色分层视网膜血流复合图。显示红色视网膜浅层血流和绿色视网膜深层血流

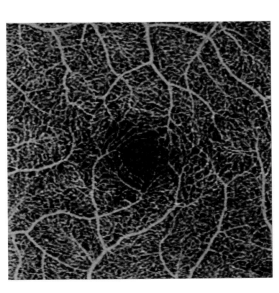

如果出现异常色彩血流信号,提示可能在相应层次出现病变,如新生血管(图 1-3-10)。

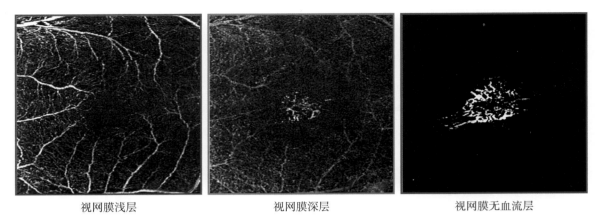

| 视网膜浅层 | 视网膜深层 | 视网膜无血流层 |

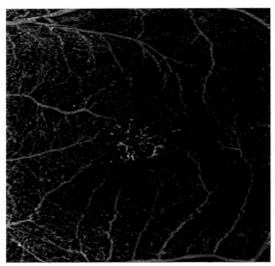

图 1-3-10　彩色分层视网膜血流复合图
年龄相关性黄斑变性。扫描范围 3mm×3mm,彩色分层视网膜血流复合图。提示位于黄斑中心无血流信号区出现视网膜深层(绿色)及视网膜无血流层(蓝色)网状血流信号(绿蓝色)

6. 视网膜层(whole retina slab) 用于显示全视网膜的血管系统。内界为 ILM,外界为 RPE 以上70μm,以便缩小高反射的 RPE 边界。其血流信号形态近似于视网膜浅层与深层血流形态的叠加,但需注意其实际包含了视网膜无血流层的范围(图 1-3-11)。

7. 脉络膜毛细血管层(choriocapillaris slab) 内界为 RPE 以下 29μm,外界为 RPE 以下 49μm,该层的均匀厚度为 20μm(图 1-3-12)。

目前的技术对于实现高分辨率脉络膜血流图像比较困难。原因首先为 RPE 层对光的衰减和散射作用阻挡其进入脉络膜,其次是在光线通路上出现浅层血管血流去相关信号痕迹,第三个原因可能是深层组织出现多重散射的影响。

8. 脉络膜层(choroid slab) 内界为 RPEfit 以下 64μm,外界为 RPEfit 以下 115μm,该层的均匀厚度为 51μm。此层大致可见脉络膜中大血管血流信号,但细节难以分辨。注意此层没有完全包含解剖意义上的全部脉络膜中大血管层(图 1-3-13)。

然而,当在某些疾病中发生 RPE 改变时,如干性 AMD 的地图样萎缩、病理性近视等,则可见较为明显的脉络膜血管血流信号(图 1-3-14)。注意脉络膜中大血管血流可呈现中低信号,而不同于视网膜血管血流的高信号。

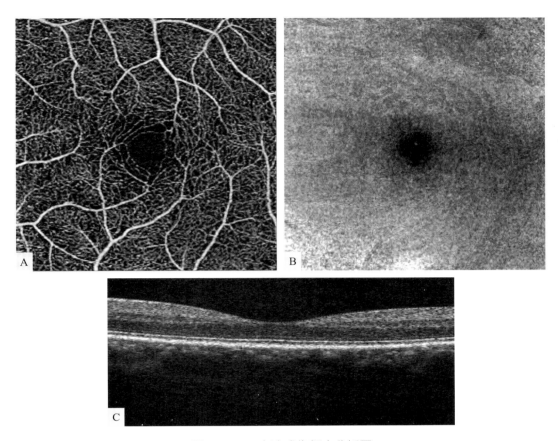

图 1-3-11　血流成像组合分析图

健康受试者。扫描范围 3mm×3mm,视网膜层。A. OCT 血流成像:显示视网膜层血流信号,包括视网膜浅层及深层;B. En face 图像:显示视网膜层血管反射;C. B-scan 图像

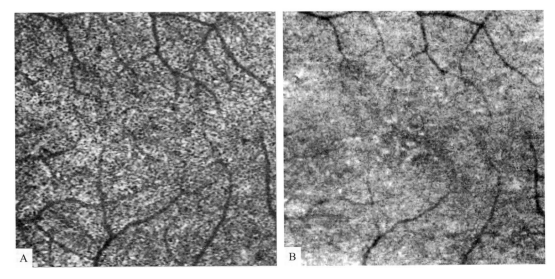

图 1-3-12　血流成像组合分析图

健康受试者。扫描范围 3mm×3mm,脉络膜毛细血管层。A. OCT 血流成像:脉络膜毛细血管血流信号较模糊,隐约见类小叶状结构,可见视网膜浅层血管血流投射伪像;B. En face 图像:脉络膜毛细血管结构不清,可见视网膜浅层血管投射伪像

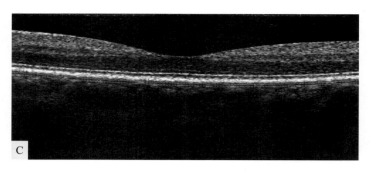

图 1-3-12（续） 血流成像组合分析图
C. B-scan 图像

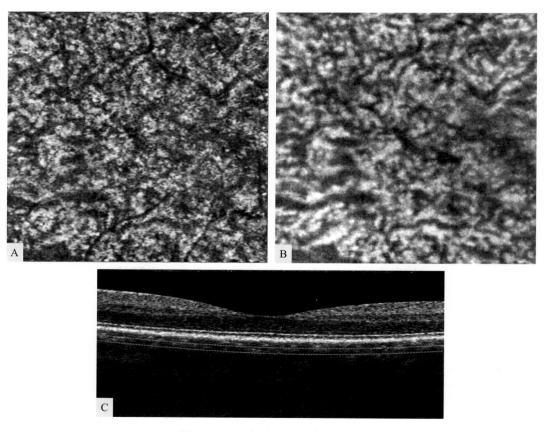

图 1-3-13 血流成像组合分析图

健康受试者。扫描范围 3mm×3mm，脉络膜层。A. OCT 血流成像：可见大致脉络膜中大血管血流信号，细节较难分辨，可见视网膜血管血流投射伪像；B. En face 图像：可见脉络膜中大血管结构，及视网膜血管投射伪像；C. B-scan 图像

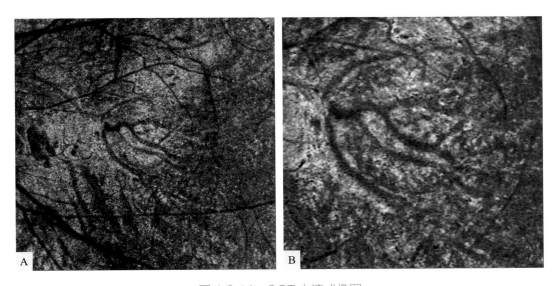

图 1-3-14 OCT 血流成像图

病理性近视。A. 扫描范围 6mm×6mm,脉络膜层;B. 扫描范围 3mm×3mm,脉络膜层。可见粗大的脉络膜中大血管血流反射

如使用新一代 1060nm 波长的激光扫描 OCT(speed-source OCT,SS-OCT),则可以获得更大范围和更为清晰的脉络膜血管血流图像(图 1-3-15)。

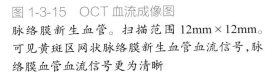

图 1-3-15 OCT 血流成像图

脉络膜新生血管。扫描范围 12mm×12mm。可见黄斑区网状脉络膜新生血管血流信号,脉络膜血管血流信号更为清晰

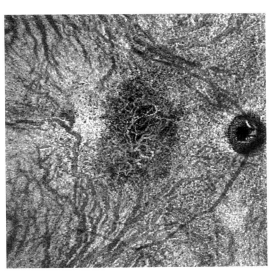

除已介绍的默认分层外,还有两个 Custom,即自定义层设置。其边界可以在 ILM、IPL、OPL、RPE 及 RPEfit 中选择,也可以移动边界线以显示任何层之间的血流信号。RPEfit 即色素上皮层拟合面,是 CIRRUS ™ HD-OCT 提出的一个新的边界线,其考虑到了视网膜整体的曲线变化,能够更为真实的反应 RPE 的轮廓形态。

视盘扫描目前还缺乏非常确切的分层方法,可以参考上述分层。图 1-3-16 为 CIRRUS™ HD-OCT Ver 9.0.0 血流成像预定义分层(以视盘 6mm×6mm 扫描示例)。

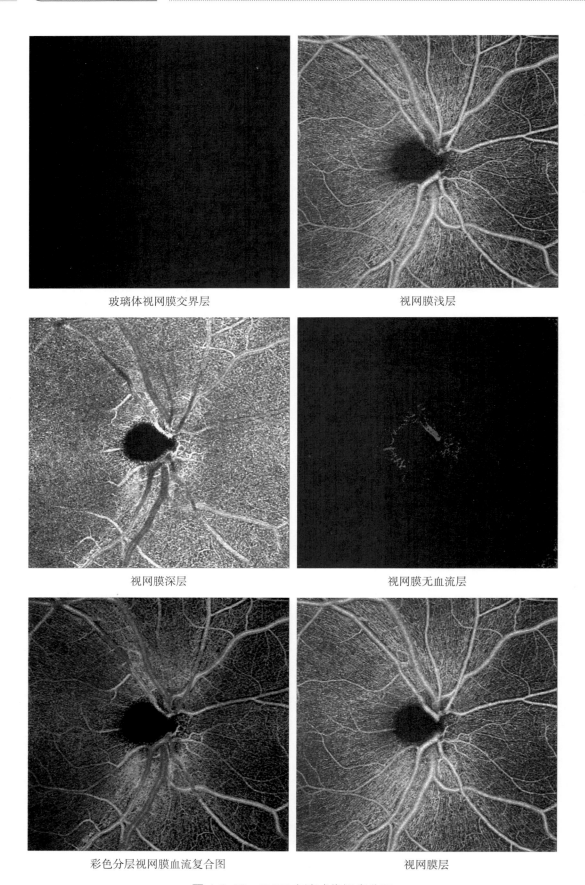

玻璃体视网膜交界层　　　　　　　　视网膜浅层

视网膜深层　　　　　　　　　　视网膜无血流层

彩色分层视网膜血流复合图　　　　　　视网膜层

图 1-3-16   OCT 血流成像视盘分层

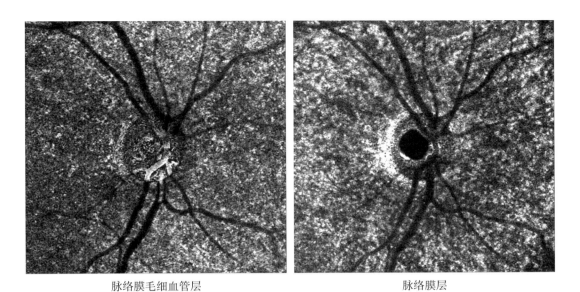

脉络膜毛细血管层 脉络膜层

图 1-3-16（续） OCT 血流成像视盘分层

四、定量测量

OCT 血流成像不仅可以观察血流形态学变化，而且可以进行定量分析，如血流密度、血流直径、FAZ 面积、无血流区面积等（图 1-3-17，图 1-3-18）。

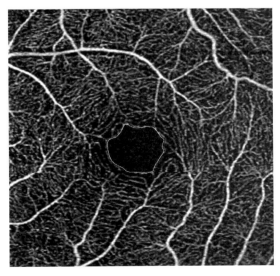

图 1-3-17 FAZ 面积测量
黄线区域为 FAZ 范围，Area=0.270mm^2

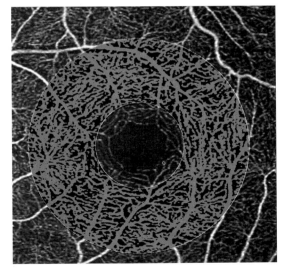

图 1-3-18 血流密度测量
以黄斑中心为中心直径 1.0~2.5mm 范围内的血管密度，Area%=58.611%

五、应用范围

根据现有资料,OCT 血流成像可应用于视网膜血管阻塞、糖尿病视网膜病变、视网膜脉络膜新生血管、血管畸形、血管瘤、青光眼、视盘疾病等,而在葡萄膜炎方面的应用较为有限。

六、名词解释

OCTA(optical coherence tomography angiography)相干光断层血流成像 一项基于 OCT 高分辨率图像分析,利用去相关原理,提取显示视网膜和脉络膜血流信号的技术。该技术不需使用造影剂,是一种无创的检查方法。

OMAG(optical microangiography)光学微血管成像 一种利用完整复合的 OCT 反射信号的血流成像技术,其计算包含振幅和相位数据,以获得高质量的 OCT 血流成像图。OMAG^C 为蔡司 CIRRUS^{TM} HD-OCT 血流成像原理算法的专属名词。

FastTrac™ 实时视网膜追踪系统 FastTrac™能主动消除眼球运动带来的图像伪迹,为 OMAG^C 算法提供基于硬件的技术支持。还可以在随访中做到对同一位置精确定位扫描,使得 OCT 血流成像图在不同时间点的扫描没有偏差,从而可以进行更为准确的评估。

En face 简单的理解 En face 是汇总了深度反射信号形成的一个类似眼底图的图像,是对容积数据连续 B-scan 横截面的再处理,从而观察特定的视网膜层面。

Reflection 反射 组织的结构特性,主要由组织细微结构内折射系数变化产生。同时,组织的散射和吸收所导致的光衰减,也会造成影响。

RPEfit 色素上皮层拟合面 CIRRUS^{TM} HD-OCT 定义的一个新的边界线,其考虑到了视网膜整体的曲线变化,能够更为真实的反应 RPE 的轮廓形态。

Slab 分层 是指一定厚度的血流信号的叠加,可以包括一层或多层结构。其分界基于一定的解剖基础,但并不完全一致。主要分层参考界面包括 ILM、IPL、OPL、RPE 及 RPEfit。注意健康人的自动分层通常是清晰准确的,但病理状态下分层参考界面容易出现各种偏离,需要仔细分析。

False-positive flow 假阳性血流 去相关信号高到足以引起呈现血流外观,而实际没有或仅有低速血流的现象。可以由图像噪点或眼球运动造成。

False-negative flow 假阴性血流 OCT 血流成像信号由于低去相关值而提示没有血流,但血流实际存在。该低去相关值可能由于通过测量时间间隔的血流流速过低或过高造成。另外,信号衰减可由于屈光间质混浊或天然存在的信号衰减,如 RPE 中的色素造成。

Non-perfusion area 无血流信号区 在 OCT 血流成像图上除黄斑 FAZ 以外,缺乏血流信号的区域(大于毛细血管的正常间隔)。

Nonvascular decorrelation signal 无血流去相关信号 无血流的组织结构也可以产生去相关信号,如硬性渗出、色素聚集、微血管瘤、视网膜出血等。

Vessel density 血流密度 可以用于评价一定区域的血流灌注情况,通过选定区域血管血流信号所占面积的百分比得到。

七、血流成像图像分析思路

OCT 血流成像利用了去相关原理,将移动的血流同相对固定的周围组织结构区分开,从而可以单独显现血流信号。但需要注意的是,结构 OCT 是血流成像的基础,在分析血流成像图像时,除仔细观察血流信号外,还要结合病变位置、反射强度、形态结构等多方面综合考虑。

1. 分层(深度定位) OCT 血流成像显示的是一定厚度的血流信号的集合,前文所述的默认分层方法仅在图像质量较好的情况下对于健康人可以获得较为准确的边界信息。而在图像质量低及病理状态下,其分界线容易出现识别错误且不规则,应注意进行必要的调整。另外,虽然设备允许手动调整分层边界,但过薄的分层可能并不能准确的区分视网膜的解剖层次,且并不具有临床意义。

2. 流速 对于血流速度,去相关信号是一个有限的动态范围。因此,在分析血流图像时,要考虑流速的影响。可以探测到的最低血流速度,取决于连续两个 B-scan 的时间间隔。若 B-scan 之间的时间间隔增加,则该去相关信号对于慢速血流更加敏感。但与此同时,去相关信号对眼球运动也会更加敏感,并且会导致噪点增加。对于较小血管,如视网膜毛细血管,可能因流速过低而不能产生去相关信号,因而无法在血流成像图上显现,即使其血管实际存在。因此,如果血流成像图上无法显现血流信号,可能意味着有血管的缺失或萎缩,或者仅是生理或病理上的血流速度过低。同样,去相关信号不能识别过快的血流,因为过快的血流将产生相同的去相关信号。这就意味着去相关信号对于其饱和极限以上速度的血流不敏感。例如脉络膜大血管,由于血流速度过快可能在血流成像图上呈现低或无信号。

3. 反射 反射主要是针对结构 OCT,以强度反映组织结构特性。OCT 血流成像基于去相关原理,可以单独显示血流信号。但由于目前技术的限制,结构 OCT 中的异常反射也可以对血流信号产生影响。例如在血流成像图上,渗出、色素聚集、微血管瘤等也可以产生去相关信号,需要仔细鉴别。

4. 血流形态及网状结构 血流形态及网状结构(morphology and architecture of the network)如上文所述,在不同的视网膜及脉络膜分层具有不同的特点,而正常的形态结构对于维持正常的生理功能具有重要的意义。

5. 纹理 纹理(texture)是在 OCT 血流成像中出现的一个新概念,可以表述 OCT 血流成像的一种整体"印象",可以描述为粗糙、颗粒状、斑点、模糊等。注意纹理同样反映了一定层厚的信息,是影像的一种平均状态。

八、病理血流图像

在 OCT 血流成像图上,正常应有血流层面区域出现血流信号的减少或消失,或者在正常无血流层面区域出现异常血流信号,以及血流信号形态的异常,如不规则、扩张、扭曲、缠绕、形成环状结构等,均可以被视为病理血流状态。

1. 血流遮蔽与位移 屈光间质的混浊可以影响其后组织的血流成像。引起血流遮蔽较为常见的因素包括渗出、出血、机化增殖、色素等。

同样,当视网膜相应层次空间被渗出、出血等病变侵占时,原有的视网膜血管可能出现位移,从而导致原层次血流信号的减低、缺失或位置改变。

(1) 硬性渗出:硬性渗出(hard exudate)定义为边界清楚的、多发于后极部的视网膜黄白色沉积物,常见于视网膜水肿区与非水肿区交界处。硬性渗出可能是由于视网膜微血管瘤及毛细血管内皮细胞紧密连接破坏导致脂蛋白渗出引发脂质沉积所致。OCT 血流成像图,硬性渗出表现为点、团或不规则形高信号,边界清晰、锐利。较小的硬性渗出表现为点状高信号,类似微血管瘤,需要结合 En face 结构图像及 B-scan 相鉴别。较大的硬性渗出对其后组织有遮蔽作用,会导致其后信号减低或缺失(图 1-3-19~图 1-3-23)。

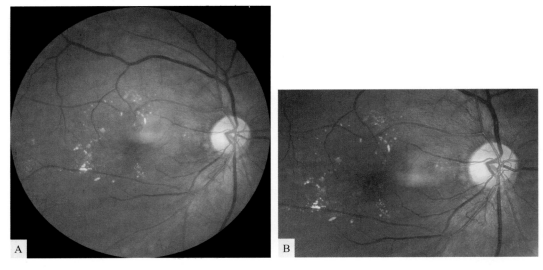

图 1-3-19 彩色眼底像

硬性渗出(糖尿病视网膜病变)。A. 彩色眼底像:右眼可见黄斑区硬性渗出、轻度水肿;B. 彩色眼底像(×2)

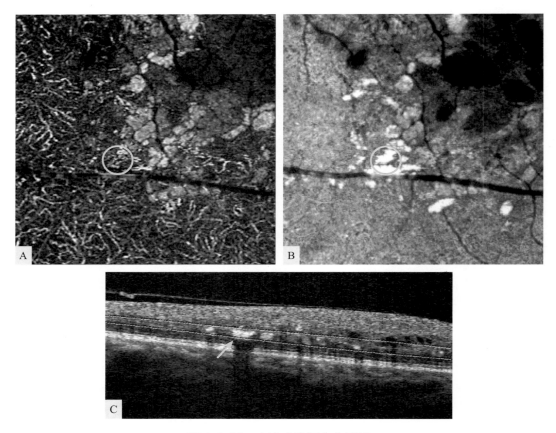

图 1-3-20 血流成像组合分析图

硬性渗出(糖尿病视网膜病变)。扫描范围 3mm×3mm,视网膜深层。A. OCT 血流成像:部分毛细血管血流信号消失,硬性渗出为斑片状不均匀、边界清晰的片状中高信号,病变处多不可见血流信号,但标记处血流信号清晰(黄圈);B. En face 图像:部分反射缺失,成低或无反射区(水肿),硬性渗出为斑片状不均匀、边界清晰片状反射,与血流成像图上一致,但标记处为边界清晰的不规则形高反射(黄圈),未见明显血管形态;C. B-scan 图像:显示视网膜深层边界清晰的团状高反射(黄箭),其后组织反射遮蔽

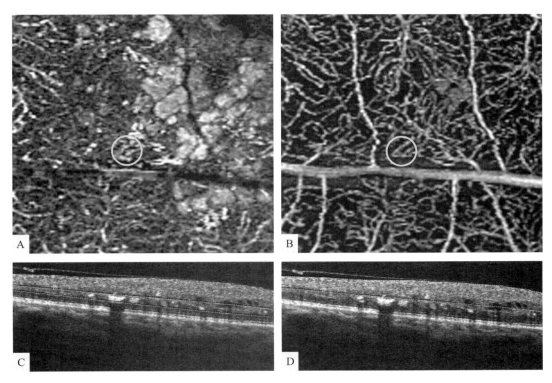

图 1-3-21　OCT 血流成像

局部放大图像。A、B. OCT 血流成像：视网膜深层（图 A）标记硬性渗出处可见血流信号（黄圈），与视网膜浅层（图 B）相应区域血流信号形态相似（黄圈），考虑为浅层血管血流投射伪像；C、D. B-scan图像

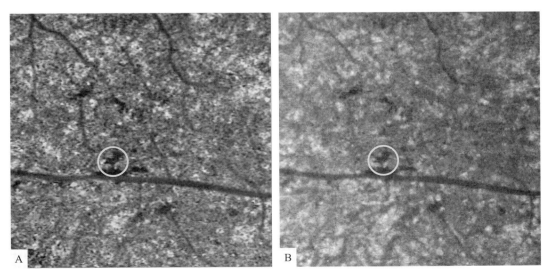

图 1-3-22　血流成像组合分析图

硬性渗出（糖尿病视网膜病变）。扫描范围 3mm×3mm，脉络膜毛细血管层。A. OCT 血流成像：标记处呈无信号暗区（黄圈），为视网膜层硬性渗出遮蔽；B. En face 图像：标记处可见相同形态的无反射区域（黄圈）

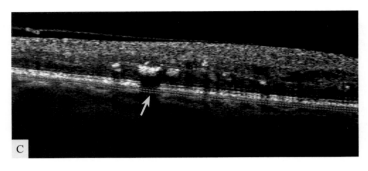

图 1-3-22(续) 血流成像组合分析图

C. B-scan 图像：可见视网膜层团状高反射硬性渗出导致其后组织反射遮蔽，脉络膜毛细血管层显示为无反射区（黄箭）

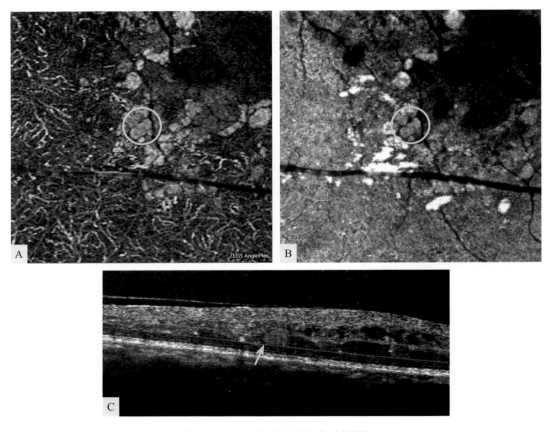

图 1-3-23 血流成像组合分析图

硬性渗出（糖尿病视网膜病变）。扫描范围 3mm×3mm，视网膜深层。A. OCT 血流成像：硬性渗出为边界清晰的片状中等信号（黄圈），相应区域血流信号消失，考虑为吸收期病变；B. En face 图像：可见相同形态的片状中等反射（黄圈）；C. B-scan 图像：可见视网膜深层团状中等反射（黄箭），其后组织反射未见明显遮蔽

（2）棉絮斑：棉絮斑（cotton-wool spot）又称软性渗出，常发生在非增生性糖尿病视网膜病变的早期。血管闭塞、组织缺血、神经纤维轴浆流阻滞及细胞内水肿，是棉絮斑发生的病理基础。OCT 血流成像图，棉絮斑表现为团片状中高信号，边界较模糊。棉絮斑对其后组织亦可有遮蔽作用，会导致其后组织信号或反射减低或缺失（图 1-3-24～图 1-3-26）。

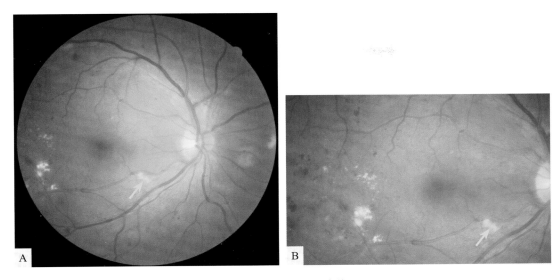

图 1-3-24　彩色眼底像

棉絮斑(糖尿病视网膜病变)。A. 彩色眼底像:右眼视盘颞下方可见棉絮斑(黄箭);B. 彩色眼底像(×2):可见棉絮斑(黄箭)

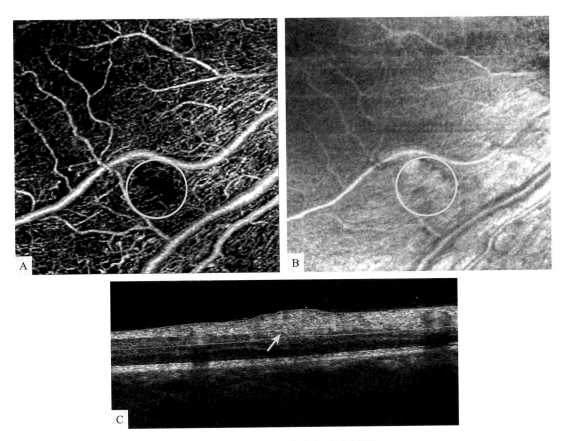

图 1-3-25　血流成像组合分析图

棉絮斑(糖尿病视网膜病变)。扫描范围 3mm×3mm,视网膜浅层。A. OCT 血流成像:标记处可见局限血流信号缺失(黄圈),边界模糊;B. En face 图像:相应区域显示边界不清、内反射不均匀的片状反射(黄圈);C. B-scan 图像:神经上皮浅层反射局限增高增厚(黄箭)

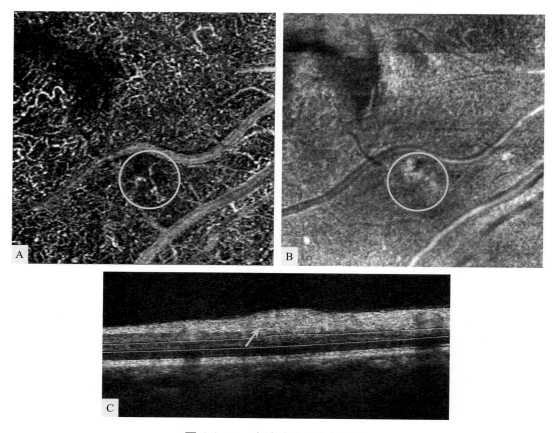

图 1-3-26　血流成像组合分析图

棉絮斑(糖尿病视网膜病变)。扫描范围 3mm×3mm,视网膜深层。A. OCT 血流成像:标记处可见局限血流信号减低区域(黄圈),边界模糊,其间可见视网膜深层血流信号。B. En face 图像:相应区域显示边界不清、反射不均匀的片状反射(黄圈);C. B-scan 图像:神经上皮浅层反射增高增厚(黄箭)

(3) 视网膜出血:视网膜出血(retinal hemorrhage)由于受损血管部位不同,出血形态亦各异。起到遮蔽作用的出血,一般为视网膜浅层出血(图 1-3-27,图 1-3-28)。浅层出血来自浅层毛细血管网,出血沿神经纤维层走行,呈放射状或火焰状,新鲜出血色鲜红,陈旧出血色暗红。在 B-scan 图像上表现为高反射,主要位于神经纤维层。OCT 血流成像图,表现为团片状中低信号,边界较模糊。

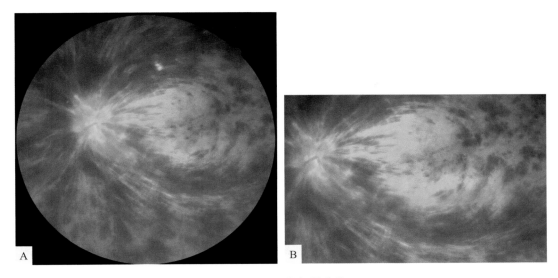

图 1-3-27　彩色眼底像

视网膜出血(视网膜中央静脉阻塞)。A. 彩色眼底像:左眼视网膜广泛火焰状出血,视盘、黄斑水肿;
B. 彩色眼底像(×2)

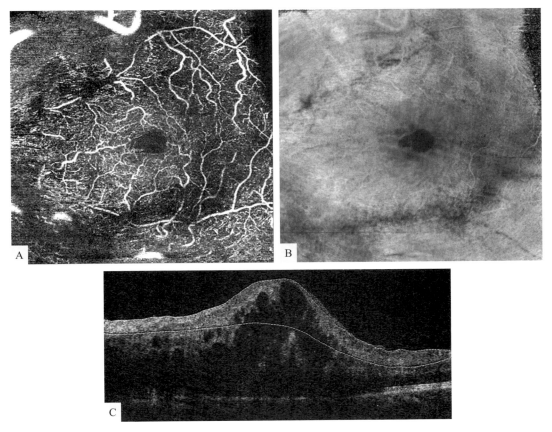

图 1-3-28　血流成像组合分析图

视网膜出血(视网膜中央静脉阻塞)。扫描范围 6mm×6mm,视网膜浅层。A. OCT 血流成像:后极
部血管血流信号迂曲,环绕黄斑区片状低反射,边界模糊,除部分大分支血管血流外,毛细血管血
流信号消失;B. En face 图像:所见血管反射迂曲,部分血管形态消失,黄斑中心囊样低反射、无反射
区;C. B-scan 图像:可见黄斑区神经上皮层反射增厚,囊样无反射区

　　视网膜深层出血一般来源于内核层的深层毛细血管网,出血沿细胞走向垂直的空隙延伸,眼底表现为类圆点状,色暗红,与微血管瘤较难鉴别。OCT 血流成像图,深层出血表现为点状低信号,与点状硬性渗出及微血管瘤表现的高信号不同。深层出血一般不引起遮蔽效应(图 1-3-29～图 1-3-31)。

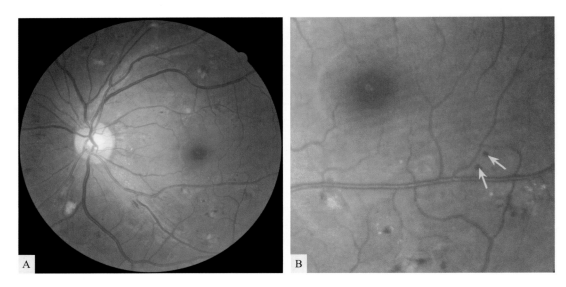

图 1-3-29　彩色眼底像

　　视网膜出血(糖尿病视网膜病变)。A.彩色眼底像:左眼可见散在微血管瘤、出血及渗出;B.彩色眼底像(局部放大):可见深层点状出血,边界尚清(黄箭)

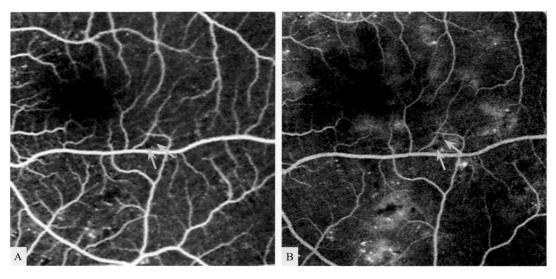

图 1-3-30　FFA 图像

　　视网膜出血(糖尿病视网膜病变)。A.静脉期(0′26″):深层出血表现为弱荧光(黄箭);B.静脉期(9′27″):表现为弱荧光(黄箭)

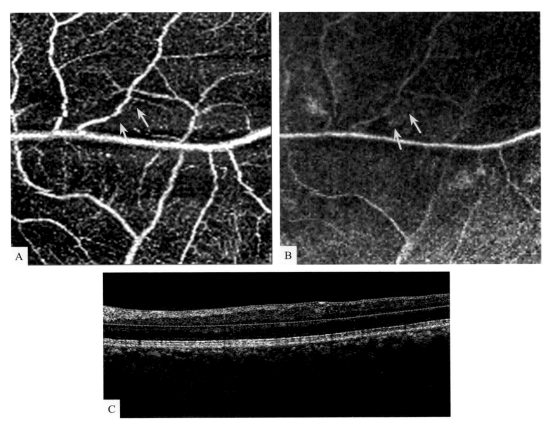

图 1-3-31 血流成像组合分析图

局部放大图。视网膜浅层。A. OCT 血流成像：相应病变处未见血流信号（黄箭）；B. En face 图像：未见明确血管样结构（黄箭）；C. B-scan 图像

陈旧出血可以形成片状致密病灶，对深层组织起到遮蔽作用（图 1-3-32，图 1-3-33）。

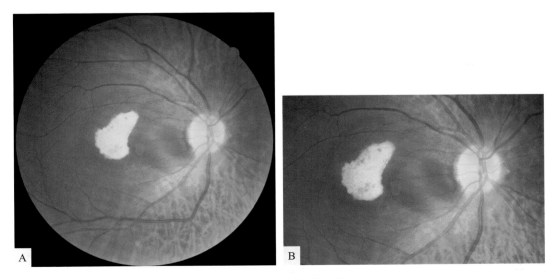

图 1-3-32 彩色眼底像

陈旧出血（息肉样脉络膜血管病变）。A. 彩色眼底像：右眼可见黄斑区片状黄白色病灶，边界清晰；B. 彩色眼底像（×2）

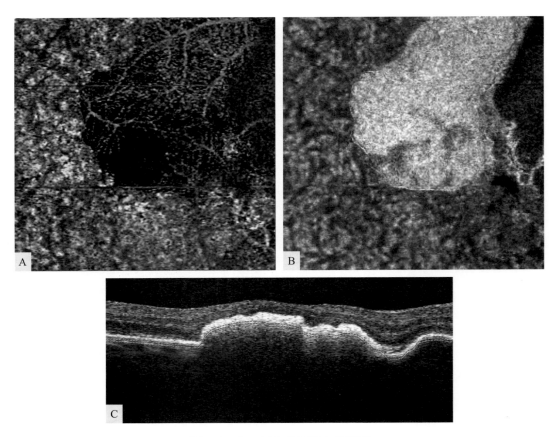

图 1-3-33　血流成像组合分析图

陈旧出血(息肉样脉络膜血管病变)。扫描范围 3mm×3mm,脉络膜毛细血管层。A. OCT 血流成像:黄斑区片状无脉络膜毛细血管血流信号区域,边界清晰、锐利,区内血流信号为视网膜血管血流投射伪像;B. En face 图像:相应区域边界清晰、锐利,呈相对均一的片状高反射;C. B-scan 图像:神经上皮层下致密高反射,其后组织反射遮蔽

2. 透见血流信号　由于浅层组织萎缩,缺失等改变,可使深层组织血流信号更为清晰地显现(图 1-3-34,图 1-3-35)。

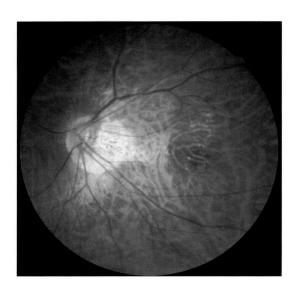

图 1-3-34　彩色眼底像
病理性近视。左眼豹纹状眼底,可见脉络膜大血管

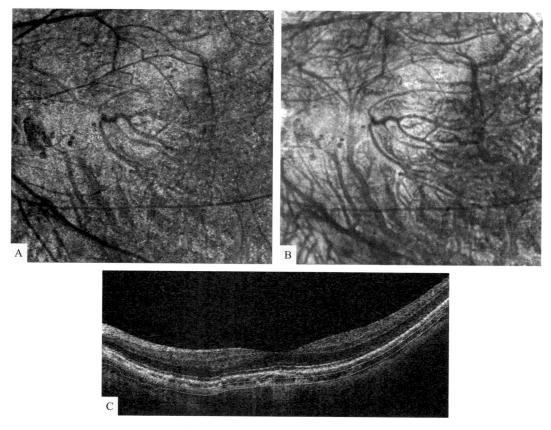

图 1-3-35 血流成像组合分析图

病理性近视。扫描范围 6mm×6mm,脉络膜层。A. OCT 血流成像:可见脉络膜中大血管血流呈中低信号;B. En face 图像:可见脉络膜中大血管形态;C. B-scan 图像

3. 异常走行 视网膜血管异常走行可以分为发育异常和继发改变。

(1) 发育异常(图 1-3-36,图 1-3-37)

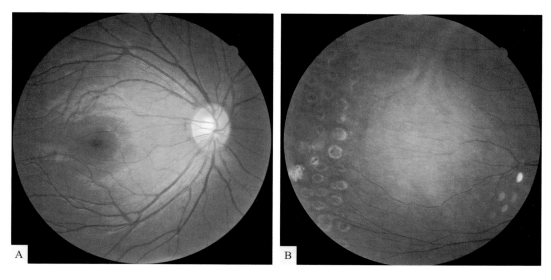

图 1-3-36 彩色眼底像

家族性渗出性玻璃体视网膜病变。A. 彩色眼底像:右眼可见视网膜血管分支增多、密集,走行较直;B. 彩色眼底像:颞侧周边可见光凝斑

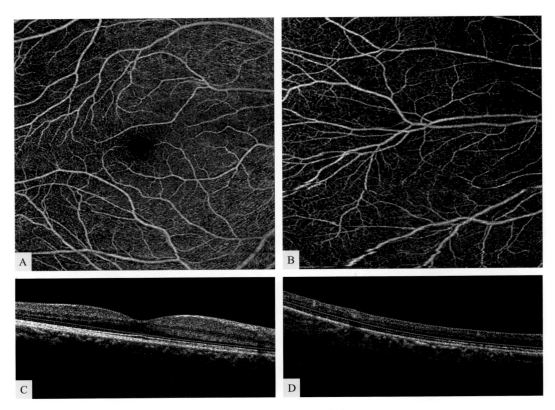

图 1-3-37　OCT 血流成像图

家族性渗出性玻璃体视网膜病变。扫描范围 6mm×6mm，视网膜层。A、B. OCT 血流成像：黄斑区（图 A）及黄斑颞侧（图 B）可见视网膜血管血流信号分支增多、密集，走行较直；C、D. B-scan 图像

（2）继发改变（图 1-3-38，图 1-3-39）

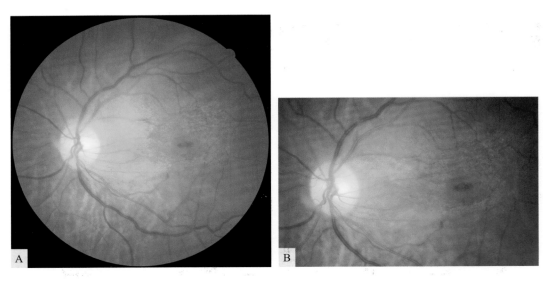

图 1-3-38　彩色眼底像

黄斑前膜。A. 彩色眼底像：左眼可见黄斑区玻璃纸样反光、小血管走行改变，扭曲变形；B. 彩色眼底像（×2）

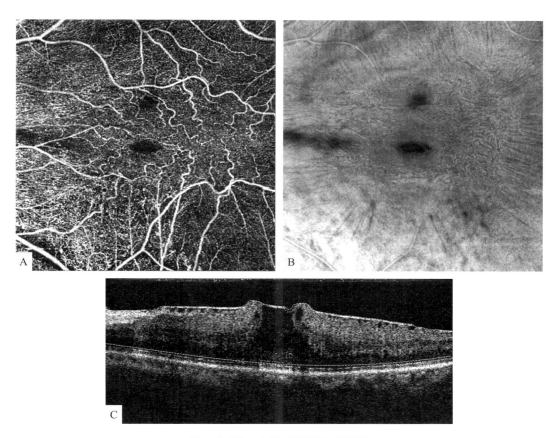

图 1-3-39　血流成像组合分析图

黄斑前膜。扫描范围 6mm×6mm,视网膜层。A. OCT 血流成像:可见黄斑区血管血流信号走行改变,扭曲变形,拱环形态不规则;B. En face 图像:黄斑区视网膜皱褶;C. B-scan 图像:可见黄斑前条带状高反射,神经上皮层表面不规则,神经上皮层增厚,层间可见囊样反射

4. 血管血流形态异常

(1)微血管瘤:微血管瘤(microaneurysm)是微血管管壁的局限膨出,动、静脉均可。表现为边界清楚的红或暗红斑点,可位于棉絮斑边缘、小动脉或小静脉上及出血斑中心,大小不等。微血管瘤是最早可见的糖尿病视网膜病变,亦可见于视网膜静脉阻塞、慢性葡萄膜炎、全身疾病如高血压,亦可见于正常人。FFA 图像病变早期及晚期表现为点状强荧光,晚期可有渗漏。OCT 血流成像图表现为点状高信号(图 1-3-40~图 1-3-42)。

(2)侧支血管:侧支血管(collateral vessel)多发生在视网膜血管阻塞后,在阻塞血管与其最邻近的未阻塞血管间,形成一条新的连接通道,多呈迂曲或螺旋状,多数侧支循环为静脉连于静脉,亦可见动脉连于动脉,而动脉连接于静脉少见。一般位于视网膜内,附近毛细血管床多异常(图 1-3-43,图 1-3-44)。

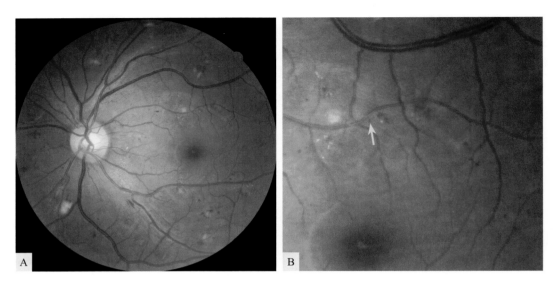

图 1-3-40　彩色眼底像

微血管瘤(糖尿病视网膜病变)。A.彩色眼底像:左眼可见散在微血管瘤、出血及渗出;B.彩色眼底像(局部放大):可见微血管瘤呈红色点状病灶,边界清晰(黄箭)

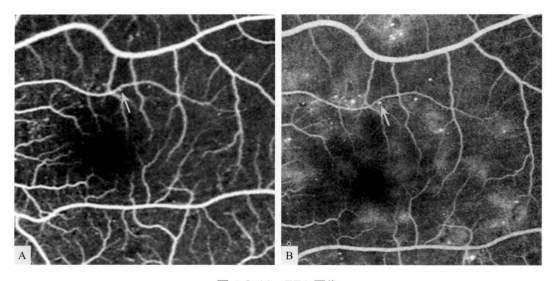

图 1-3-41　FFA 图像

糖尿病视网膜病变。A.静脉期(0′26″):微血管瘤表现为点状强荧光(黄箭);B.静脉期(9′27″):微血管瘤点状强荧光(黄箭),部分渗漏

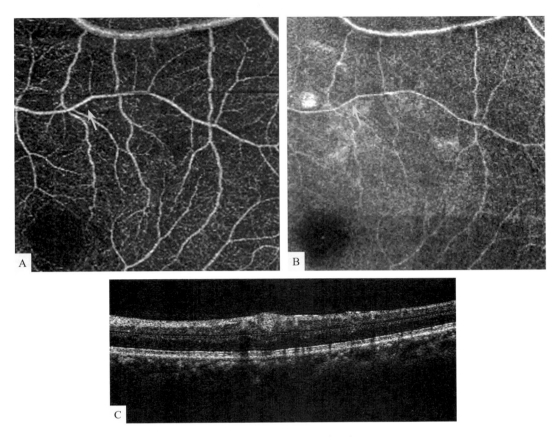

图 1-3-42 血流成像组合分析图

糖尿病视网膜病变。视网膜浅层。A. OCT 血流成像：可见病变表现为点状高信号（黄箭）；B. En face 图像：病变未见特征形态改变（黄箭）；C. B-scan 图像

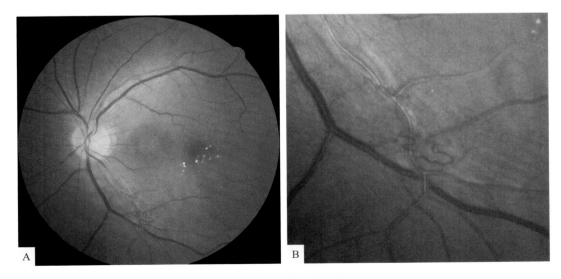

图 1-3-43 彩色眼底像

侧支血管（陈旧视网膜分支静脉阻塞）。A. 彩色眼底像：左眼黄斑区渗出，颞下分支血管处可见侧支循环；B. 彩色眼底像（局部放大）

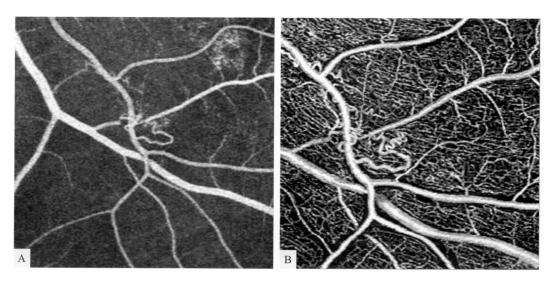

图 1-3-44　FFA 及 OCT 血流成像

侧支血管(陈旧视网膜分支静脉阻塞)。A. FFA 图像:颞下分支血管处可见动脉 - 动脉侧支循环;B. OCT 血流成像:扫描范围 3mm×3mm,视网膜浅层,所见侧支循环与 FFA 图像一致,毛细血管更为清晰

（3）视网膜内微血管异常:视网膜内微血管异常(intraretinal microvascular abnormalities,IRMA)是增生前期糖尿病视网膜病变的表现之一,出现在临近毛细血管无灌注区,表现为视网膜毛细血管床不规则迂曲、扩张节段,或视网膜内新生血管,或视网膜动静脉短路(图 1-3-45,图 1-3-46)。

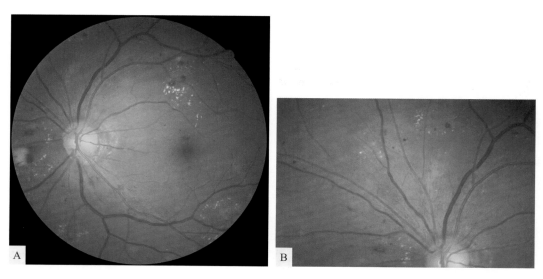

图 1-3-45　彩色眼底像

IRMA(糖尿病视网膜病变)。A. 彩色眼底像:左眼可见散在微血管瘤、出血及渗出;B. 彩色眼底像(局部放大)

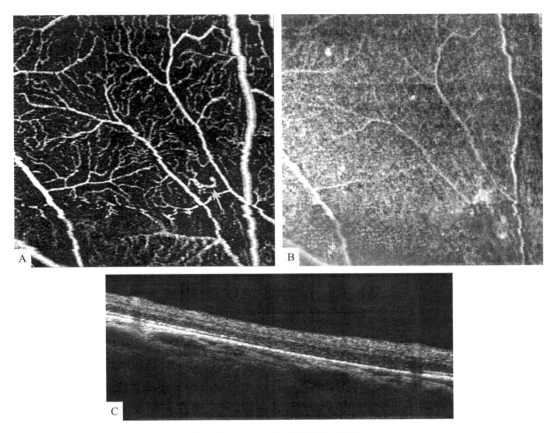

图 1-3-46　血流成像组合分析图

IRMA（糖尿病视网膜病变）。扫描范围 3mm×3mm，视网膜浅层。A. OCT 血流成像：多处无血流信号区，可见迂曲粗大的毛细血管（IRMA）（黄箭），图像下方为眼动伪像；B. En face 图像：IRMA处反射较为模糊（黄箭），难以分辨血管结构，图像下方为眼动伪像；C. B-scan 图像

　　5. 血流信号缺失　　除血流流速过低外，血流信号缺失主要是由于血管闭塞所致，常见于糖尿病视网膜病变、视网膜血管阻塞等疾病（图 1-3-47~ 图 1-3-49）。

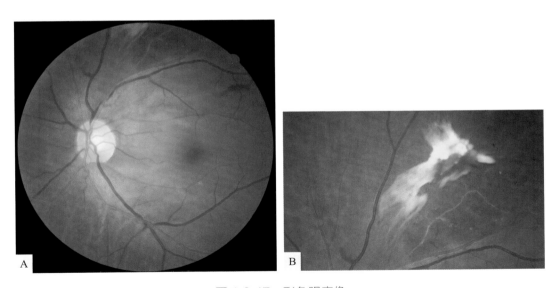

图 1-3-47　彩色眼底像

视网膜分支静脉阻塞。A. 彩色眼底像：左眼颞上分支血管处血管白线，可见膜状增殖及出血；B. 彩色眼底像（×2）

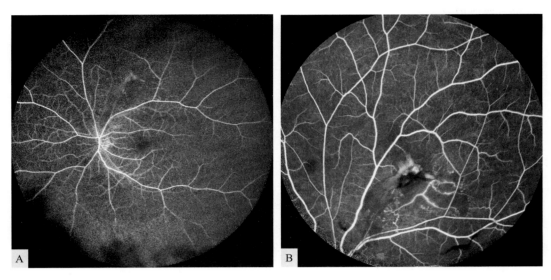

图 1-3-48   FFA 图像

视网膜分支静脉阻塞。A.静脉期(0′22″):颞上分支静脉迂曲充盈迟缓,引流区域可见无灌注区,未见明确新生血管;B.静脉期(7′02″):该区域血管壁着染

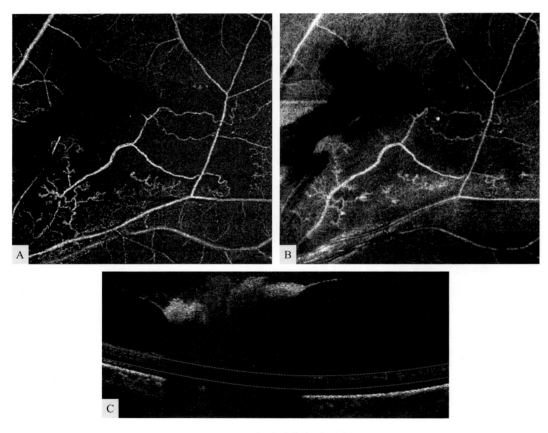

图 1-3-49   血流成像组合分析图

视网膜分支静脉阻塞。扫描范围 6mm×6mm,视网膜层。A. OCT 血流成像:颞上分支静脉迂曲,眼底像血管白线处可见血流信号,相应范围广泛无血流信号区,其上方边界清晰的无血流信号区为视网膜前增殖膜遮蔽;B. En face 图像:血流缺失区为低反射,边界模糊,上方遮蔽区为边界清晰的无反射区;C. B-scan 图像

6. 新生血管血流信号

（1）视网膜新生血管（图 1-3-50～图 1-3-52）

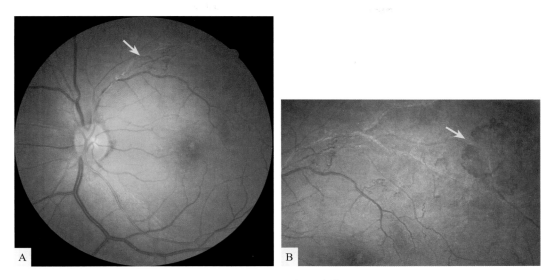

图 1-3-50 彩色眼底像

视网膜新生血管（陈旧视网膜分支静脉阻塞）。A. 彩色眼底像：左眼颞上血管弓外可见血管白线及新生血管网（黄箭）；B. 彩色眼底像（局部放大）：可见新生血管网（黄箭）

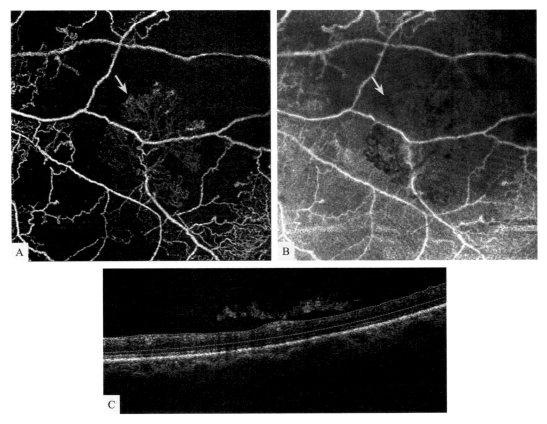

图 1-3-51 血流成像组合分析图

视网膜新生血管（陈旧视网膜分支静脉阻塞）。扫描范围 6mm×6mm，视网膜层。A. OCT 血流成像：广泛毛细血管血流信号缺失，可见网状血流信号（黄箭）；B. En face 图像：可见网状血管形态（黄箭）；C. B-scan 图像

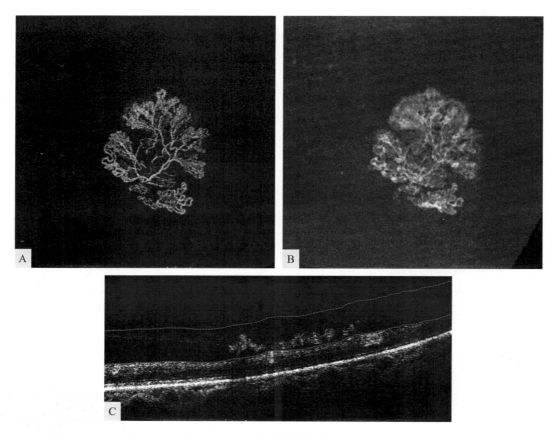

图 1-3-52　血流成像组合分析图

视网膜新生血管(陈旧视网膜分支静脉阻塞)。扫描范围 6mm×6mm,玻璃体视网膜交界层。A. OCT 血流成像:可见新生血管网状血流形态;B. En face 图像:可见新生血管网状结构;C. B-scan 图像

(2)脉络膜新生血管(图 1-3-53~图 1-3-55)

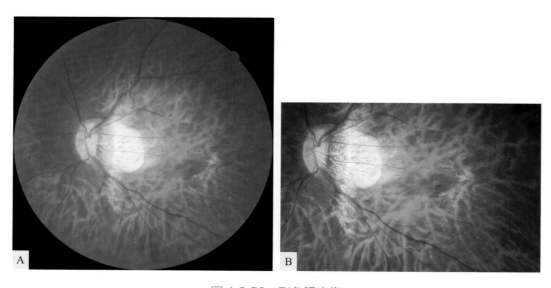

图 1-3-53　彩色眼底像

脉络膜新生血管(病理性近视)。A.彩色眼底像:左眼豹纹状眼底,黄斑区灰色病灶,小片出血;B.彩色眼底像(×2)

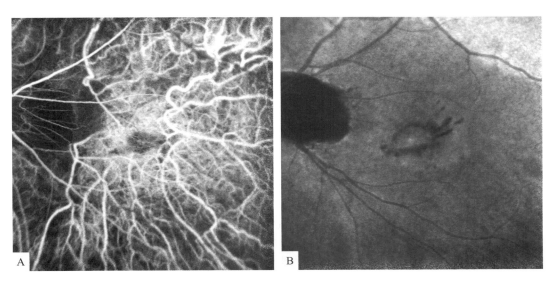

图 1-3-54 ICGA 图像

病理性近视。A. 早期(0′ 25″):黄斑区可见网状强荧光;B. 晚期(30′ 05″):荧光着染

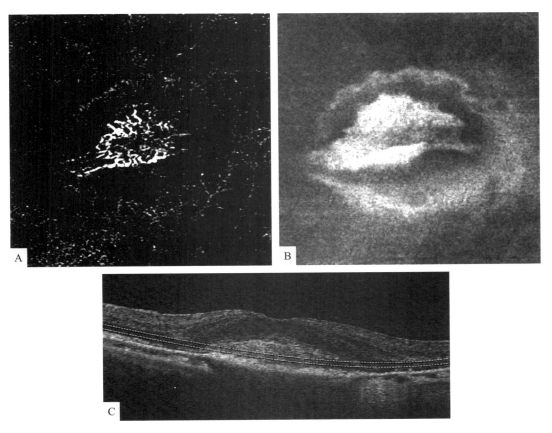

图 1-3-55 血流成像组合分析图

脉络膜新生血管(病理性近视)。扫描范围 3mm×3mm,视网膜无血流层。A. OCT 血流成像:可见视网膜下网状血流信号;B. En face 图像:可见边界较为清晰的不均匀片状反射;C. B-scan 图像

7. 信号增强　血流信号增强一般分为两种情况：一种是由于浅层组织的萎缩或缺失，而导致的深层组织血流相对增强；一种是局部血流高灌注状态（图 1-3-56～图 1-3-64）。

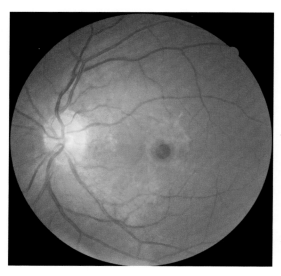

图 1-3-56　彩色眼底像

黄斑裂孔。左眼黄斑区圆形裂孔，边缘锐利，底部棕红色

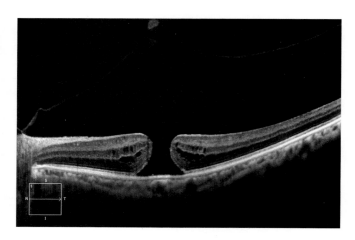

图 1-3-57　OCT 图像

黄斑裂孔。可见黄斑中心神经上皮层反射全层缺失，神经上皮层间可见囊样无反射区，玻璃体内可见条带状反射（玻璃体后脱离）及片状反射（盖膜）

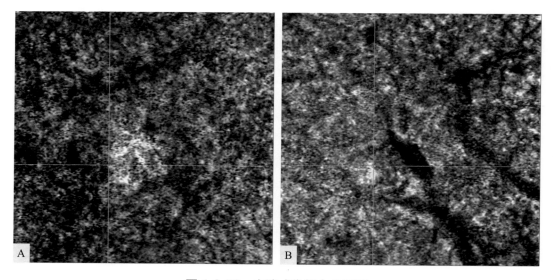

图 1-3-58　血流成像组合分析图

黄斑裂孔。扫描范围 3mm×3mm。A. OCT 血流成像：脉络膜毛细血管层，可见黄斑裂孔区域呈高信号，边界与裂孔范围一致；B. OCT 血流成像：脉络膜层，相应区域未见明显高信号，可见脉络膜大血管呈近无信号

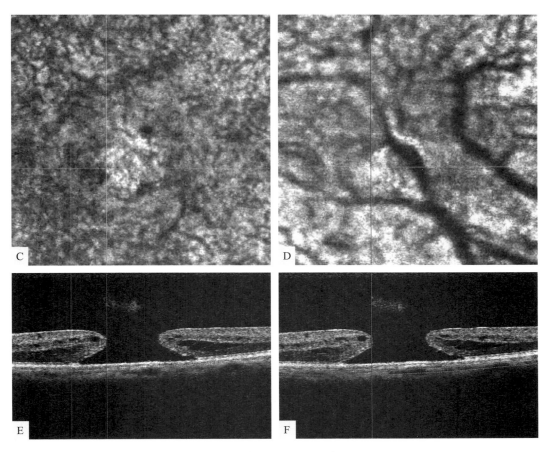

图 1-3-58(续) 血流成像组合分析图

C. En face 图像:脉络膜毛细血管层,相应区域高反射;D. En face 图像:脉络膜层,相应区域高反射不明显,可见脉络膜大血管形态;E、F. B-scan 图像

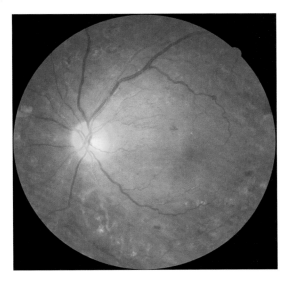

图 1-3-59 彩色眼底像

糖尿病视网膜病变。左眼散在光凝斑

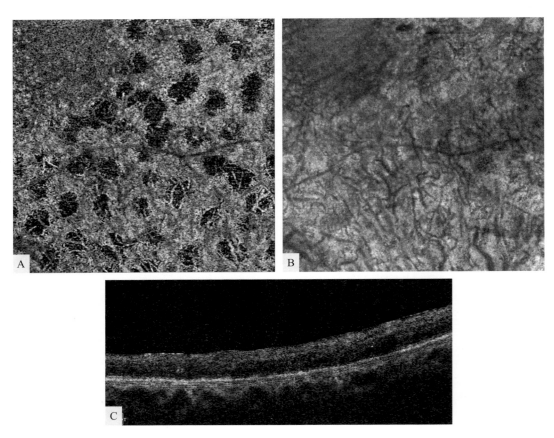

图 1-3-60　血流成像组合分析图

视网膜光凝术后。扫描范围 6mm×6mm，脉络膜毛细血管层。A. OCT 血流成像：光凝斑处可见脉络膜毛细血管血流信号消失，透见脉络膜中血管血流信号；B. En face 图像：可见脉络膜中血管结构；C. B-scan 图像：可见光凝斑处色素上皮及脉络膜毛细血管层萎缩，脉络膜中血管层上移

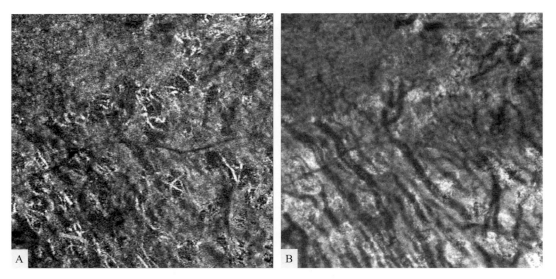

图 1-3-61　血流成像组合分析图

视网膜光凝术后。扫描范围 6mm×6mm，脉络膜层。A. OCT 血流成像：光凝斑处脉络膜中血管血流清晰，呈高信号，可见脉络膜大血管血流，呈低信号；B. En face 图像：可见脉络膜中大血管结构

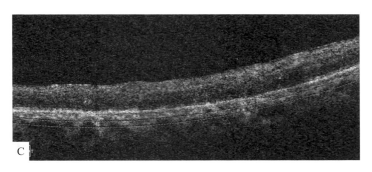

图 1-3-61（续） 血流成像组合分析图
C. B-scan 图像

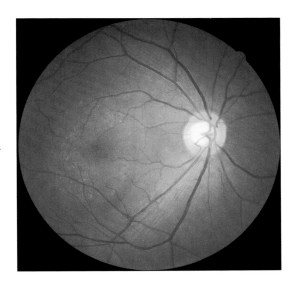

图 1-3-62 彩色眼底像
中心性浆液性脉络膜视网膜病变。右眼黄斑区视网膜神经上皮层浆液性脱离

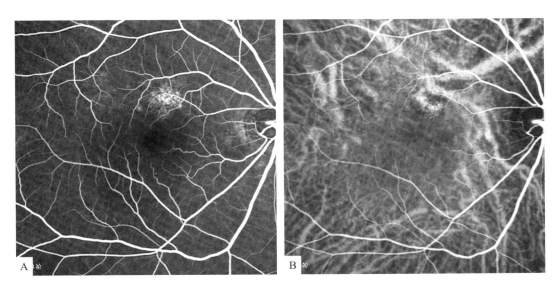

图 1-3-63 FFA 及 ICGA 图像
中心性浆液性脉络膜视网膜病变。A. FFA 静脉期（1′ 09″）：黄斑拱环鼻上点片状强荧光；B. ICGA 早期（0′ 42″）：脉络膜扩张大血管强荧光

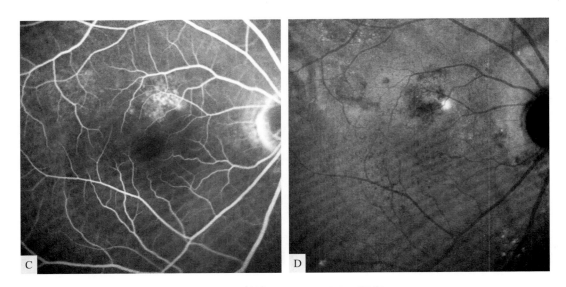

图 1-3-63(续)　FFA 及 ICGA 图像

C. FFA 晚期(22′ 48″):轻微荧光渗漏;D. ICGA 晚期(22′ 21″):强荧光退行,黄斑拱环鼻上点状渗漏

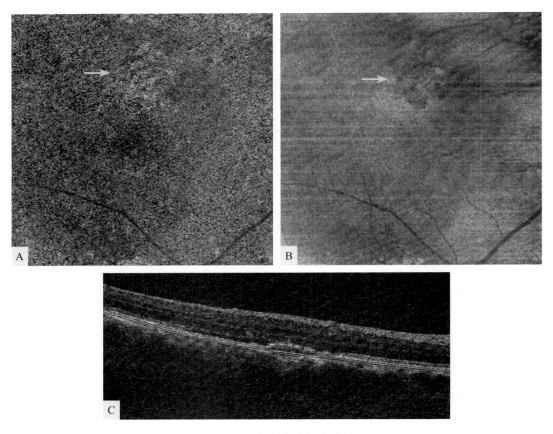

图 1-3-64　血流成像组合分析图

中心性浆液性脉络膜视网膜病变。扫描范围 6mm×6mm,脉络膜毛细血管层。A. OCT 血流成像:黄斑上方病变区血流信号增高(黄箭),提示局部可能存在高灌注;B. En face 图像:病变区域反射不均匀(黄箭);C. B-scan 图像

8. 其他

（1）视网膜水肿：视网膜水肿（retinal edema）可以分为细胞内水肿和细胞外水肿。

1）细胞内水肿：由于视网膜动脉阻塞后缺血、缺氧，导致双极细胞、神经节细胞和神经纤维细胞细胞膜受损不能隔开内外环境，细胞外水分和离子进入细胞内而肿胀，呈白色雾状混浊（图 1-3-65~图 1-3-67）。

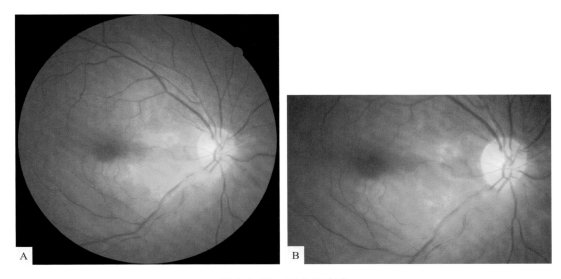

图 1-3-65　彩色眼底像

细胞内水肿（视网膜分支动脉阻塞）。A. 彩色眼底像：右眼颞下分支血管处视网膜灰白水肿，动脉管径不均；B. 彩色眼底像（×2）

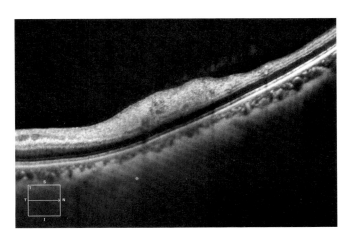

图 1-3-66　OCT 图像

细胞内水肿（视网膜分支动脉阻塞）。神经上皮层内层反射增高增厚

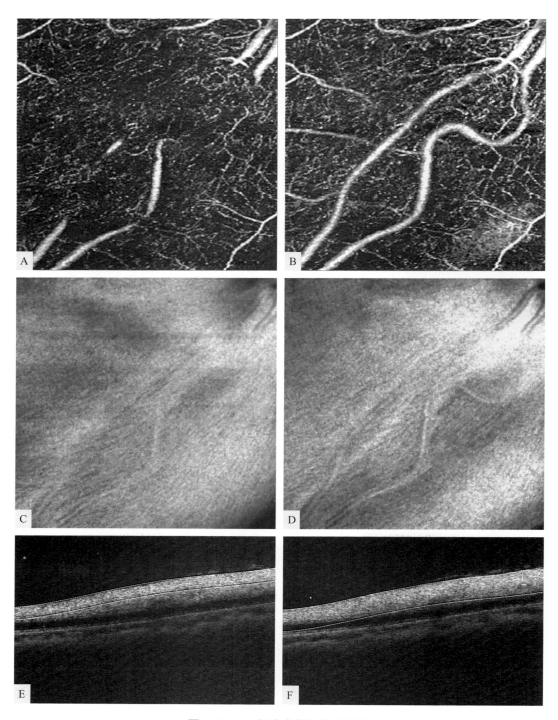

图 1-3-67　血流成像组合分析图

细胞内水肿(视网膜分支动脉阻塞)。扫描范围 3mm×3mm。A. OCT 血流成像:视网膜浅层,颞下分支动、静脉血流信号局部缺失,远端仍可见血流信号,毛细血管血流信号模糊;B. OCT 血流成像:视网膜层,颞下分支动、静脉血流信号连续,动脉反射管径不均,考虑为神经上皮层内层水肿导致的视网膜浅层血管深层位移;C. En face 图像:视网膜浅层血管形态模糊;D. En face 图像:视网膜层血管形态较为清晰;E、F. B-scan 图像

2) 细胞外水肿:视网膜毛细血管受损,血浆经受损血管渗漏至神经上皮内,视网膜灰白水肿,通常可逆(图 1-3-68,图 1-3-69)。

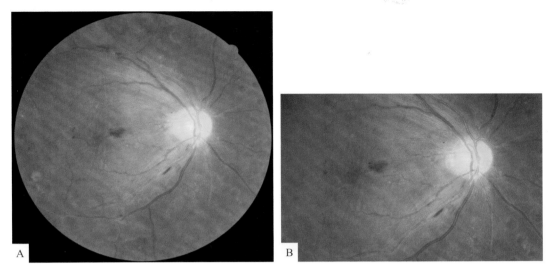

图 1-3-68　彩色眼底像

黄斑水肿(糖尿病视网膜病变)。A. 彩色眼底像:右眼可见黄斑水肿,片状出血,散在光凝斑;B. 彩色眼底像(×2)

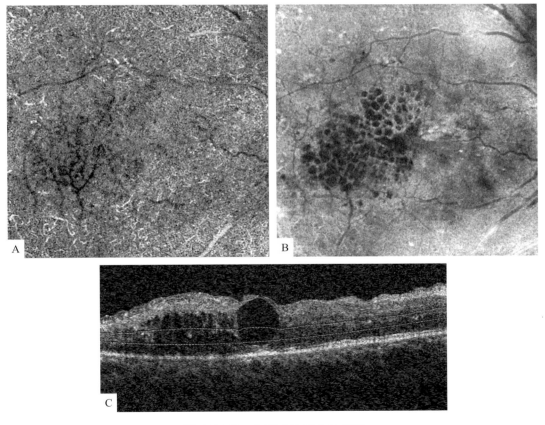

图 1-3-69　血流成像组合分析图

黄斑水肿(糖尿病视网膜病变)。扫描范围 6mm×6mm,视网膜深层。A. OCT 血流成像:黄斑区及颞侧毛细血管血流信号不清,考虑为水肿所致血流信号遮蔽及位移;B. En face 图像:可见多个囊样无反射区;C. B-scan 图像:可见神经上皮层显著增厚,可见多个大小不等囊样无反射区

（2）色素上皮病变

1）色素上皮脱离：色素上皮脱离（pigment epithelium detachment，PED）指视网膜色素上皮与 Bruch 膜及脉络膜相分离，可分为浆液性、出血性和纤维血管性（图 1-3-70～图 1-3-73）。

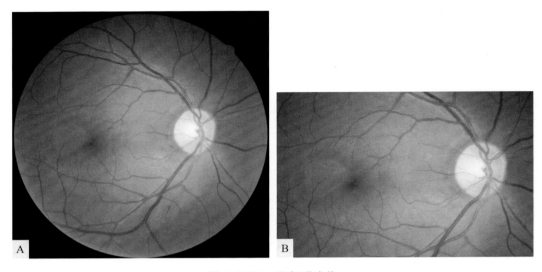

图 1-3-70　彩色眼底像

色素上皮脱离（中心性浆液性脉络膜视网膜病变）。A. 彩色眼底像：右眼可见黄斑中心凹颞侧片状红黄色病灶，边界清晰；B. 彩色眼底像（×2）

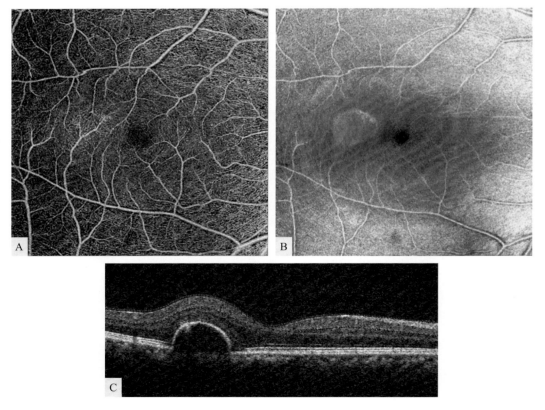

图 1-3-71　血流成像组合分析图

色素上皮脱离（中心性浆液性脉络膜视网膜病变）。扫描范围 6mm×6mm，视网膜浅层。A. OCT 血流成像：黄斑颞侧血流信号局限增高；B. En face 图像：可见与彩色眼底像相对应的边界清晰的中等反射病灶，未见异常血管结构；C. B-scan 图像

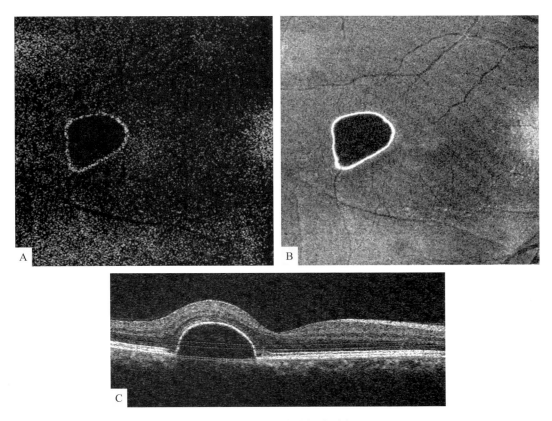

图 1-3-72 血流成像组合分析图

色素上皮脱离(中心性浆液性脉络膜视网膜病变)。扫描范围 6mm×6mm,视网膜无血流层。A. OCT 血流成像:黄斑颞侧可见环状高信号,其内为无信号区,环状信号内、外边界与色素上皮脱离斜面与上下边界线交点相匹配,考虑为色素上皮所致伪像;B. En face 图像:可见与 OCT 血流成像图环状高信号相匹配的环状高反射,其内为无反射区;C. B-scan 图像

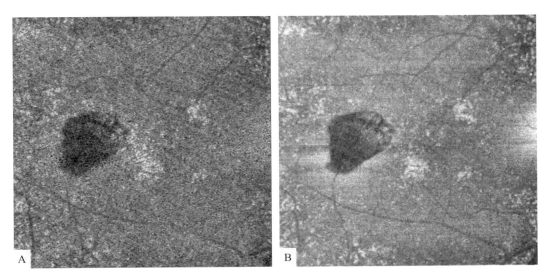

图 1-3-73 血流成像组合分析图

色素上皮脱离(中心性浆液性脉络膜视网膜病变)。扫描范围 6mm×6mm,脉络膜毛细血管层,A. OCT 血流成像:黄斑颞侧边界较为清晰的无信号区,与色素上皮脱离范围一致,考虑为遮蔽及可能存在脉络膜毛细血管萎缩;B. En face 图像:可见相对应的边界清晰的中低反射区,未见血管结构

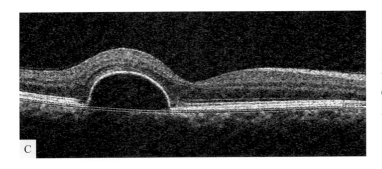

图 1-3-73(续)　血流成像组合分析图

C. B-scan 图像：显示色素上皮脱离区域脉络膜反射减低

2）玻璃疣：玻璃疣（drusen）可分为基底层玻璃疣、硬性玻璃疣和软性玻璃疣。眼底表现为黄白色病变，其上 RPE 可萎缩，周围 RPE 可增殖。玻璃疣本身伴有小的色素上皮脱离（图 1-3-74~图 1-3-76）。

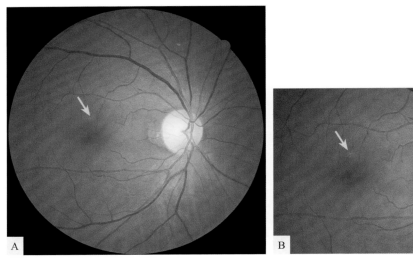

图 1-3-74　彩色眼底像

玻璃疣。A. 彩色眼底像：右眼可见黄斑中心凹上方黄色病灶，边界欠清（黄箭）；B. 彩色眼底像（×2）

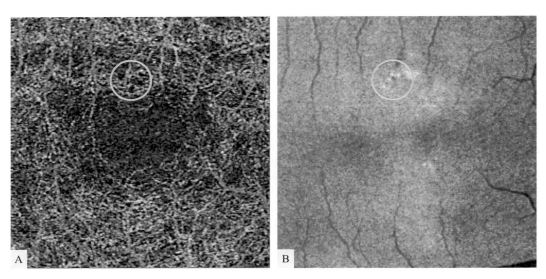

图 1-3-75　血流成像组合分析图

扫描范围 3mm×3mm，自定义层（外界膜至色素上皮层）。A. OCT 血流成像：相应病变处可见血流信号（黄圈），为视网膜层血流投射伪像，与非病变区血流信号差异不明显；B. En face 图像：病变处可见点状高反射（黄圈）

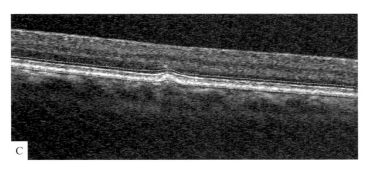

图 1-3-75(续) 血流成像组合分析图
C. B-scan 图像：显示玻璃疣

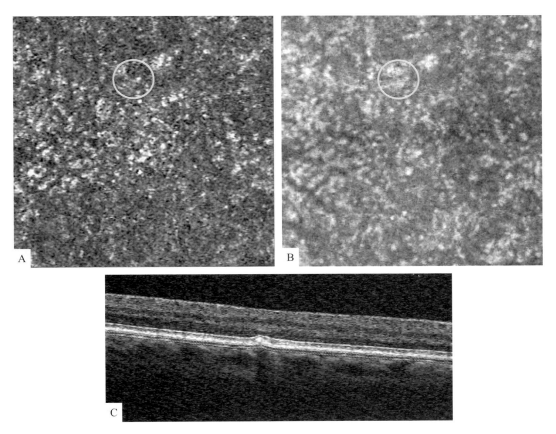

图 1-3-76 血流成像组合分析图
扫描范围 3mm×3mm,脉络膜毛细血管层。A. OCT 血流成像:病变处未见明显异常血流信号(黄圈);B. En face 图像:未见明显异常结构(黄圈);C. B-scan 图像:显示玻璃疣

九、伪像

伪像是影像诊断中很难避免的一类错误表象。可以由设备本身的技术限制或操作者不适当的操作造成,从而引起错误的判读。

1. 运动伪像 血流成像依赖于同一位置的多次 B-scan 以区别移动的血流及相对固定的组织结构。眼球运动会对成像产生至关重要的影响。视网膜和脉络膜的运动可以来源于心动周期的搏动、呼吸、眼球震颤及眼球微小的扫视运动等。这种运动甚至可以在血流图像上产生假阳性血流信号。设备厂商会采用相应的算法和眼球追踪技术来尽可能的较少运动伪像。

在血流成像扫描模式下,设备默认开启 FastTrac^{TM} 追踪功能,但是也可以手动关闭。关闭追踪功能后,部分患者可以在 6mm×6mm 模式下获得较为清晰的图像,但是在 3mm×3mm 模式下获得满意的图

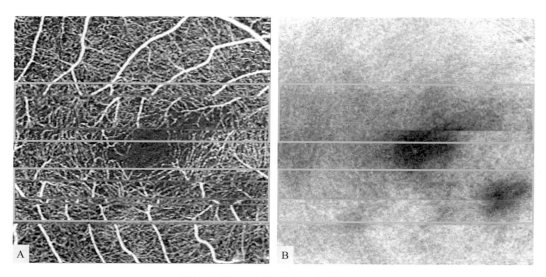

图 1-3-77 血流成像组合分析图

扫描范围 3mm×3mm,视网膜层。FastTrac^{TM} 关闭。A. OCT 血流成像:可见血流信号明显错位;B. En face 图像:可见结构规则错位

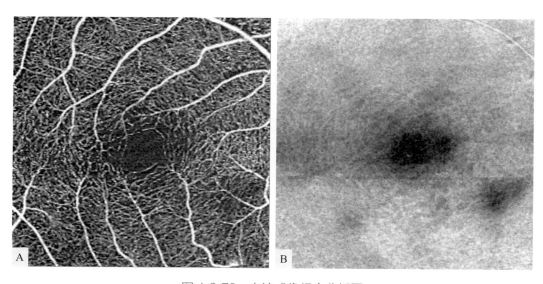

图 1-3-78 血流成像组合分析图

扫描范围 3mm×3mm,视网膜层。FastTrac^{TM} 开启。A. OCT 血流成像:可见血流图像质量明显提高,无明显错位,但细小血管血流信号仍可见扭曲;B. En face 图像:结构可见轻微错位,反射不均

像则非常困难(图 1-3-77,图 1-3-78)。

但是,对于眼球震颤和眼球微小的扫视运动,目前技术尚存在局限。即使开启 FastTrac^{TM} 追踪功能,在 En face 结构图上可以见到基本正常结构,但血流图上血流信号模糊,微小血管血流不能清晰成像(图 1-3-79,图 1-3-80)。

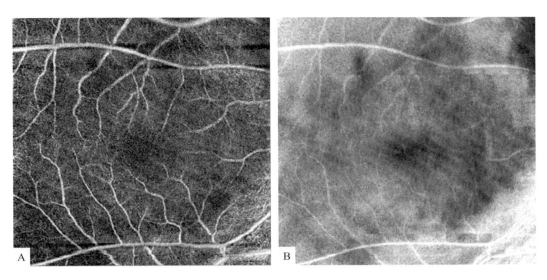

图 1-3-79　血流成像组合分析图

扫描范围 6mm×6mm,视网膜层。FastTrac^{TM} 开启。A. OCT 血流成像:可见整体血流信号较模糊、毛细血管血流信号不清;B. En face 图像:血管结构未见明显错位,反射不均

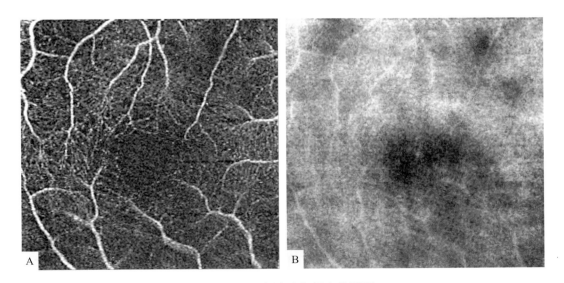

图 1-3-80　血流成像组合分析图

扫描范围 3mm×3mm,视网膜层。FastTrac^{TM} 开启。A. OCT 血流成像:可见整体血流信号模糊,血流边界粗糙不清,毛细血管血流信号不清;B. En face 图像:血管形态结构模糊,反射不均

2. 投射伪像　如前所述,浅层血管血流会在深层形成投射伪像,而玻璃体内病变亦可形成投射伪像,需要结合彩色眼底像、En face 图像及 B-scan 仔细分辨(图 1-3-81,图 1-3-82)。

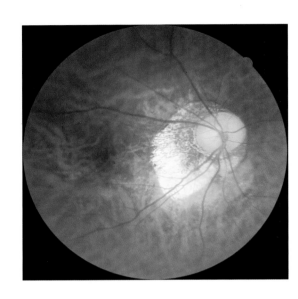

图 1-3-81　彩色眼底像
豹纹状眼底,右眼视盘旁可见萎缩弧

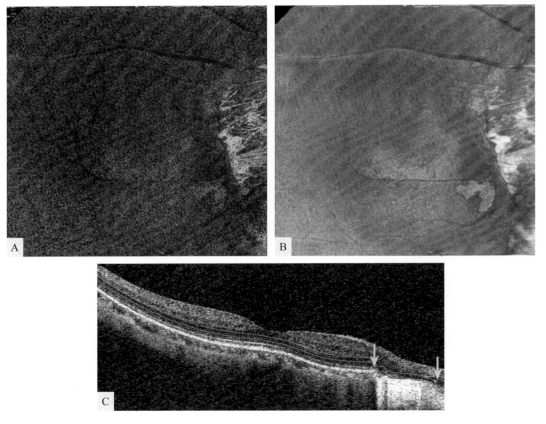

图 1-3-82　血流成像组合分析图
病理性近视。扫描范围 6mm×6mm,视网膜无血流层。A. OCT 血流成像:黄斑鼻侧萎缩弧范围可见密集血流信号,为视网膜血管血流投射伪像;B. En face 图像:黄斑鼻侧密集血管反射;C. B-scan 图像:视盘颞侧神经上皮层反射变薄,神经上皮外层反射、色素上皮层反射及脉络膜反射缺失(黄箭)

3. 识别伪像　识别伪像是指由于对血流成像图错误判断所造成的"假象"，多由血流分层异常（边界错误）所致。如在地图样萎缩病例中，Bruch 膜下的高信号区常见，这是因为 RPE 层及可能存在的脉络膜毛细血管层萎缩，且可能出现脉络膜中大血管层的移位，而错误的显示脉络膜血流信号图像（图 1-3-83，图 1-3-84）。

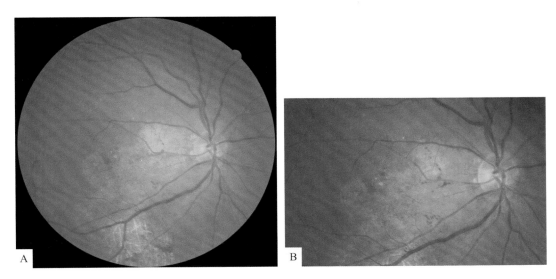

图 1-3-83　彩色眼底像

年龄相关性黄斑变性。A. 彩色眼底像：右眼黄斑区地图样萎缩；B. 彩色眼底像（×2）

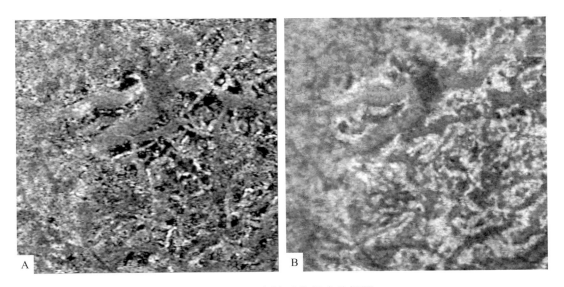

图 1-3-84　血流成像组合分析图

年龄相关性黄斑变性。扫描范围 3mm×3mm 扫描，脉络膜毛细血管层。A. OCT 血流成像：部分脉络膜毛细血管血流信号消失，显现脉络膜中大血管血流信号；B. En face 图像：可见脉络膜中大血管结构

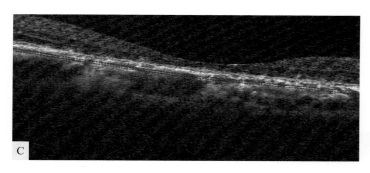

图 1-3-84(续)　血流成像组合分析图

C. B-scan 图像

（赵　琦　魏文斌）

2

第二章

黄斑疾病

第一节 年龄相关性黄斑变性

年龄相关性黄斑变性(age-related macular degeneration,AMD)是由多种因素引发而且与年龄相关的一组黄斑退行性疾病。多发生在 50 岁以上,进展缓慢。主要特点是黄斑部视网膜色素上皮、脉络膜以及视网膜神经上皮病变,导致患者视功能障碍。眼底表现为黄斑部色素上皮增生、脱色素及色素沉积,色素上皮脱离(pigment epithelium detachment,PED),玻璃疣(drusen)等。随着病情进展出现脉络膜新生血管(choroidal neovascularization,CNV)、地图样萎缩,则引起严重的视功能损伤。

AMD 主要分为 2 种类型。萎缩性 AMD,又称干性 AMD,主要表现为黄斑部 RPE 脱色素及色素沉积、RPE 萎缩、玻璃疣,及晚期地图样脉络膜萎缩等。一旦出现 PED 和(或)CNV,则为渗出性 AMD,又称湿性 AMD。CNV 按眼底荧光血管造影(FFA)分为典型性和隐匿性,OCT 检查中分为 RPE 下型(Ⅰ型)、RPE 上型(Ⅱ型)及混合型。

> 病例 1

患者,女性,58 岁。主诉:右眼视物变形、视力下降 2 月。视力:右眼矫正 0.2,左眼矫正 0.7。见图 2-1-1~图 2-1-5。

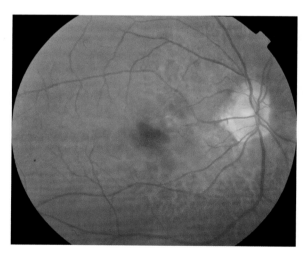

图 2-1-1 彩色眼底像
右眼黄斑中部出血,中心鼻上视网膜下灰白色病灶(CNV)

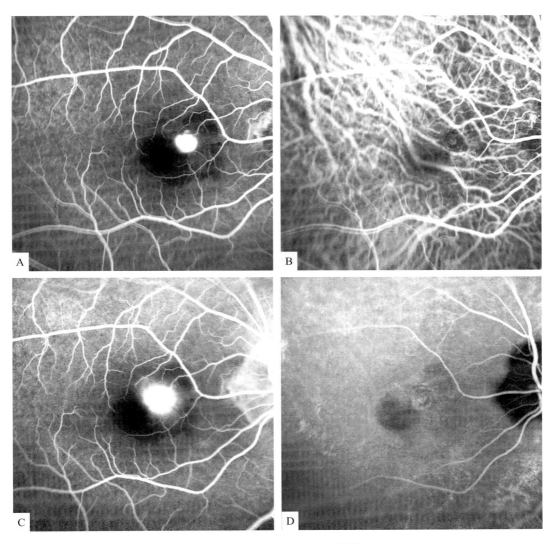

图 2-1-2 FFA 及 ICGA 图像

黄斑部出血性荧光遮蔽。A. FFA 静脉期(1′25″):中心鼻上斑片状强荧光;B. ICGA 早期(0′35″):中心鼻上斑片状强荧光;C. FFA 晚期(21′16″):病灶荧光渗漏;D. ICGA 晚期(22′26″):病灶荧光渗漏,黄斑部多发点片状荧光着染

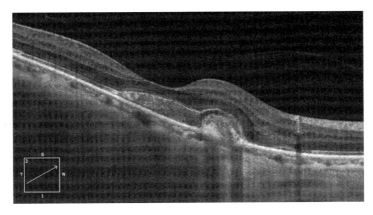

图 2-1-3 OCT 图像

右眼黄斑鼻上神经上皮下团状中高反射病灶(CNV),相应部位 RPE 层破坏,黄斑中部神经上皮脱离

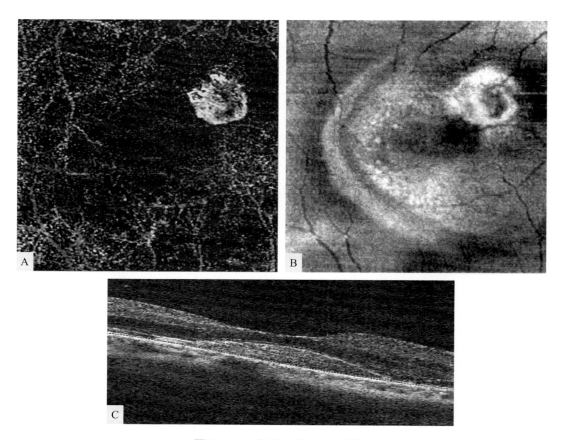

图 2-1-4　血流成像组合分析图

扫描范围 3mm×3mm,视网膜无血流层。A. OCT 血流成像:右眼黄斑鼻上 CNV 显示团状血管网状血流信号;黄斑部广泛视网膜血管血流投射伪像;B. En face 图像:右眼黄斑鼻上 CNV 为高反射,中部中高反射区为出血性视网膜神经上皮脱离;C. B-scan 图像

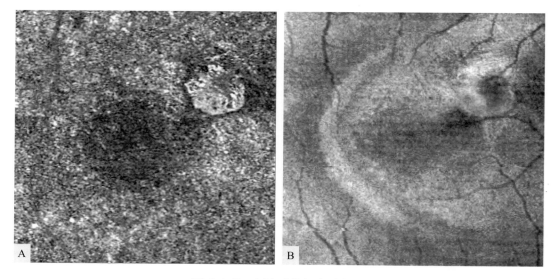

图 2-1-5　血流成像组合分析图

扫描范围 3mm×3mm,自定义层(视网膜无血流层至脉络膜毛细血管层)。A. OCT 血流成像:右眼黄斑鼻上异常血管网血流信号(CNV),显示结构比无血流层模糊;B. En face 图像:右眼黄斑鼻上 CNV 为高反射,黄斑中部中高反射区对应视网膜神经上皮脱离区域

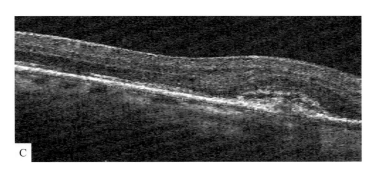

图 2-1-5（续） 血流成像组合分析图

C. B-scan 图像

上述 2 组血流成像组合图分析，该患者右眼 CNV 为 RPE 上型。

病例 2

患者，女性，77 岁。主诉：发现右眼视力下降 3 个月。视力：右眼 0.02，左眼 0.7。见图 2-1-6～图 2-1-15。

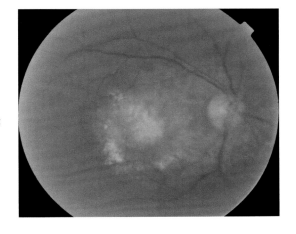

图 2-1-6 彩色眼底像

右眼黄斑部视网膜下黄白色病灶，伴水肿、渗出

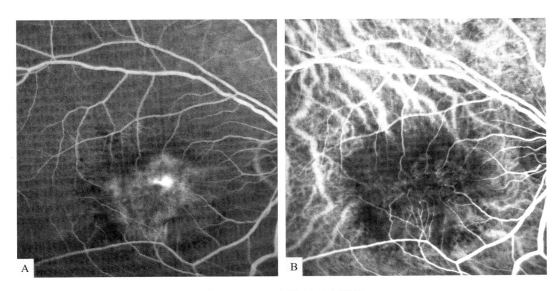

图 2-1-7 FFA 及 ICGA 图像

A. FFA 静脉期(2′ 00″):右眼黄斑中部斑片状强荧光;B. ICGA 早期(0′ 24″):病灶不规则血管网状强荧光

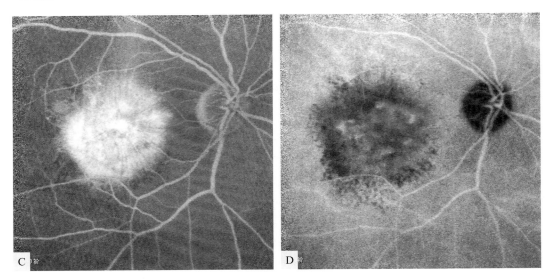

图 2-1-7(续) FFA 及 ICGA 图像

C. FFA 晚期(21′ 21″):病灶荧光渗漏;D. ICGA 晚期(19′ 45″):病灶荧光渗漏

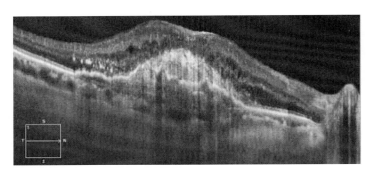

图 2-1-8 OCT 图像

右眼黄斑团状中高反射病灶(CNV),中部部分纤维化皱缩,神经上皮水肿、渗出

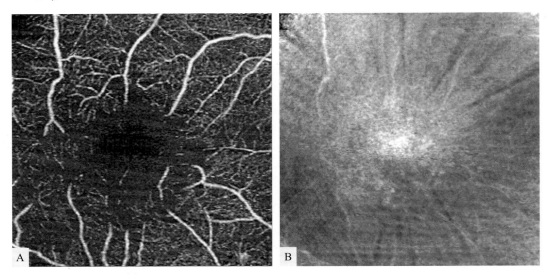

图 2-1-9 血流成像组合分析图

扫描范围 3mm×3mm,视网膜层。A. OCT 血流成像:右眼可见视网膜血管血流信号,中部拱环结构不清晰;B. En face 图像:右眼黄斑中部无异常反射信号,周围放射状高低相间反射为 CNV 部分纤维化牵拉导致神经上皮皱缩所致

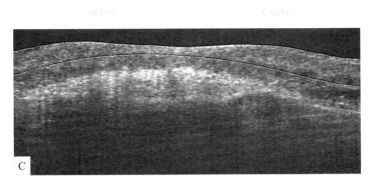

图 2-1-9（续） 血流成像组合分析图
C. B-scan 图像

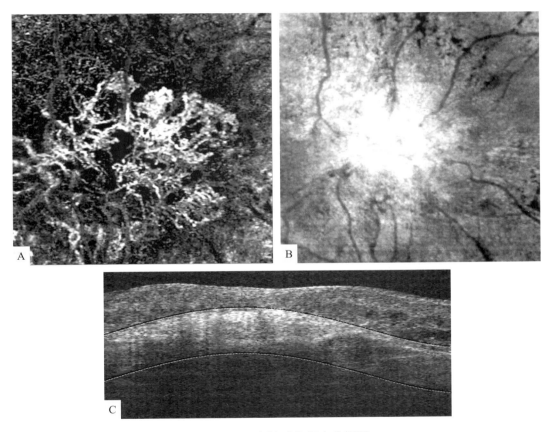

图 2-1-10 血流成像组合分析图

扫描范围 3mm×3mm，自定义层（视网膜无血流层至脉络膜层）。A. OCT 血流成像：右眼黄斑部异常血管网状血流信号（CNV）；B. En face 图像：右眼中部 CNV 部分纤维化，呈高反射，周围视网膜血管投射伪像；C. B-scan 图像

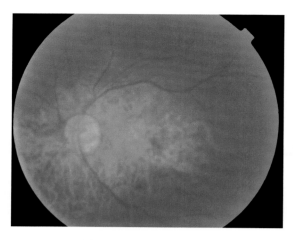

图 2-1-11　彩色眼底像

左眼黄斑部色素紊乱，多发玻璃疣

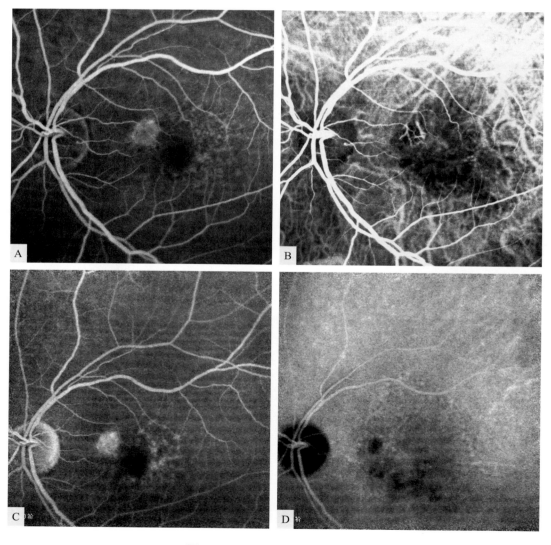

图 2-1-12　FFA 及 ICGA 图像

A. FFA 静脉期（2′ 00″）：左眼黄斑部多发点状高低夹杂荧光，中心鼻上斑片状萎缩区强荧光；B. ICGA 早期（0′ 33″）：病灶弱荧光，鼻上萎缩区清晰暴露脉络膜大血管；C. FFA 晚期（21′ 02″）：黄斑鼻上萎缩区荧光着染，部分玻璃疣荧光着染；D. ICGA 晚期（19′ 26″）：病灶持续弱荧光

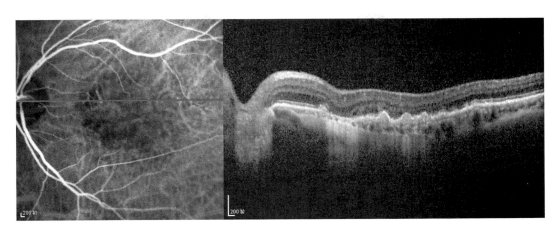

图 2-1-13 OCT 图像

左眼黄斑中部多发玻璃疣,鼻上视网膜神经上皮外层、RPE 层及脉络膜毛细血管层反射条带缺失

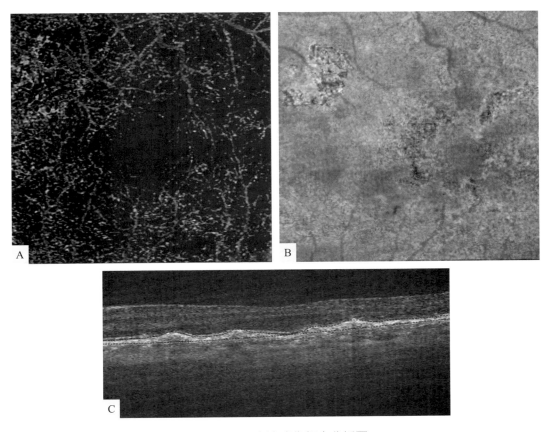

图 2-1-14 血流成像组合分析图

扫描范围 3mm×3mm,自定义层(RPE)。A. OCT 血流成像:左眼视网膜血管血流投射伪像,无异常血流信号;B. En face 图像:RPE 反射不均匀,黄斑鼻上萎缩区呈低反射区,玻璃疣为散在点状低反射;C. B-scan 图像

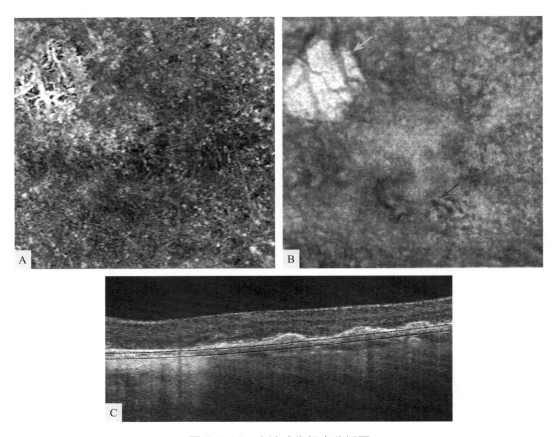

图 2-1-15 血流成像组合分析图

扫描范围 3mm×3mm,脉络膜毛细血管层。A. OCT 血流成像:左眼黄斑鼻上萎缩区脉络膜毛细血管血流信号缺失,可见脉络膜大血管血流投射伪像(黄箭);B. En face 图像:脉络膜毛细血管层反射不均匀,黄斑鼻上萎缩区高反射,其间暴露脉络膜大血管形态(黄箭),黄斑下斑状低反射区,内血管影,经血管造影及 B-scan 证实为玻璃疣及 RPE 不均匀萎缩(红箭);C. B-scan 图像

病例 3

患者,女性,57 岁。主诉:右眼视物变形、视力下降半年。视力:右眼 0.02,左眼 0.8。见图 2-1-16~图 2-1-20。

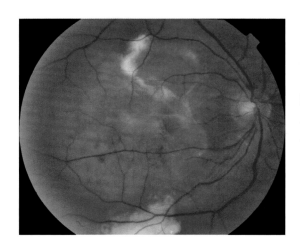

图 2-1-16 彩色眼底像

右眼黄斑部视网膜下黄白色病灶,视网膜神经上皮水肿、渗出,下方血管弓处视网膜下陈旧出血

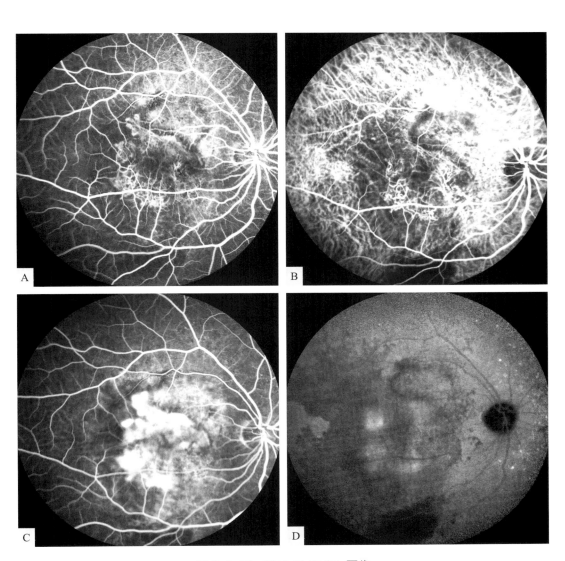

图 2-1-17　FFA 及 ICGA 图像

A. FFA 静脉期(0′ 22″):右眼黄斑部异常血管网状强荧光,网状边缘血管逐渐变细,未见息肉状膨大病灶;B. ICGA 早期(3′ 17″):黄斑部异常血管网状强荧光,网状边缘血管逐渐变细,未见息肉状膨大;C. FFA 静脉期(5′ 12″):病灶荧光渗漏,病灶下方血管弓部片状荧光遮蔽;D. ICGA 晚期(27′ 00″):病灶荧光渗漏,病灶下方血管弓部片状荧光遮蔽,为 CNV

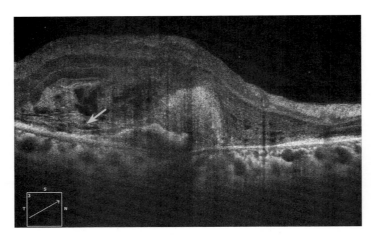

图 2-1-18　OCT 图像

右眼黄斑部神经上皮下中高反射不规则病灶(CNV),RPE 层破坏,神经上皮水肿、渗出,病灶部分纤维化呈高反射条带(黄箭)

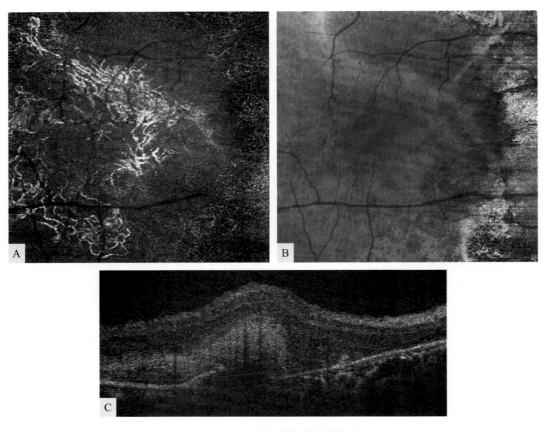

图 2-1-19　血流成像组合分析图

扫描范围 6mm×6mm,视网膜无血流层。A. OCT 血流成像:右眼黄斑区视网膜无血流层出现异常血管网状血流信号(CNV);B. En face 图像:低反射区为黄斑水肿,其间的高反射为 CNV;C. B-scan图像

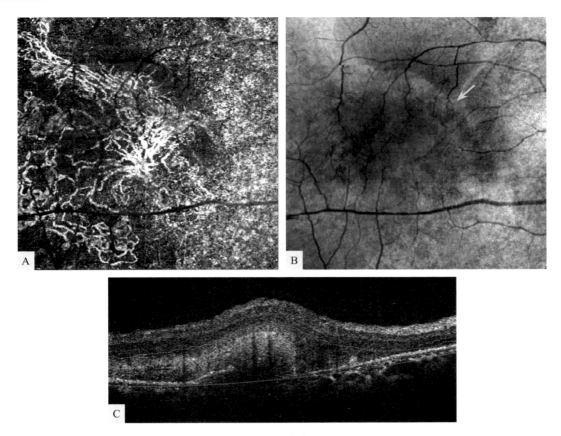

图 2-1-20 血流成像组合分析图

扫描范围 6mm×6mm,自定义层(视网膜无血流层至脉络膜毛细血管层)。A. OCT 血流成像:右眼黄斑区异常血管网状血流信号,明显大于视网膜无血管层显示的 CNV 病灶;B. En face 图像:黄斑区不规则中低反射,对应区域 CNV 及神经上皮水肿(黄箭);C. B-scan 图像

上述组合图综合分析,视网膜无血流层至脉络膜毛细血管层均显示 CNV 血流,表明 CNV 突破 RPE 进入视网膜下,为 RPE 上型 CNV。

病例 4

患者,男性,54 岁。主诉:右眼视物变形、眼前黑影 1 个月。视力:右眼 0.6,左眼 0.6。见图 2-1-21~图 2-1-24。

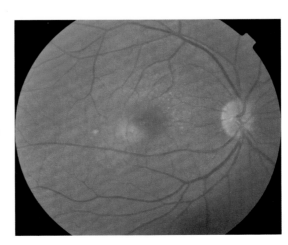

图 2-1-21 彩色眼底像

右眼黄斑中部颞下灰白色病灶,鼻侧及鼻上大量玻璃疣

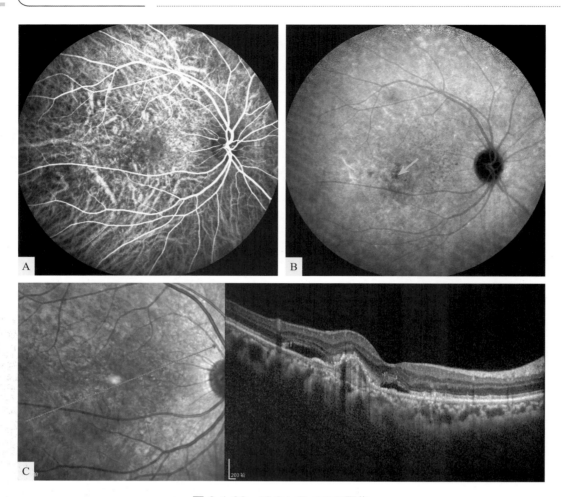

图 2-1-22　ICGA 及 OCT 图像

A. ICGA 早期(0′ 39″):右眼黄斑中部 1.5 视盘直径弱荧光,未见明确 CNV;B. ICGA 晚期(22′ 51″):黄斑颞下斑片状荧光着染,黄斑部多发密集点状弱荧光及荧光着染(黄箭);C. OCT 图像:右眼黄斑中部颞下 CNV,表面色素上皮完整;黄斑中部神经上皮脱离,可见玻璃疣,为 RPE 下型 CNV

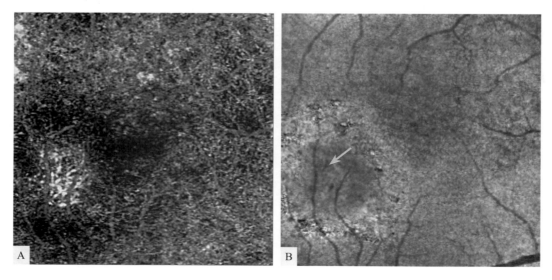

图 2-1-23　血流成像组合分析图

扫描范围 3mm×3mm,自定义层(RPE 层)。A. OCT 血流成像:右眼黄斑颞下血管网样血流信号(CNV),病灶 ICGA 未能显影;B. En face 图像:黄斑颞下中高反射病灶为 CNV(黄箭)

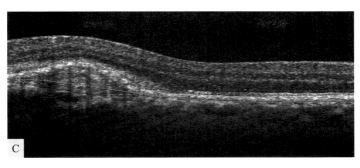

图 2-1-23（续） 血流成像组合分析图
C. B-scan 图像

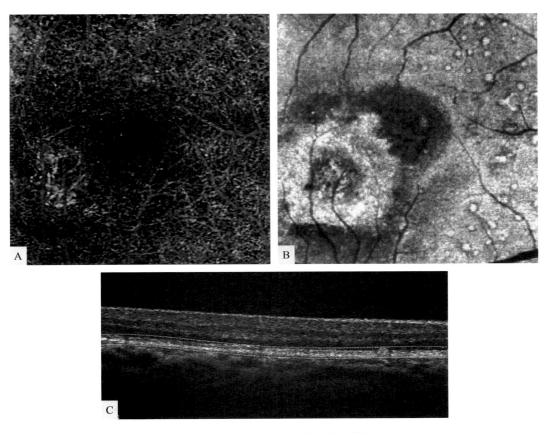

图 2-1-24 血流成像组合分析图

扫描范围 3mm×3mm，自定义层（部分视网膜无血流层至 RPE 层）。A. OCT 血流成像：右眼黄斑颞下 PED 隆起顶端扫描可见团状异常血管网状血流信号（CNV），ICGA 未能显影；B. En face 图像：黄斑颞下高反射为 CNV，中部低反射区为视网膜神经上皮脱离；鼻侧玻璃疣为点状高反射，比眼底像及 ICGA 显影更清晰，结合 ICGA 和 OCT 图像分析，RPE 下 CNV 在 OCT 血流成像更清晰；C. B-scan 图像

（史雪辉）

第二节　息肉样脉络膜血管病变

息肉样脉络膜血管病变（polypoidal choroidal vasculopathy，PCV）是一组病因及发病机制不清的脉络膜血管异常性疾病，特征性眼底表现为脉络膜异常分支血管网及其末端血管息肉样扩张膨大。目前，PCV诊断金标准仍是ICGA检查，诊断依据为ICGA检查5分钟内，脉络膜循环中息肉样强荧光病灶，伴或不伴脉络膜异常分支血管网（branching vascular network，BVN）。此外同时伴有下列至少一项：眼底检查视网膜下橘红色结节状病灶；眼底立体像橘红色隆起结节；自发性大量视网膜下出血；有切迹的或出血性PED；FFA检查病灶渗漏。近年来，有学者把PCV归为湿性年龄相关性黄斑变性的一种特殊类型。

> 病例 1

患者，男性，71岁。主诉：左眼视力下降2年。视力：右眼0.5，左眼0.1。见图2-2-1～图2-2-5。

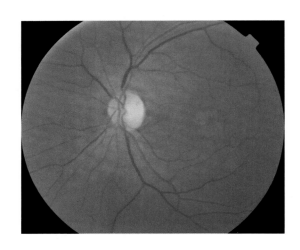

图 2-2-1　彩色眼底像
左眼黄斑部视网膜下橘黄色病灶，视网膜神经上皮水肿

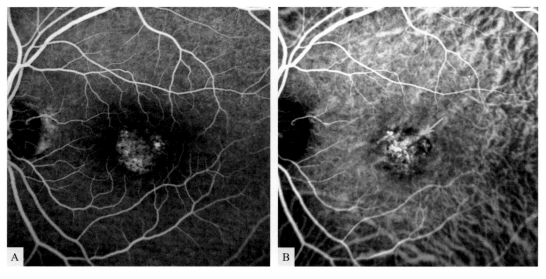

图 2-2-2　FFA 及 ICGA 图像
A. FFA 静脉期（1′40″）：左眼黄斑部点片状高低夹杂荧光；B. ICGA 早期（0′47″）：异常血管网及多发息肉状强荧光（黄箭）

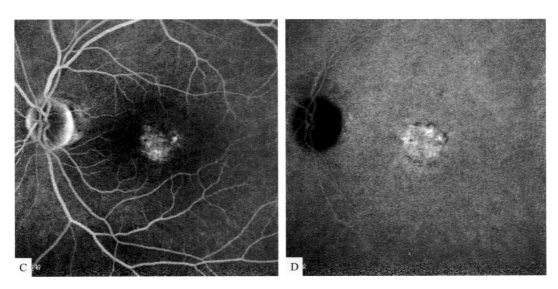

图 2-2-2(续) FFA 及 ICGA 图像

C. FFA 晚期(20′ 08″):病灶荧光渗漏;D. ICGA 晚期(19′ 16″):病灶荧光渗漏

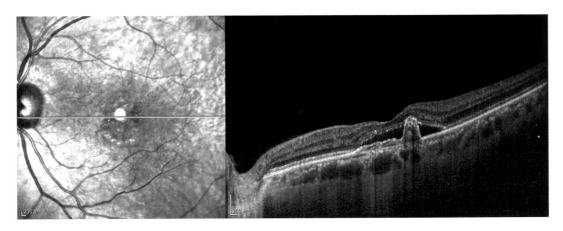

图 2-2-3 OCT 图像

左眼黄斑中心颞侧"指样"隆起 PED,其内中高反射(息肉样病灶),可见"双层征",中部神经上皮脱离

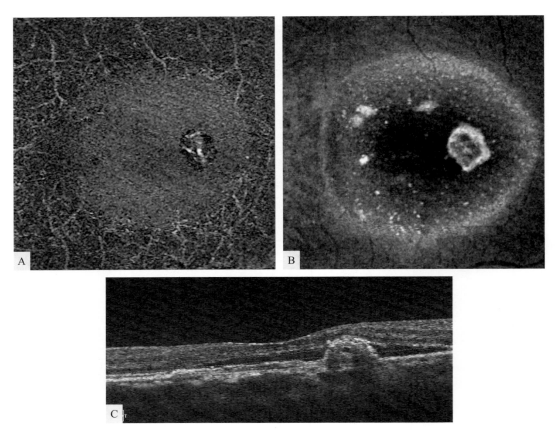

图 2-2-4 血流成像组合分析图

扫描范围 3mm×3mm，自定义层（息肉状病灶上部）。A. OCT 血流成像：左眼黄斑中心颞上息肉状病灶高血流信号，形态如网状血管；B. En face 图像：息肉状病灶为高反射信号，神经上皮脱离为低反射区，其内点片状高反射信号为渗出；C. B-scan 图像

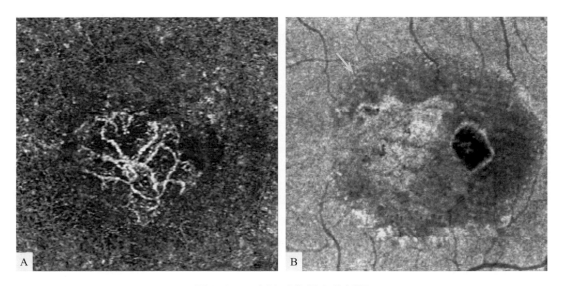

图 2-2-5 血流成像组合分析图

扫描范围 3mm×3mm，自定义层（RPE 层至脉络膜毛细血管层）。A. OCT 血流成像：左眼黄斑中部不规则网状血流信号，中部形态与 ICGA 的 BVN 表现一致。血流成像显示 BVN 更清晰，范围更大，此扫描层次黄斑鼻上息肉状病灶部位未见明显血流信号；B. En face 图像：左眼黄斑中部 BVN 高反射，扫描范围内为黄斑鼻上息肉状病灶的基底部位，呈低反射（黄箭），神经上皮脱离为低反射区（红箭）

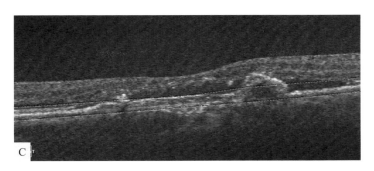

图 2-2-5(续) 血流成像组合分析图
C. B-scan 图像

病例 2

患者,男性,54 岁。主诉:右眼视物变形 1 个月。视力:右眼 0.2,左眼 0.9。见图 2-2-6~图 2-2-16。

图 2-2-6 彩色眼底像
右眼黄斑部视网膜下橘黄色病灶,视网膜水
肿、渗出

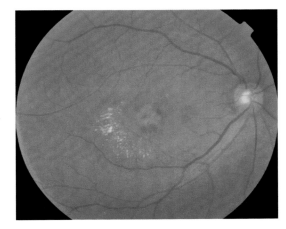

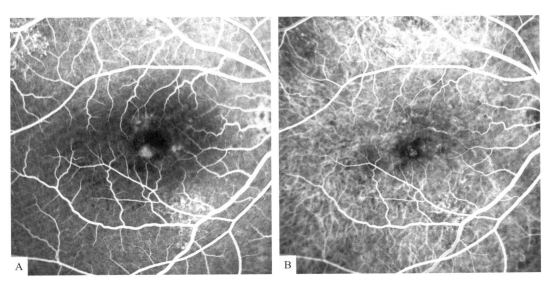

图 2-2-7 FFA 及 ICGA 图像
A. FFA 静脉期(1′32″):右眼黄斑中部偏颞下斑状强荧光病灶,未见异常扩张血管网,病灶周围点
片状荧光遮蔽;B. ICGA 早期(0′36″):黄斑中部偏颞下斑状强荧光病灶,未见异常扩张血管网,病
灶周围点片状荧光遮蔽

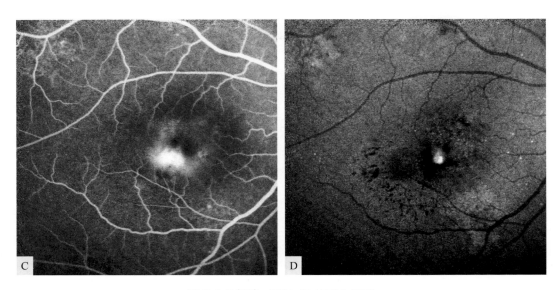

图 2-2-7(续) FFA 及 ICGA 图像

C. FFA 晚期(20′ 37″):病灶荧光渗漏;D. ICGA 晚期(19′ 40″):病灶荧光渗漏,为右眼 CNV

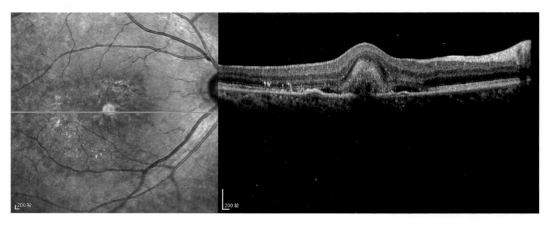

图 2-2-8 OCT 图像

右眼黄斑中部中高反射 CNV 病灶,突破 RPE 层,可见视网膜神经上皮脱离

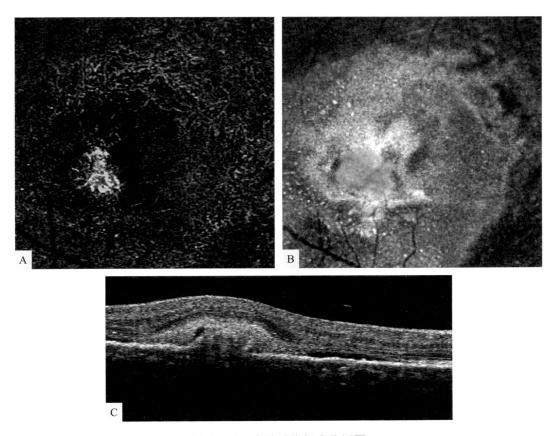

图 2-2-9　血流成像组合分析图

扫描范围 3mm×3mm,视网膜无血流层。A. OCT 血流成像:右眼黄斑中心颞下 FFA 及 ICGA 检查中的斑状 CNV,呈血管网状血流信号,其周围出血性无信号区;B. En face 图像:CNV 呈中高反射信号,其周围点片状高反射为出血、渗出;C. B-scan 图像

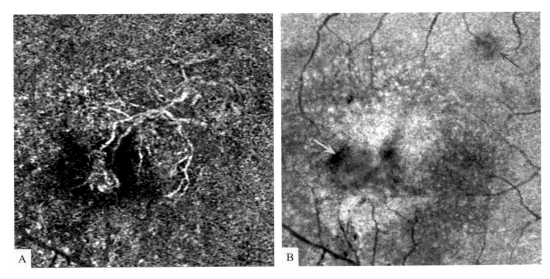

图 2-2-10　血流成像组合分析图

扫描范围 3mm×3mm,自定义层(视网膜无血流层至脉络膜毛细血管层)。A. OCT 血流成像:右眼黄斑中部异常分支血管样血流信号,末端逐渐变细,至颞下与 CNV 相连,为 CNV 滋养血管,显影比 ICGA 更清晰;B. En face 图像:CNV 部位为中低反射区(黄箭),鼻上斑状低反射区结合 B-scan 扫描证实为玻璃疣(红箭)

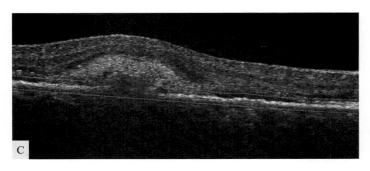

图 2-2-10（续）　血流成像组合分析图
C. B-scan 图像

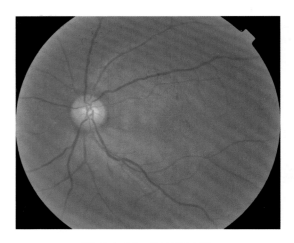

图 2-2-11　彩色眼底像
左眼黄斑中部视网膜下橘红色病灶

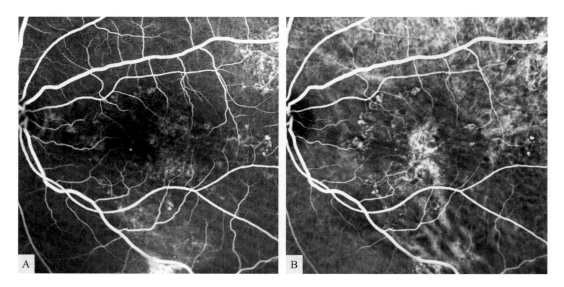

图 2-2-12　FFA 及 ICGA 图像

A. FFA 静脉期（1′50″）：左眼黄斑部广泛点片状强荧光；B. ICGA 早期（0′54″）病灶对应异常扩张血管网及大量的血管网末端息肉状膨大

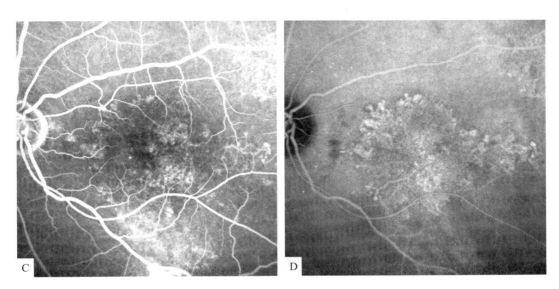

图 2-2-12(续) FFA 及 ICGA 图像

C. FFA 静脉期(9′39″):病灶荧光渗漏；D. ICGA 中期(8′42″)病灶荧光渗漏

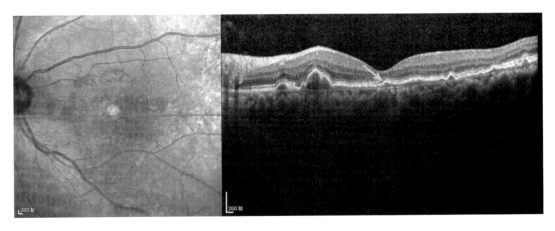

图 2-2-13 OCT 图像

左眼黄斑部多发 PED，中心鼻侧 PED 不规则，可见切迹；黄斑中部广泛 BVN 形成的"双层征"（黄箭）

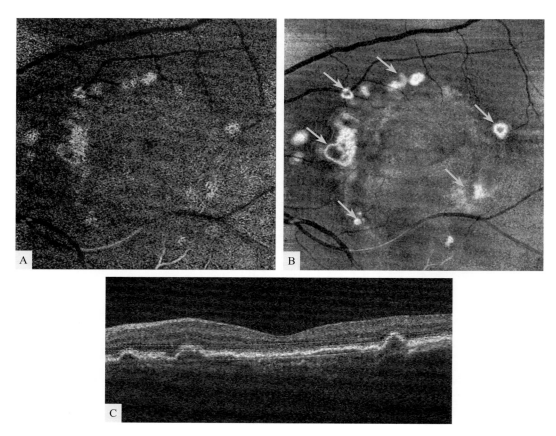

图 2-2-14　血流成像组合分析图

扫描范围 6mm×6mm,视网膜无血流层。A. OCT 血流成像:左眼黄斑部多发团状高血流信号,部位、形态特征与 ICGA 检查中的息肉状病灶对应,部分息肉状病灶内可见血管网状血流信号;B. En face 图像:黄斑中部近视盘直径的中高反射区,结合 B-scan 为预定义分层错误,包含了部分视网膜深层所致,各斑片状高反射信号病灶为 PCV 的息肉状病变(黄箭);C. B-scan 图像

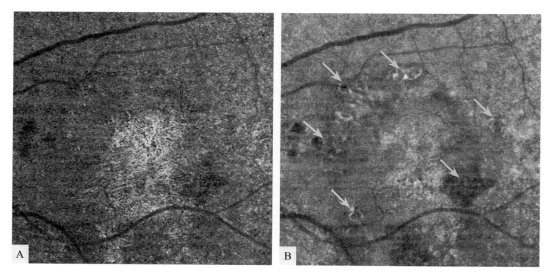

图 2-2-15　血流成像组合分析图

扫描范围 6mm×6mm,脉络膜毛细血管层。A. OCT 血流成像:黄斑中部 BVN 呈现与 ICGA 一致的网状血流信号;B. En face 图像:黄斑中部 BVN 呈高反射信号,周围息肉样病变多为病灶基底部扫描,其内结构呈低反射(黄箭)

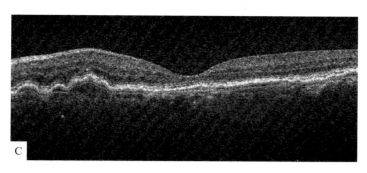

图 2-2-15(续) 血流成像组合分析图
C. B-scan 图像

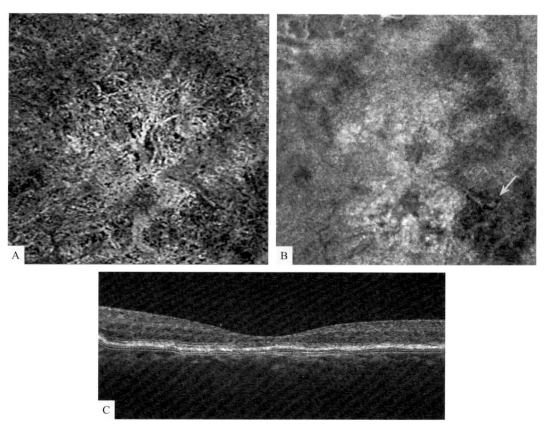

图 2-2-16 血流成像组合分析图

扫描范围 3mm×3mm, 脉络膜毛细血管层。A. OCT 血流成像:黄斑中部 BVN 网状血流信号, 比上组组合图 2-2-15 A 显示形态结构更清晰;B. En face 图像:黄斑中部 BVN 呈高反射, 周围息肉状病灶多为低反射, 颞下息肉病灶(黄箭)可见其滋养血管形态(红箭);C. B-scan 图像

病例 3

患者,男性,52 岁。主诉:发现左眼视物不清 10 余天。视力:右眼 0.6,左眼 0.2。见图 2-2-17~ 图 2-2-20。

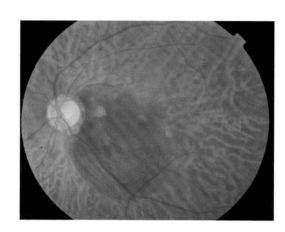

图 2-2-17　彩色眼底像
左眼黄斑部视网膜下出血,中心鼻侧及鼻上视网膜下橘红色病灶

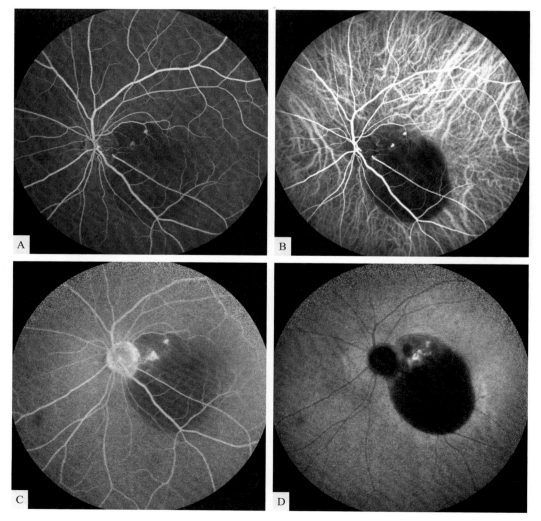

图 2-2-18　FFA 及 ICGA 图像
A. FFA 静脉期(0′19″):左眼黄斑中部视网膜下出血性荧光遮蔽,中心鼻上两处强荧光病灶;B. ICGA 早期(0′19″):黄斑中部视网膜下出血性荧光遮蔽,中心鼻上两处强荧光病灶;C. FFA 晚期(36′46″):病灶荧光渗漏;D. ICGA 晚期(36′46″):中心鼻上病灶荧光渗漏,未见异常扩张血管网,为 PCV

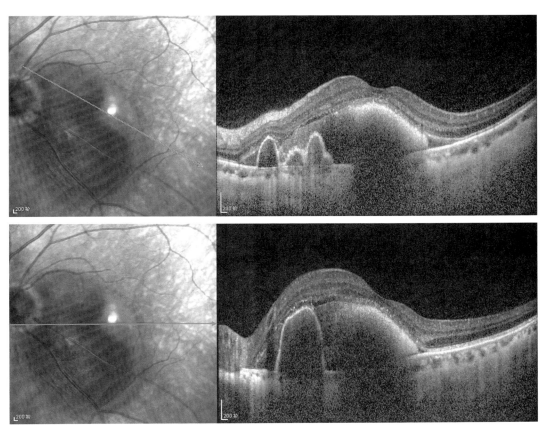

图 2-2-19 OCT 图像

左眼黄斑中部出血性视网膜神经上皮脱离;多处"指样"隆起 PED,其内中高反射

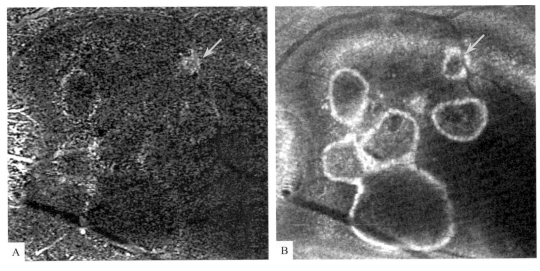

图 2-2-20 血流成像组合分析图

扫描范围 3mm×3mm,视网膜无血流层。A. OCT 血流成像:左眼黄斑中心颞上团状高血流信号病灶,结合 FFA 及 ICGA 检查,确定为 PCV 的息肉状病灶(黄箭);余部多发环状高信号;B. En face 图像:左眼黄斑颞上息肉状病灶呈环状高反射(黄箭),余部多发环状高反射信号病灶,与血流成像图像中的环状血流病灶完全对应,结合 OCT 的 B-scan(图 2-2-19),考虑为被视网膜下出血遮蔽的、ICGA 检查未能显影的息肉状病灶

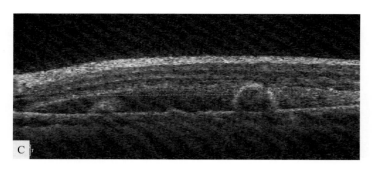

图 2-2-20（续） 血流成像组合分析图
C. B-scan 图像

综合上述病例，PCV 的息肉样病灶，OCT 血流成像显影比 ICGA 更清晰、全面；息肉样病灶血流成像定位层次不同，成像特征不同，在 OCT 显示的"指样"隆起的上部扫描血流信号更高，而且部分病灶内血流信号呈血管网形态；BVN 的扫描层次在脉络膜毛细血管层更清晰。

（史雪辉）

第三节　中心性浆液性脉络膜视网膜病变

中心性浆液性脉络膜视网膜病变（central serous chorioretinopathy，CSC），简称"中浆"，最典型和突出的表现是后极部浆液性视网膜神经上皮脱离，有时合并色素上皮脱离。该病目前确切的原因并不清楚，认为和脉络膜高灌注相关，脉络膜内液体从色素上皮进入到视网膜下，患者出现视物变形、视物变小、视物变色、视力下降等症状。该病多见于中青年男性，按病程分为急性、慢性中浆。

病例1

患者，女性，49 岁。主诉：右眼视力下降视物发暗 2 月。视力：右眼矫正 0.4。见图 2-3-1~图 2-3-7。

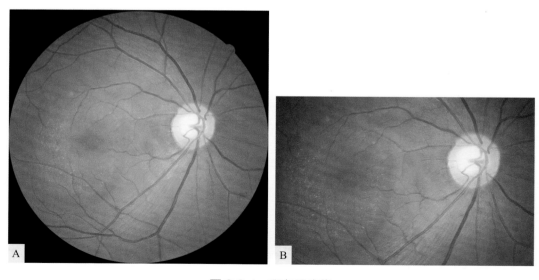

图 2-3-1　彩色眼底像

A. 彩色眼底像：右眼可见黄斑区浆液性神经上皮脱离，脱离区神经上皮层后界面附着点状黄白色病变；B. 彩色眼底像（×2）

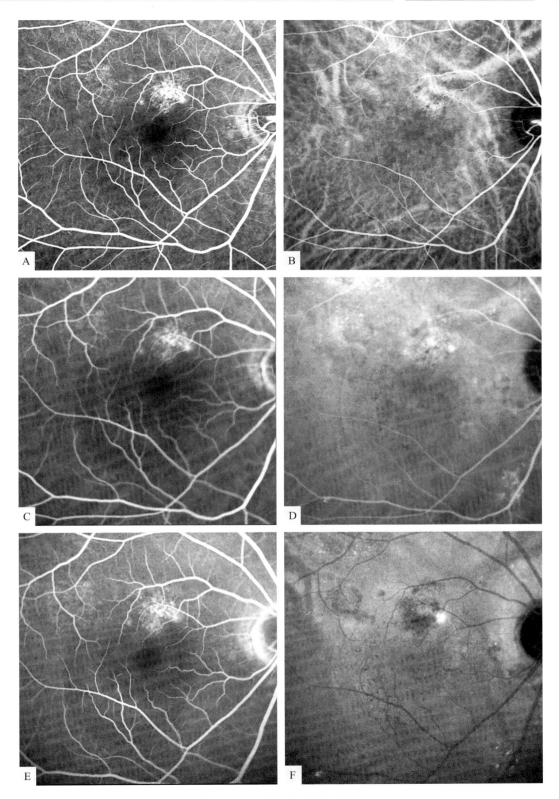

图 2-3-2　FFA 及 ICGA 图像

A. FFA 静脉期(2′32″):可见拱环鼻上片状强荧光改变;B. ICGA 早期(2′32″):显示该部位脉络膜血管粗大荧光略有增高;C. FFA 静脉期(8′33″):拱环鼻上方强荧光灶较早期荧光渗漏;D. ICGA 中期(8′33″):强荧光范围较早期略有增大;E. FFA 晚期(22′00″):与图 C(8′33″)相比荧光素渗漏没有显著增加;F. ICGA 晚期(22′00″):与图 D(8′33″)相比强荧光灶大部分退行,仅边缘一处荧光渗漏

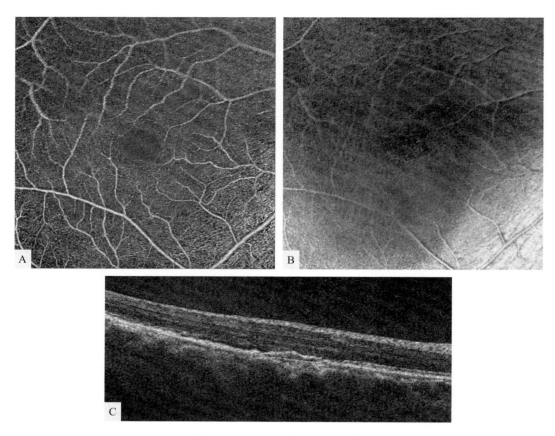

图 2-3-3　血流成像组合分析图

扫描范围 6mm×6mm,视网膜浅层。A. OCT 血流成像:右眼拱环边界清晰,黄斑区血流信号大致正常;B. En face 图像:右眼黄斑区多个高反射点,与彩色眼底像中黄白色点状病灶对应;C. B-scan图像

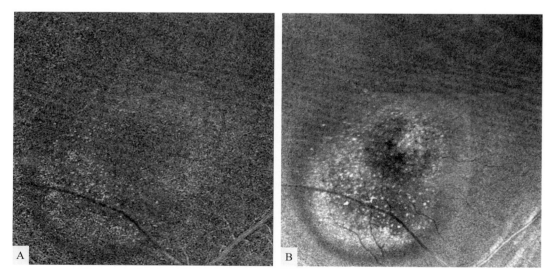

图 2-3-4　血流成像组合分析图

扫描范围 6mm×6mm,视网膜深层。A. OCT 血流成像:右眼深层毛细血管网纹理基本正常;B. En face 图像:黄斑区多个高反射点,与图 2-3-3B 相比显示的高反射点状病灶数量更多

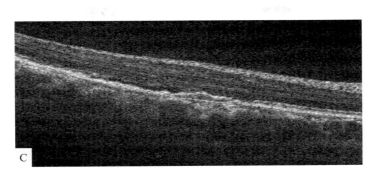

图 2-3-4（续） 血流成像组合分析图

C. B-scan 图像

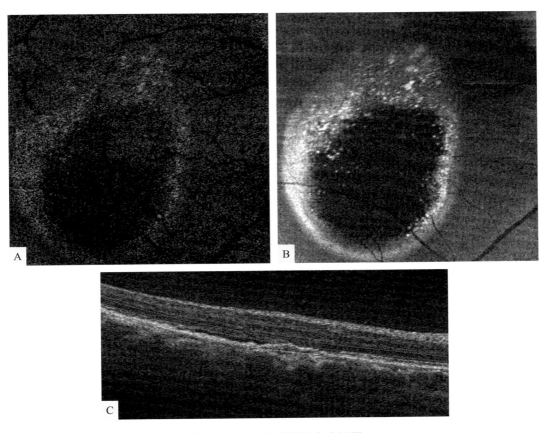

图 2-3-5 血流成像组合分析图

扫描范围 6mm×6mm，视网膜无血流层。A. OCT 血流成像：右眼主要显示为无血流信号，图像边缘血流信号为浅层血管血流投射伪像；B. En face 图像：中央为无反射区，边缘点片状高反射是视网膜神经上皮后界面渗出物的反射；C. B-scan 图像

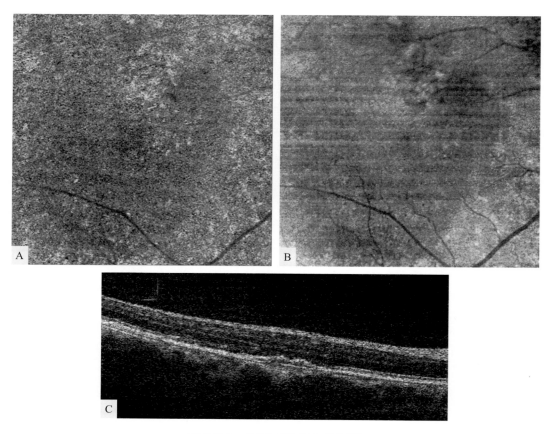

图 2-3-6　血流成像组合分析图

扫描范围 6mm×6mm,脉络膜毛细血管层。A. OCT 血流成像:右眼黄斑区血流信号增高,和ICGA 中强荧光部位相对应;B. En face 图像:病变部位高反射改变;C. B-scan 图像

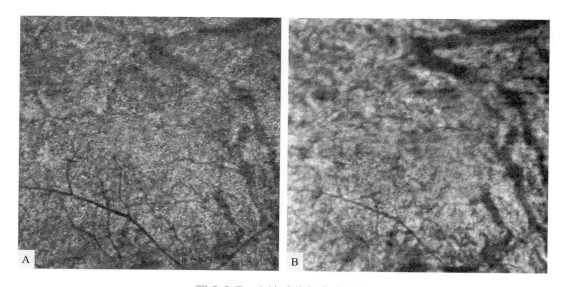

图 2-3-7　血流成像组合分析图

扫描范围 6mm×6mm,脉络膜层。A. OCT 血流成像:右眼脉络膜大血管显示为低血流信号;B. En face 图像:脉络膜大血管显示为低反射

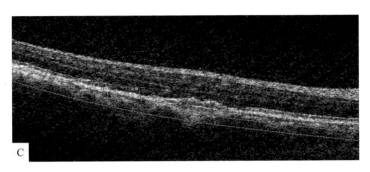

图 2-3-7（续） 血流成像组合分析图
C. B-scan 图像

病例 2

患者,男性,43 岁。主诉:右眼视力下降 2 月。视力:右眼 0.3,左眼 1.2。见图 2-3-8~ 图 2-3-14。

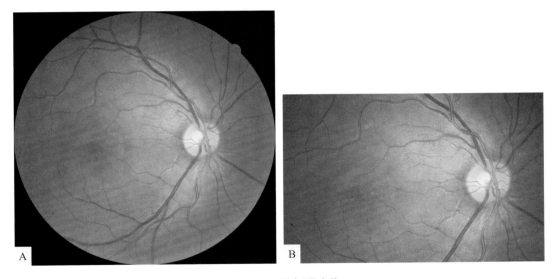

图 2-3-8 彩色眼底像

A. 彩色眼底像:右眼黄斑区浆液性神经上皮脱离,可见黄斑区色素沉着及神经上皮层下少量黄白色点状病变;B. 彩色眼底像(×2)

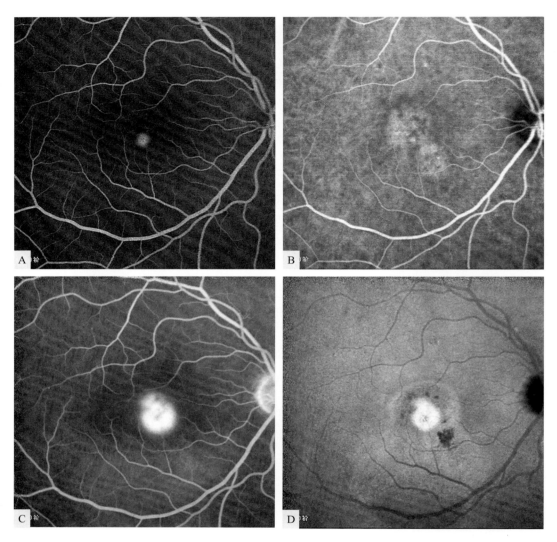

图 2-3-9　FFA 及 ICGA 图像

A. FFA 静脉期(2′00″):右眼拱环中央点状强荧光改变;B. ICGA 早期(2′00″):该部位脉络膜大片强荧光改变;C. FFA 晚期(20′00″):与图 A(2′00″)相比荧光素渗漏显著增加;D. ICGA 晚期(20′00″):与图 B(2′00″)相比强荧光灶边缘部分退行,中央处荧光渗漏明显

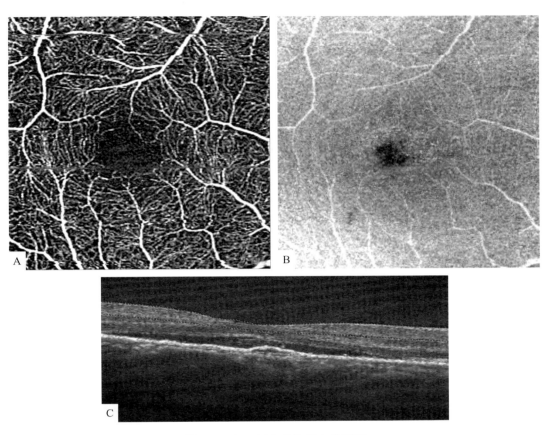

图 2-3-10　血流成像组合分析图

扫描范围 3mm×3mm,视网膜浅层。A. OCT 血流成像:右眼未见明显血流信号异常改变;B. En face 图像:黄斑区少量点状高反射;C. B-scan 图像

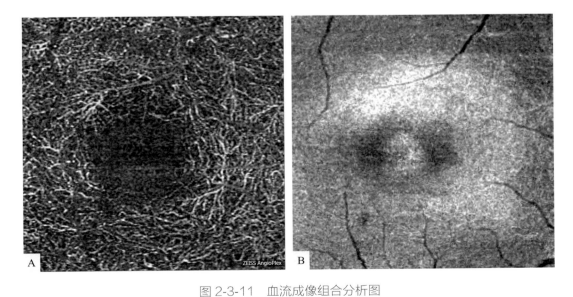

图 2-3-11　血流成像组合分析图

扫描范围 3mm×3mm,视网膜深层。A. OCT 血流成像:右眼未见明显血流信号异常改变;B. En face 图像:黄斑区高反射改变

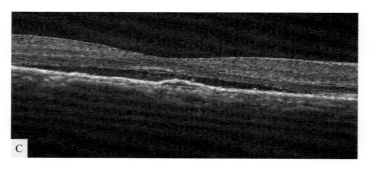

图 2-3-11(续)　血流成像组合分析图
C. B-scan 图像

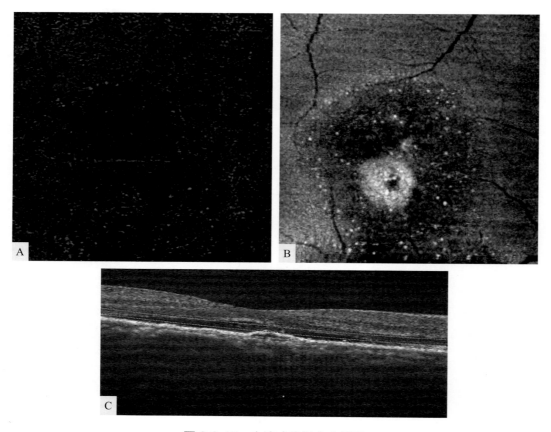

图 2-3-12　血流成像组合分析图

扫描范围 3mm×3mm,视网膜无血流层。A. OCT 血流成像:右眼基本无血流信号,图像中央隐约
所见血管信号是浅层血管血流投射伪像;B. En face 图像:黄斑区高反射改变,黄斑区点状高反射范
围较图 2-3-11B 更清晰;C. B-scan 图像

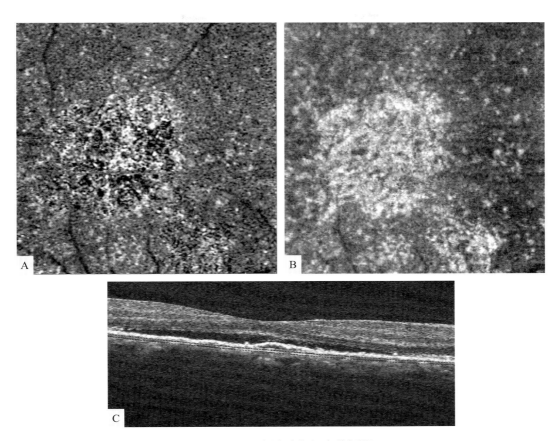

图 2-3-13 血流成像组合分析图

扫描范围 3mm×3mm,脉络膜毛细血管层。A. OCT 血流成像:右眼黄斑区脉络膜毛细血管血流信号增高,其中央可见血流信号降低,该部位在 B-scan 中对应为浆液性色素上皮脱离腔;B. En face 图像:高反射信号的范围比图 A 中显示大且边界更清晰;C. B-scan 图像

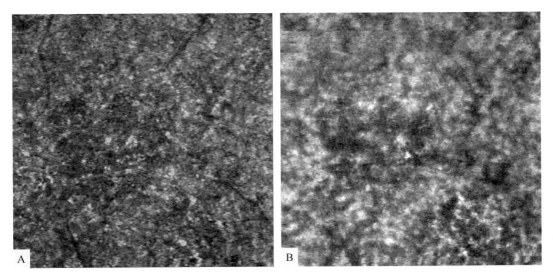

图 2-3-14 血流成像组合分析图

扫描范围 3mm×3mm,脉络膜层。A. OCT 血流成像:右眼黄斑区血流信号略有降低,可能与该部位脉络膜大血管层血管流速较快有关;B. En face 图像:低反射病变和图 A 基本一致,其边缘可见略高反射

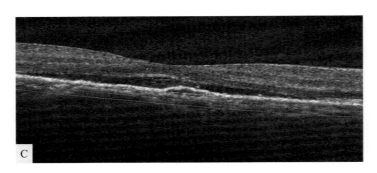

图 2-3-14(续) 血流成像组合分析图

C. B-scan 图像

病例 3

患者,男性,25 岁。主诉:左眼"中浆"病史 2 年余,曾经激光治疗好转,最近视力下降 6 月。视力:左眼 0.8。见图 2-3-15~ 图 2-3-21。

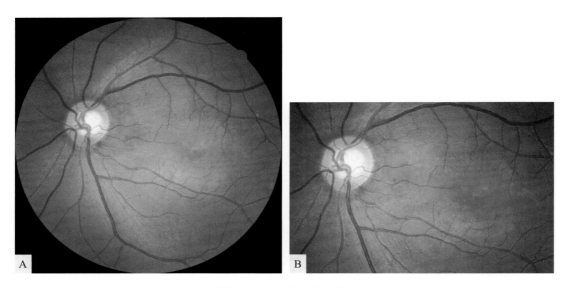

图 2-3-15 彩色眼底像

A. 彩色眼底像:左眼黄斑区较浅浆液性神经上皮脱离,可见色素紊乱,可见视网膜下细小黄白点;

B. 彩色眼底像(×2)

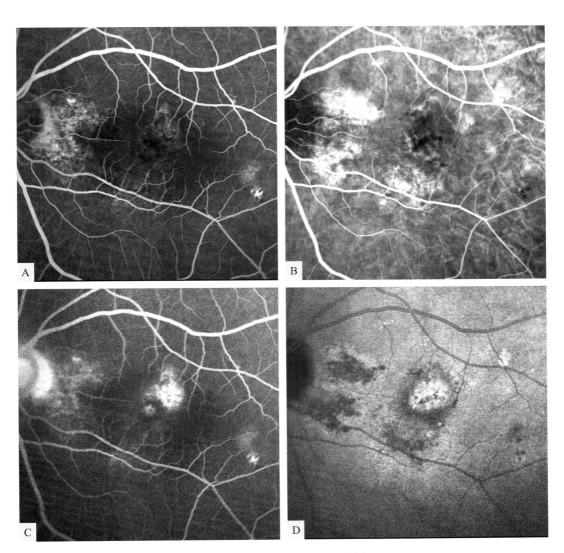

图 2-3-16 FFA 及 ICGA 图像

A. FFA 静脉期(2′05″):左眼视盘颞侧及拱环颞上、颞下片状强荧光改变;B. ICGA 早期(2′05″):视盘颞侧及拱环鼻下脉络膜强荧光,拱环颞上小片强荧光;C. FFA 晚期(20′0″):视盘颞侧荧光渗漏不明显,拱环颞上荧光积存;D. ICGA 晚期(20′00″):视盘颞侧强荧光退行,拱环鼻下强荧光退行,拱环颞上强荧光

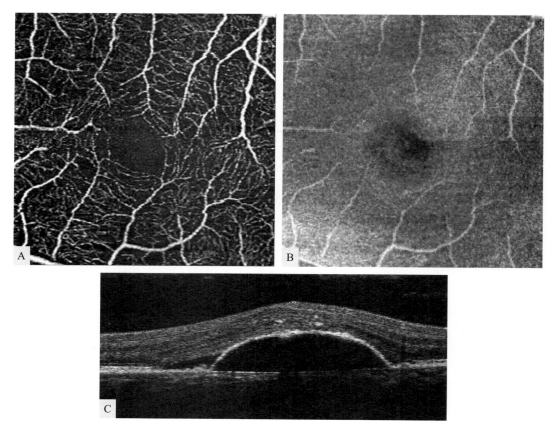

图 2-3-17　血流成像组合分析图

扫描范围 3mm×3mm,视网膜浅层。A. OCT 血流成像:左眼拱环颞上方在色素上皮脱离表面的
视网膜毛细血管血流信号密度降低;B. En face 图像:拱环颞上色素上皮脱离表面的反射略为增高;
C. B-scan 图像

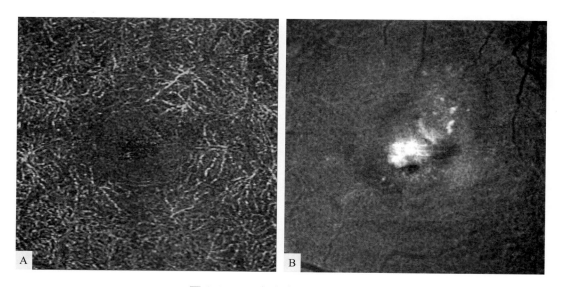

图 2-3-18　血流成像组合分析图

扫描范围 3mm×3mm,视网膜深层。A. OCT 血流成像:左眼未见明显异常血流信号,可见浅层视
网膜血管血流投射伪像;B. En face 图像:可见拱环区及拱环颞上高反射

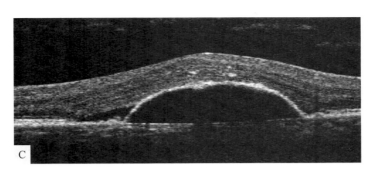

图 2-3-18（续）　血流成像组合分析图

C. B-scan 图像

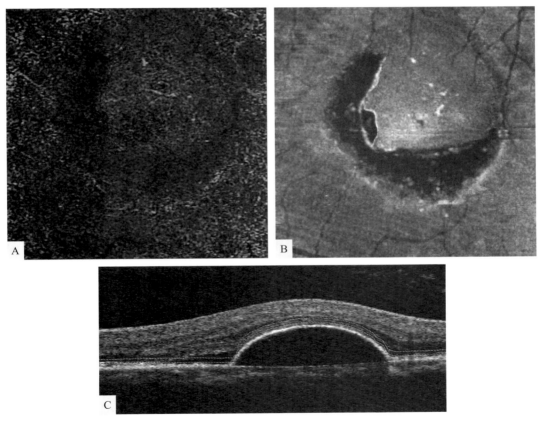

图 2-3-19　血流成像组合分析图

扫描范围 3mm×3mm，视网膜无血流层。A. OCT 血流成像：中央可见少量血流信号，为浅层及深层视网膜血管血流投射伪像；B. En face 图像：低反射灶对应神经上皮脱离，其内缘高反射与色素上皮脱离对应；C. B-scan 图像

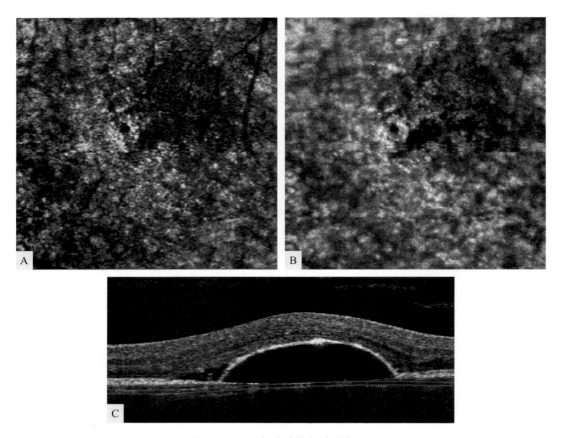

图 2-3-20 血流成像组合分析图

扫描范围 3mm×3mm,脉络膜毛细血管层。A. OCT 血流成像:中央血管血流信号缺失,可能与该部位位于色素上皮脱离下方有关,血流信号缺失灶边缘可见脉络膜血流信号略增高;B. En face 图像:色素上皮脱离区显示低反射灶,其鼻下方可见高反射灶;C. B-scan 图像

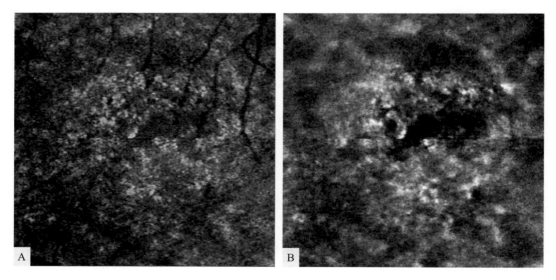

图 2-3-21 血流成像组合分析图

扫描范围 3mm×3mm,脉络膜层。A. OCT 血流成像:中央血管血流信号缺失,在 B-scan 中可见扫描部位对应于色素上皮浆液性脱离腔,血管信号缺失灶边缘可见脉络膜毛细血管层血流信号略增高;B. En face 图像:色素上皮脱离区显示低反射灶,其边缘可见高反射灶

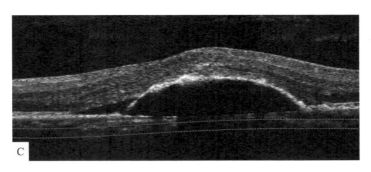

图 2-3-21(续) 血流成像组合分析图
C. B-scan 图像

（杨丽红）

第四节 特发性脉络膜新生血管

特发性脉络膜新生血管（idiopathic choroidal neovascularization）又称为中心性渗出性脉络膜视网膜病变（central exudative chorioretinopathy），简称"中渗"。核心病理改变为黄斑区脉络膜新生血管膜形成及伴发的出血和渗出。

多见于青年人，病因不明，部分患者可能与炎症有关。多单眼发病，病变位于黄斑中心凹，视力早期明显减退。位于中心凹以外，可无自觉症状，或可有类似中浆症状，如视力轻度下降、视物变形等。眼底表现为黄斑区浆液性视网膜色素上皮层与神经上皮层脱离，急性期病灶周围常伴有环形出血。有时可仅见黄白色渗出。病程久者可伴有色素增殖。

> 病例

患者，男性，36岁。主诉：左眼视力下降2月。视力：右眼1.0，左眼0.4。见图2-4-1～图2-4-7。

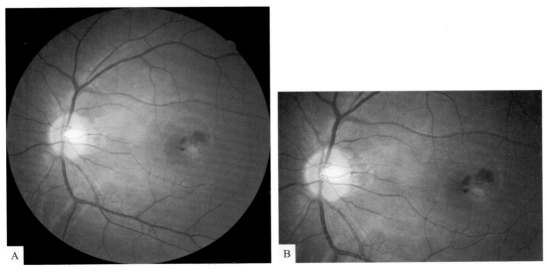

图 2-4-1 彩色眼底像
A. 彩色眼底像：左眼黄斑水肿，黄白色病灶，环绕病灶可见出血；B. 彩色眼底像（×2）

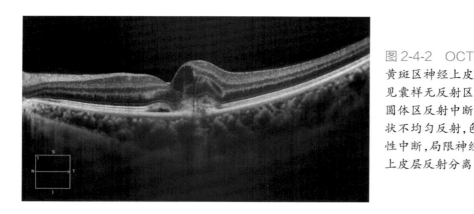

图 2-4-2　OCT 图像

黄斑区神经上皮层增厚隆起,可见囊样无反射区,神经上皮层椭圆体区反射中断,神经上皮下团状不均匀反射,色素上皮层连续性中断,局限神经上皮层与色素上皮层反射分离

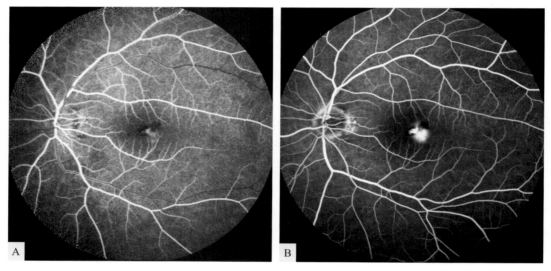

图 2-4-3　FFA 图像

A. 静脉期(0′19″):左眼黄斑区强荧光;B. 静脉期(5′46″):病灶荧光渗漏

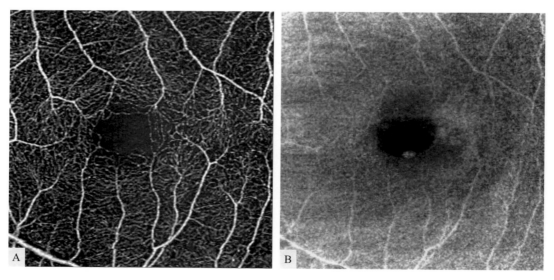

图 2-4-4　血流成像组合分析图

扫描范围 3mm×3mm,视网膜浅层。A. OCT 血流成像:左眼黄斑拱环欠完整,拱环旁毛细血管血流信号间隙增宽,无血流区未见血流信号;B. En face 图像:可见边界清晰的中等反射结构

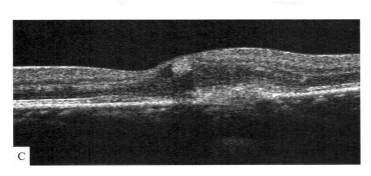

图 2-4-4(续) 血流成像组合分析图

C. B-scan 图像：囊样反射区内的团状中等反射，结合彩色眼底像考虑为出血

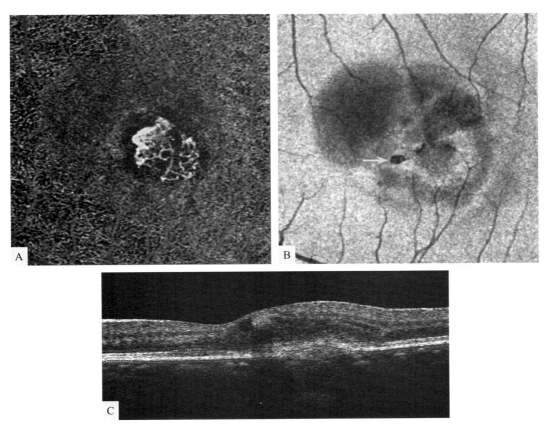

图 2-4-5 血流成像组合分析图

扫描范围 3mm×3mm，自定义层（外界膜至色素上皮）。A. OCT 血流成像：左眼黄斑区可见新生血管网状高血流信号，并可见视网膜血管血流信号投射伪像；B. En face 图像：可见片状不均匀反射结构，边界清晰的无反射区为反射遮蔽（黄箭）；C. B-scan 图像

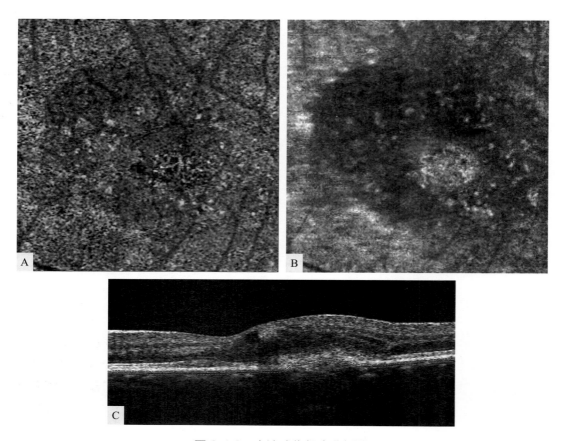

图 2-4-6　血流成像组合分析图

扫描范围 3mm×3mm,脉络膜毛细血管层。A. OCT 血流成像:左眼病变区脉络膜毛细血管血流信号消失,可见网状血管血流信号,与浅层病变血流信号结构近似;B. En face 图像:可见片状不均匀反射结构;C. B-scan 图像

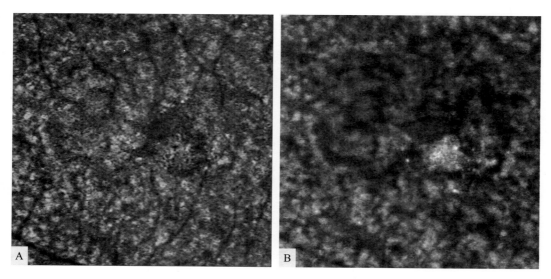

图 2-4-7　血流成像组合分析图

扫描范围 3mm×3mm,脉络膜层。A. OCT 血流成像:左眼病变区脉络膜血流信号消失,可见新生血管网状血管血流信号;B. En face 图像:可见片状高反射结构

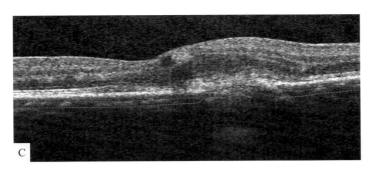

图 2-4-7（续）　血流成像组合分析图
C. B-scan 图像

（赵　琦　史雪辉）

第五节　黄斑裂孔

黄斑裂孔（macular hole）是指黄斑区视网膜神经上皮层缺失，形成裂孔。其中最常见的是原因不明的特发性黄斑裂孔，另有视网膜变性、外伤等导致的裂孔。根据神经上皮层受累程度可分为全层裂孔、内板层孔和外板层孔。目前认为玻璃体对黄斑区前后和切线方向的牵拉，以及内界膜的作用是形成特发性黄斑裂孔的发病机制。患者临床表现为视物变形、中心暗点、视力下降。

病例1

患者，男性，25 岁。主诉：左眼被拳击伤后视力下降 1 个月。视力：左眼 0.05。见图 2-5-1～图 2-5-7。

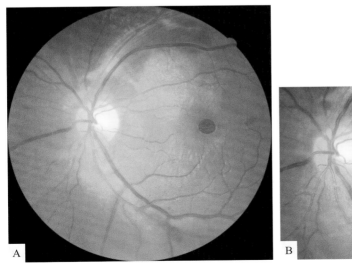
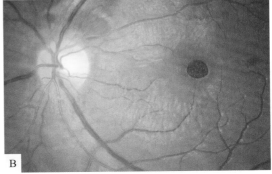

图 2-5-1　彩色眼底像
A. 彩色眼底像：左眼黄斑区圆形裂孔，边缘锐利，底部棕红色；B. 彩色眼底像（×2）：黄斑中心圆形裂孔呈暗红色，孔内可见黄白色小点

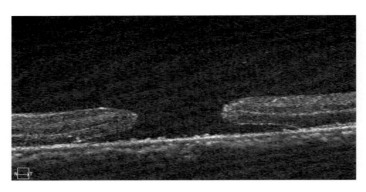

图 2-5-2　OCT 图像

左眼黄斑中心凹视网膜神经上皮全层中断,裂孔底部边缘向外延伸,形成视网膜浅脱离

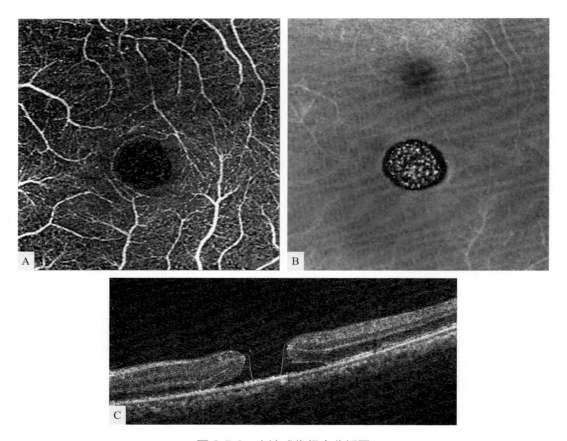

图 2-5-3　血流成像组合分析图

扫描范围 3mm×3mm,视网膜浅层。A. OCT 血流成像:左眼裂孔鼻侧缘视网膜浅层血流信号低;B. En face 图像:裂孔边缘锐利,中间为大小不等的点状高反射,周围环以低反射;C. B-Scan 图像:黄斑中心凹处视网膜神经上皮层连续性中断

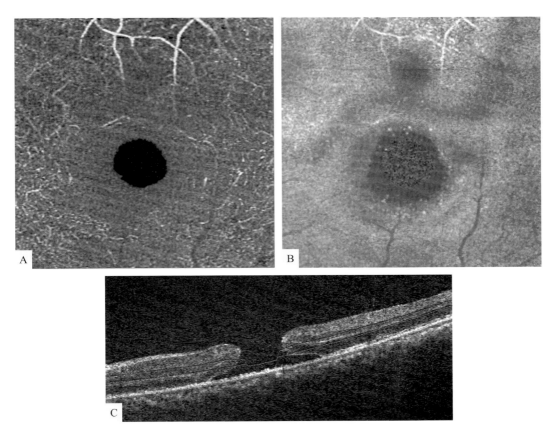

图 2-5-4 血流成像组合分析图

扫描范围 3mm×3mm,视网膜深层。A. OCT 血流成像:左眼裂孔环周视网膜深层毛细血管网未见血流信号,可能与裂孔缘翘起,孔缘部分的预设分层扫描至更深的视网膜无血流层有关,上方可见浅层血管血流投射伪像;B. En face 图像:裂孔中心为致密点状中等反射,环以均匀中低反射;C. B-Scan 图像

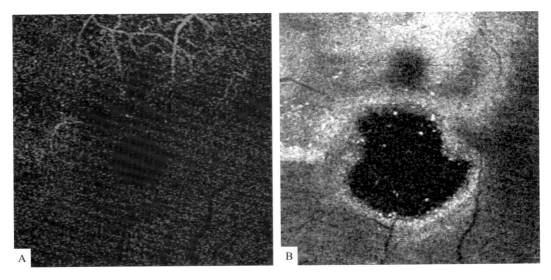

图 2-5-5 血流成像组合分析图

扫描范围 3mm×3mm,视网膜无血流层。A. OCT 血流成像:左眼无血流信号,上方及鼻侧见少量浅层视网膜血管血流投射伪像;B. En face 图像:裂孔呈低反射,中央点状高反射可能是 RPE 层部分反射

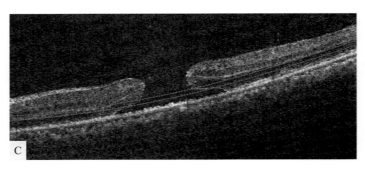

图 2-5-5(续) 血流成像组合分析图

C. B-Scan 图像

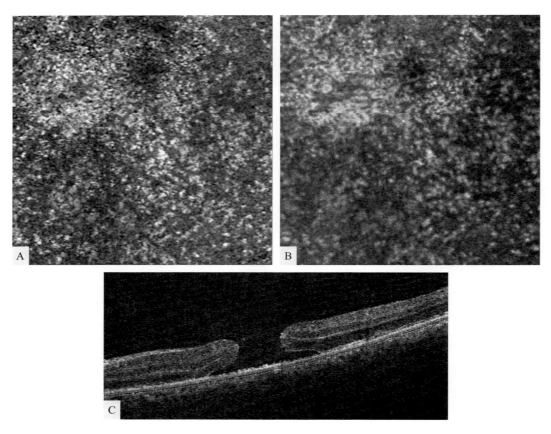

图 2-5-6 血流成像组合分析图

扫描范围 3mm×3mm,脉络膜毛细血管层。A. OCT 血流成像:左眼脉络膜毛细血管层血流信号高,分布正常;B. En face 图像:脉络膜毛细血管层颗粒状中高反射;C. B-Scan 图像

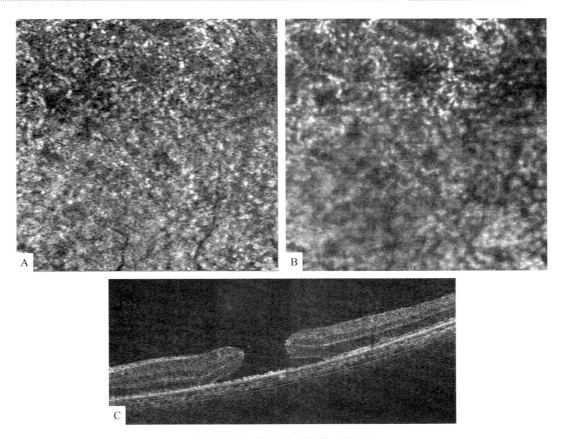

图 2-5-7　血流成像组合分析图

扫描范围 3mm×3mm,脉络膜层。A. OCT 血流成像:左眼脉络膜层血流信号正常;B. En face 图像:脉络膜层反射信号无特异性改变;C. B-Scan 图像

病例 2

患者,女性,60 岁。见图 2-5-8~图 2-5-14。

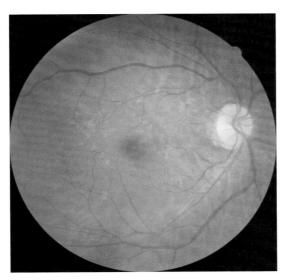

图 2-5-8　彩色眼底像

右眼黄斑区散在玻璃纸样反光,黄斑中心凹光反射消失

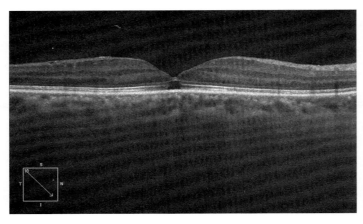

图 2-5-9　OCT 图像

右眼内层视网膜结构完整,外层视网膜连续性中断(外板层孔)

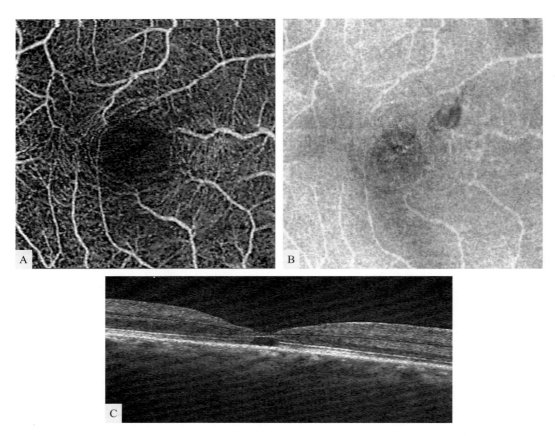

图 2-5-10　血流成像组合分析图

扫描范围 3mm×3mm,视网膜浅层。A. OCT 血流成像:右眼视网膜浅层血流信号正常;B. En face 图像:板层裂孔区域呈中低反射信号;C. B-Scan 图像:视网膜浅层连续性完整

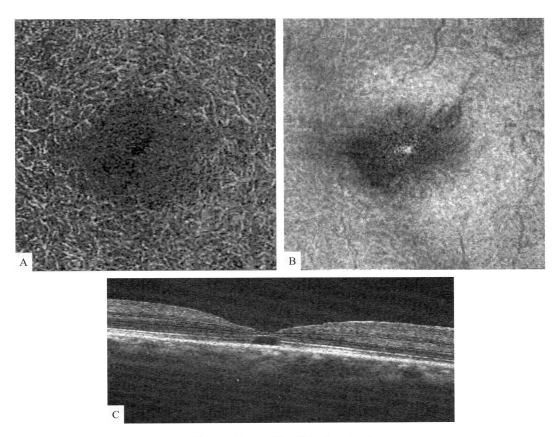

图 2-5-11 血流成像组合分析图

扫描范围 3mm×3mm,视网膜深层。A. OCT 血流成像:右眼视网膜深层毛细血管血流信号正常;
B. En face 图像:由于右眼外层视网膜组织缺失,板层孔区域呈高反射;C. B-Scan 图像:视网膜深层
反射连续性完整

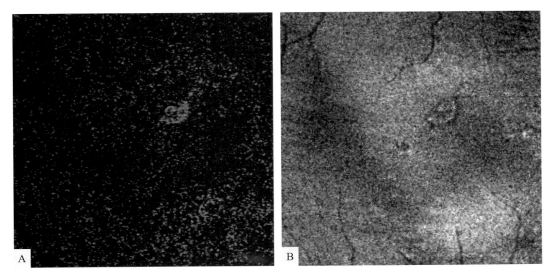

图 2-5-12 血流成像组合分析图

扫描范围 3mm×3mm,视网膜无血流层。A. OCT 血流成像:未见明确血流信号;B. En face 图像:
板层孔区域呈低反射信号

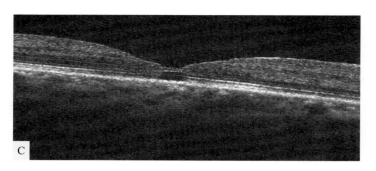

图 2-5-12(续)　血流成像组合分析图

C. B-Scan 图像:黄斑中心凹处视网膜无血流层连续性中断,组织缺失

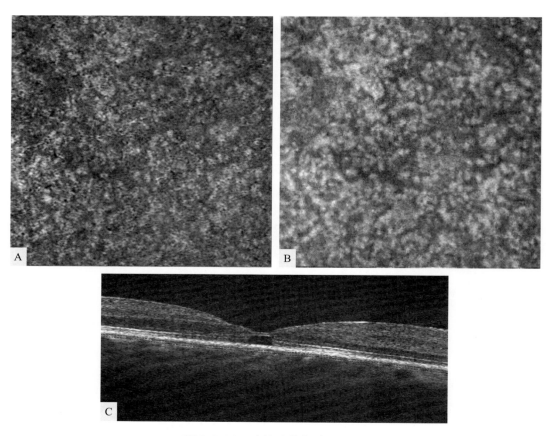

图 2-5-13　血流成像组合分析图

扫描范围 3mm×3mm,脉络膜毛细血管层。A. OCT 血流成像:右眼脉络膜毛细血管层血流信号正常;B. En face 图像:未见异常反射信号;C. B-Scan 图像

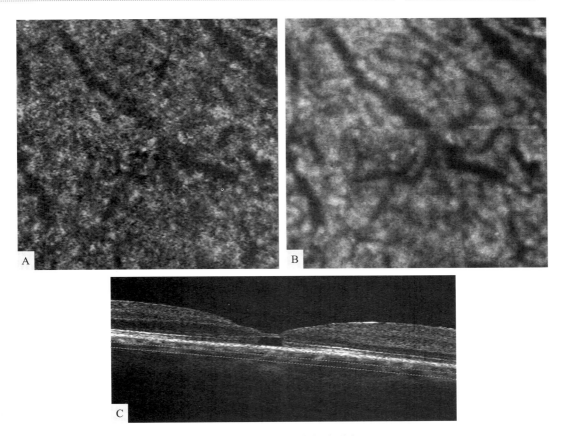

图 2-5-14 血流成像组合分析图

扫描范围 3mm×3mm,脉络膜层。A. OCT 血流成像:右眼脉络膜层血流信号未见异常;B. En face 图像:未见异常反射信号;C. B-Scan 图像

病例3

患者,女性,76 岁。视力:左眼 0.3。见图 2-5-15～图 2-5-20。

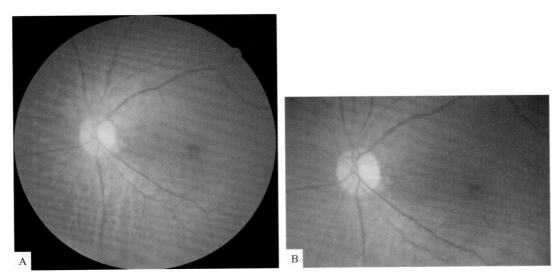

图 2-5-15 彩色眼底像

A. 彩色眼底像:左眼黄斑区玻璃纸样反光,似见圆形裂孔,边缘较清晰;B. 彩色眼底像(×2):黄斑中心凹反光消失,可疑圆形裂孔

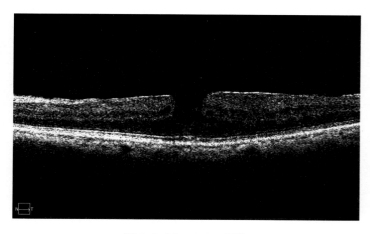

图 2-5-16   OCT 图像

左眼视网膜内表面线状高反射信号,中心凹加深,斜面陡峭,基底增宽,视网膜结构无缺失(假孔)

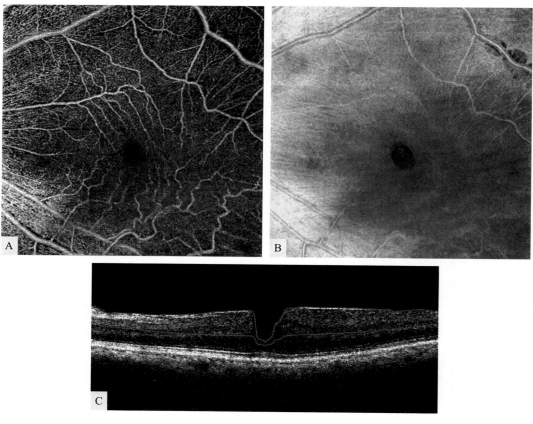

图 2-5-17   血流成像组合分析图

扫描范围 6mm×6mm,视网膜浅层。A. OCT 血流成像:左眼浅层视网膜血管血流信号迂曲,无血流信号区范围缩小;B. En face 图像:前膜牵拉血管弓内视网膜形成放射状皱褶,假孔边缘锐利,中心呈中低反射;C. B-Scan 图像:视网膜表面线状高反射(前膜),神经上皮层水肿增厚,视网膜浅层未见组织缺失

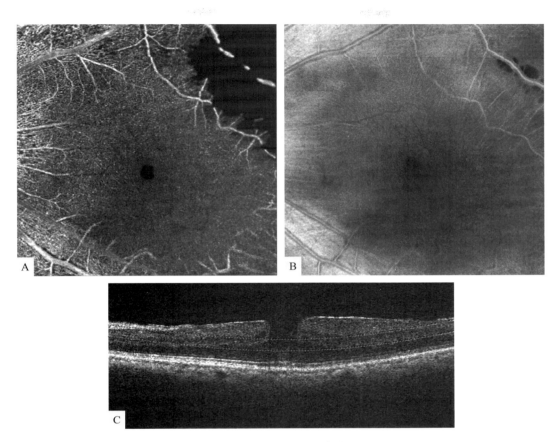

图 2-5-18 血流成像组合分析图

扫描范围 6mm×6mm,视网膜深层。A. OCT 血流成像:左眼中心凹附近视网膜深层毛细血管网血流信号低;B. En face 图像:可见视网膜浅层血管投射伪像,前膜分布区域呈低反射信号;C. B-Scan 图像:视网膜深层水肿增厚,组织无缺失

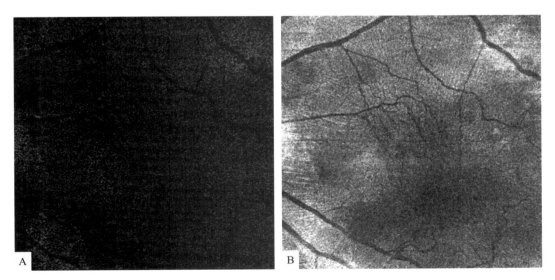

图 2-5-19 血流成像组合分析图

扫描范围 6mm×6mm,视网膜无血流层。A. OCT 血流成像:左眼无血流信号;B. En face 图像:视网膜浅层血管投射伪像走行迂曲,片状低反射提示组织水肿

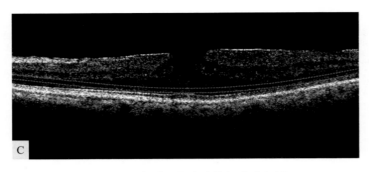

图 2-5-19(续)　血流成像组合分析图

C. B-Scan 图像

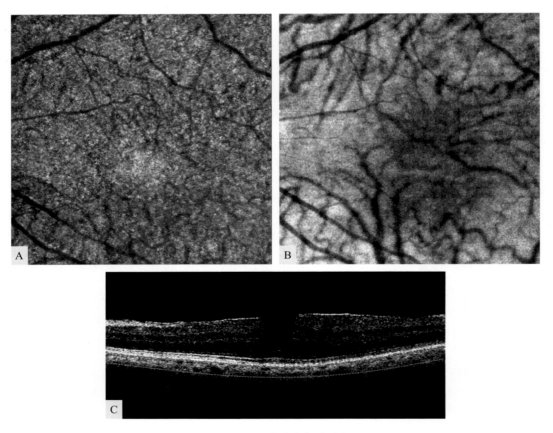

图 2-5-20　血流成像组合分析图

扫描范围 6mm×6mm,自定义层(脉络膜毛细血管层至脉络膜层)。A. OCT 血流成像:脉络膜全层血流信号正常;B. En face 图像:脉络膜反射正常,可见视网膜血管投影;C. B-Scan 图像

（丁　宁）

第六节 黄斑视网膜前膜

黄斑视网膜前膜(macular epiretinal membrane,MERM)是指细胞在黄斑区视网膜内表面增生形成的无血管纤维膜。根据纤维细胞膜形成原因不同,分为特发性和继发性两类。不同厚度纤维增生膜,可呈金箔样反光或呈灰白色。纤维细胞膜的增生及收缩对黄斑区视网膜形成牵拉,造成不同程度黄斑水肿。视网膜形成皱褶,黄斑附近血管走行迂曲,无血管区范围缩小甚至消失。程度较轻的患者,无临床症状,严重者出现视物变形,中心视力下降。

病例1

患者,男性,50岁。主诉:右眼视物变形,伴视力下降4年。视力:右眼0.05。见图2-6-1~图2-6-7。

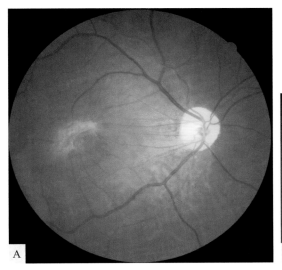
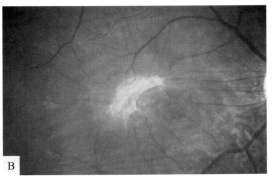

图 2-6-1 彩色眼底像
A. 彩色眼底像:右眼黄斑区致密灰白色纤维膜,附近血管受牵拉,迂曲变形,黄斑正常形态消失;
B. 彩色眼底像(×2):黄斑区无血管性纤维膜,牵拉周围视网膜形成放射状皱褶

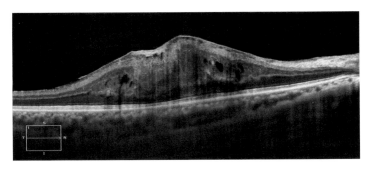

图 2-6-2 OCT图像
右眼视网膜内表面厚薄不均的线状高反射,视网膜皱褶形成。黄斑中心凹正常形态消失,视网膜神经上皮层增厚,见多个囊样低反射(水肿)

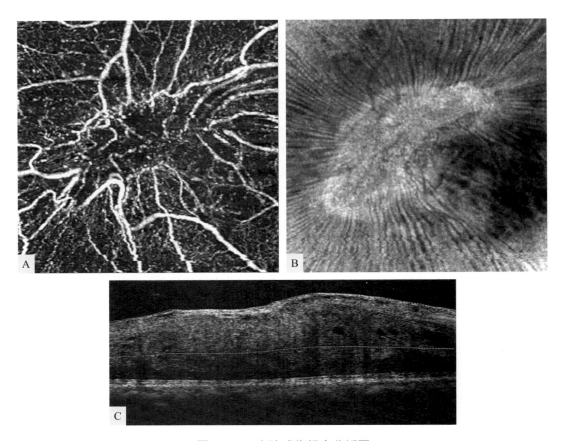

图 2-6-3 血流成像组合分析图

扫描范围 3mm×3mm,视网膜浅层。A. OCT 血流成像:受前膜牵拉作用,右眼视网膜浅层血管扭曲,向黄斑中心聚集,无血流信号区消失;B. En face 图像:黄斑区视网膜前膜轮廓清晰,视网膜受牵拉呈放射状皱褶;C. B-Scan 图像:视网膜浅层内表面线状高反射,视网膜层次结构紊乱,组织水肿增厚

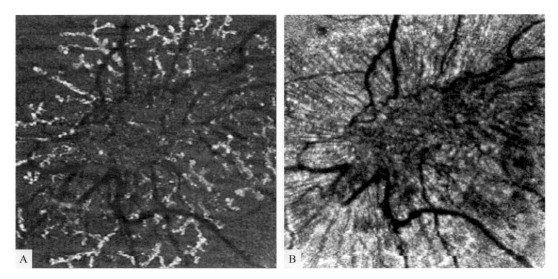

图 2-6-4 血流成像组合分析图

扫描范围 3mm×3mm,视网膜深层。A. OCT 血流成像:右眼视网膜深层毛细血管扩张,分布稀疏,血流信号减低,无血流信号区可见毛细血管的点状高反射信号;B. En face 图像:前膜区域呈中低反射,范围较视网膜浅层小,周围放射状高反射线条

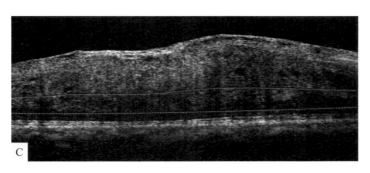

图 2-6-4(续) 血流成像组合分析图

C. B-Scan 图像:视网膜深层水肿增厚,层次结构不清

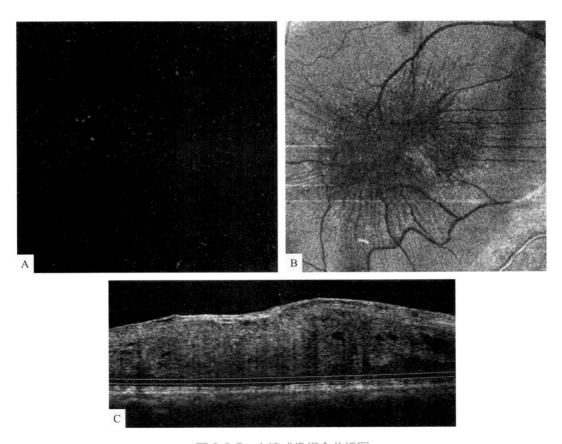

图 2-6-5 血流成像组合分析图

扫描范围 3mm×3mm,视网膜无血流层。A. OCT 血流成像:右眼去除浅层视网膜血管血流信号投射伪像后显示该层无血流信号;B. En face 图像:黄斑区见膜样低反射;C. B-Scan 图像

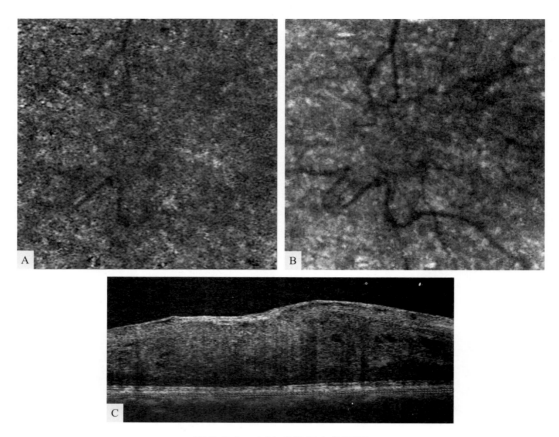

图 2-6-6　血流成像组合分析图

扫描范围 3mm×3mm，脉络膜毛细血管层。A. OCT 血流成像：右眼脉络膜毛细血管层血流信号未见异常，血流信号丰富，分布均匀，无法分辨毛细血管网；B. En face 图像：黄斑区可见与视网膜浅层迂曲血管一致的低反射，为血管投射伪像；C. B-Scan 图像

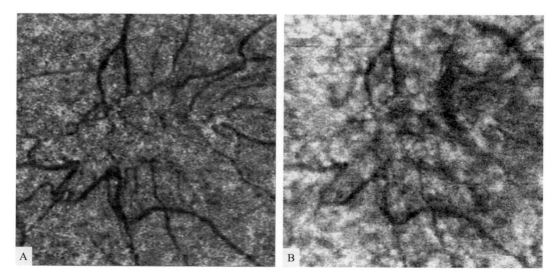

图 2-6-7　血流成像组合分析图

扫描范围 3mm×3mm，脉络膜层。A. OCT 血流成像：脉络膜层血流信号中等；B. En face 图像：除浅层血管遮挡反射以外，未见该层异常反射

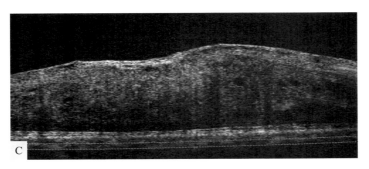

图 2-6-7 血流成像组合分析图
C. B-Scan 图像

病例 2

患者,女性,54 岁。主诉:左眼视物不清伴变形 2 年。视力:左眼 0.7。见图 2-6-8~图 2-6-14。

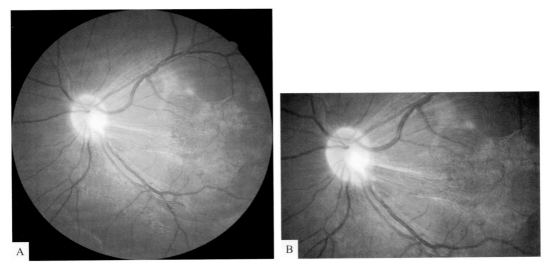

图 2-6-8 彩色眼底像
A. 彩色眼底像:左眼视盘颞侧至黄斑区大片灰白色纤维膜,血管受牵拉向黄斑中心迂曲变形,视网膜见放射状皱褶;B. 彩色眼底像(×2):视乳头至黄斑大片无血管纤维膜,部分视网膜血管受牵拉向中心凹迂曲

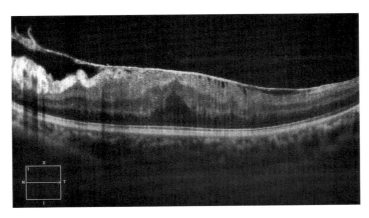

图 2-6-9 OCT 图像
左眼视网膜内表面线状高反射,部分与视网膜表面分开,视网膜水肿,中心凹曲线消失

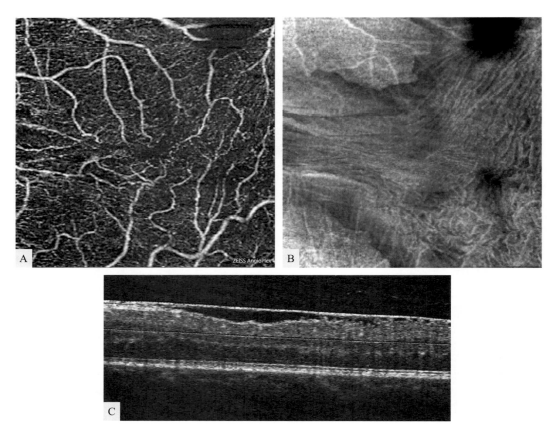

图 2-6-10　血流成像组合分析图

扫描范围 3mm×3mm,视网膜浅层。A. OCT 血流成像:左眼视网膜血管血流信号扭曲,向黄斑中心聚集,血流信号高,无血流信号区消失,中心凹颞上由于玻璃体混浊遮蔽部分视网膜血流信号;B. En face 图像:前膜全貌清晰可见,颞上及颞侧见玻璃体混浊形成反射遮蔽;C. B-Scan 图像:视网膜浅层内表面线状高反射信号,部分与视网膜表面分开,组织层次结构紊乱,水肿增厚

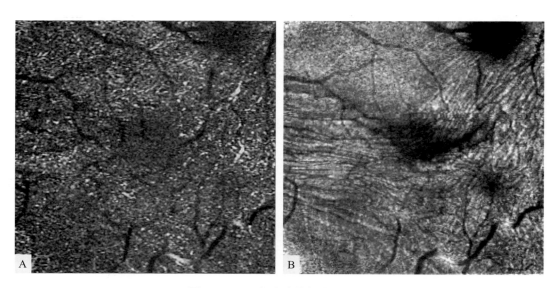

图 2-6-11　血流成像组合分析图

扫描范围 3mm×3mm,视网膜深层。A. OCT 血流成像:左眼毛细血管血流信号分布不均匀,无血流信号区边界不规则;B. En face 图像:前膜分布区见条状高反射,黄斑中心低反射是前膜与视网膜内表面之间缝隙对反射的干扰,颞上可见反射遮蔽

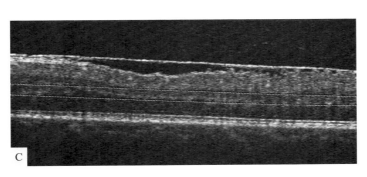

图 2-6-11（续） 血流成像组合分析图

C. B-Scan 图像：视网膜深层水肿增厚，层次结构紊乱

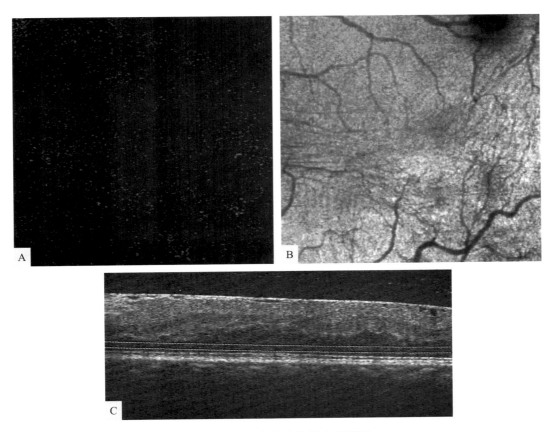

图 2-6-12 血流成像组合分析图

扫描范围 3mm×3mm，视网膜无血流层。A. OCT 血流成像：左眼去除浅层视网膜血流信号投射伪像后，显示该层无血流信号；B. En face 图像：黄斑区见少量扭曲的视网膜浅层血管投射伪像；C. B-Scan 图像

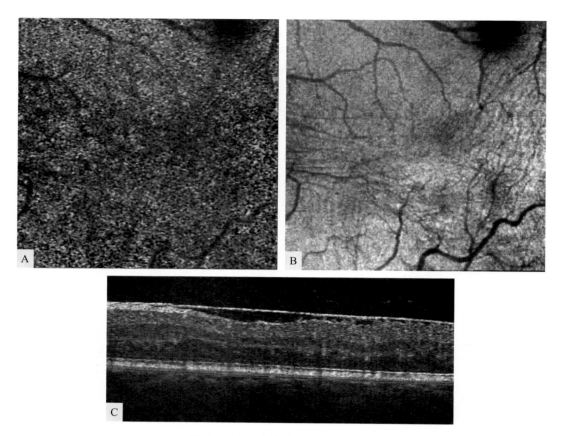

图 2-6-13　血流成像组合分析图

扫描范围 3mm×3mm，脉络膜毛细血管层。A. OCT 血流成像：左眼脉络膜毛细血管层血流信号正常；B. En face 图像：前膜皱褶投射形成条状低反射；C. B-Scan 图像

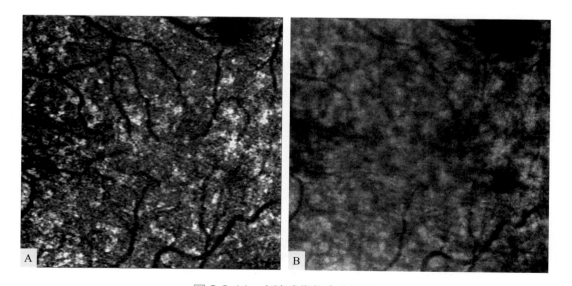

图 2-6-14　血流成像组合分析图

扫描范围 3mm×3mm，脉络膜层。A. OCT 血流成像：左眼脉络膜层血流信号高，呈斑块状高反射，颞上小片血流信号遮蔽；B. En face 图像：除部分反射遮挡外，未见明显结构异常

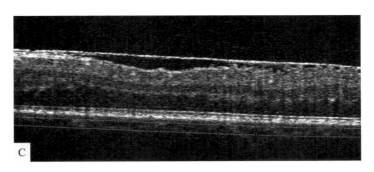

图 2-6-14（续） 血流成像组合分析图

C. B-Scan 图像

病例 3

患者,女性,62 岁。主诉:左眼视力下降 6 个月。视力:左眼 0.2。见图 2-6-15~图 2-6-22。

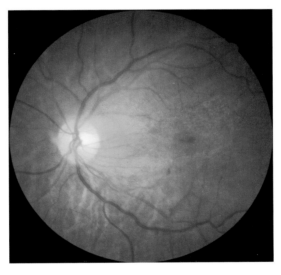

图 2-6-15 彩色眼底像

左眼黄斑区可见玻璃纸样反光、小血管走行改变,扭曲变形

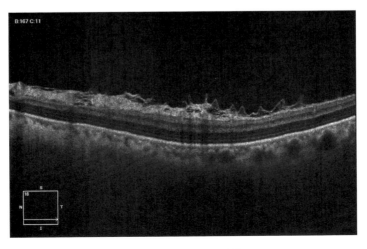

图 2-6-16 OCT 图像

左眼黄斑中心凹偏下方视网膜内表面线团状高反射信号,伸向玻璃体

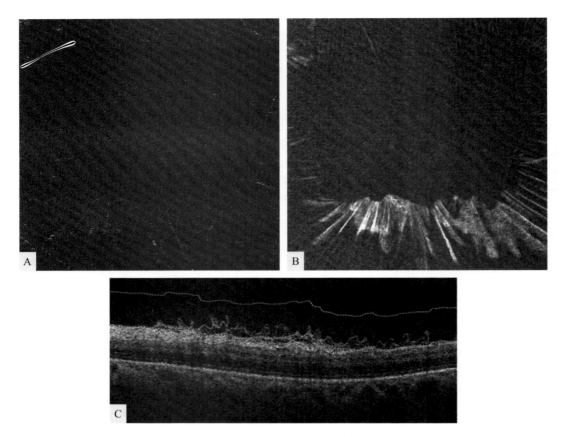

图 2-6-17　血流成像组合分析图

扫描范围 6mm×6mm,玻璃体视网膜交界层。A. OCT 血流成像:左眼玻璃体视网膜交界层无血流信号,隐约见放射状中低反射信号;B. En face 图像:前膜隆起伸向玻璃体腔的位置见成片放射状高反射线条;C. B-Scan 图像:视网膜内表面见弯曲线团状高反射伸入玻璃体腔

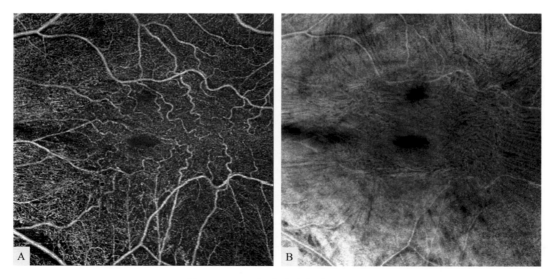

图 2-6-18　血流成像组合分析图

扫描范围 6mm×6mm,视网膜浅层。A. OCT 血流成像:左眼视网膜浅层血管血流信号迂曲,向中心凹聚集,血流信号高,无血流信号区呈横椭圆形;B. En face 图像:前膜中央呈回纹状中等反射,周围放射状中、低反射

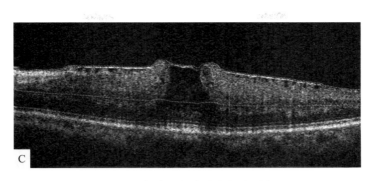

图 2-6-18(续) 血流成像组合分析图

C. B-scan 图像:显示视网膜内表面线状高反射信号横跨中心凹位置,浅层视网膜水肿,中心凹正常形态消失,未见中心凹组织缺失

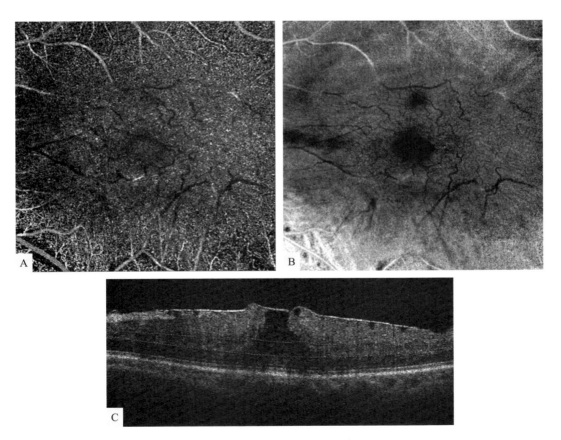

图 2-6-19 血流成像组合分析图

扫描范围 6mm×6mm,视网膜深层。A. OCT 血流成像:左眼视网膜深层毛细血管血流信号分布不均,血流信号低,中心凹无血流信号区呈横椭圆形均匀中低信号,可能与中心凹水肿,组织密度降低,RPE 层的反射信号相对增高有关;B. En face 图像:浅层迂曲血管投射伪影呈低反射;C. B-Scan 图像:视网膜深层水肿增厚,层次结构不清

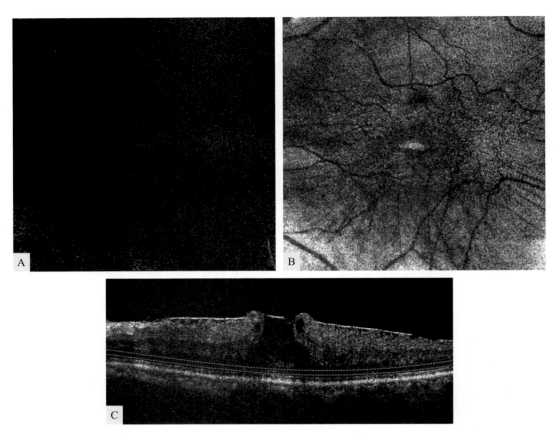

图 2-6-20　血流成像组合分析图

扫描范围 6mm×6mm，视网膜无血流层。A. OCT 血流成像：左眼无血流信号；B. En face 图像：黄斑中心凹条状高反射；C. B-Scan 图像：黄斑中心凹中高反射信号，可能与组织水肿对反射信号吸收效应减弱相关

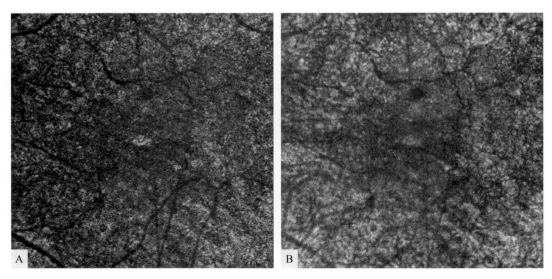

图 2-6-21　血流成像组合分析图

扫描范围 6mm×6mm，脉络膜毛细血管层。A. OCT 血流成像：左眼脉络膜毛细血管层血流信号中等，中心凹横椭圆形高反射信号；B. En face 图像：黄斑中心凹中等反射信号

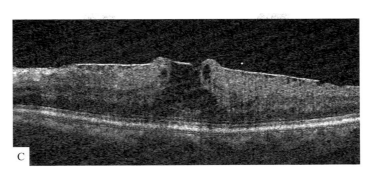

图 2-6-21(续) 血流成像组合分析图
C. B-Scan 图像

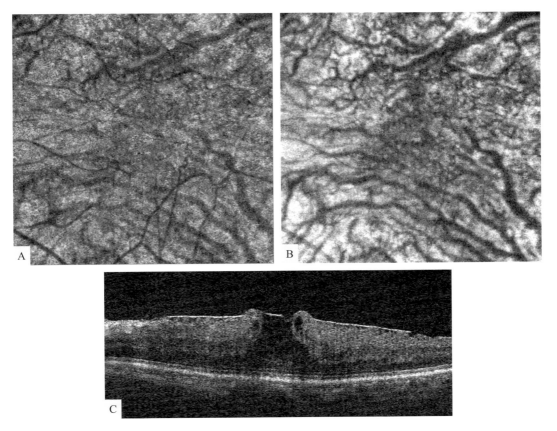

图 2-6-22 血流成像组合分析图

扫描范围 6mm×6mm,脉络膜层。A. OCT 血流成像:左眼可见脉络膜层血流信号中等偏高;B. En face 图像:无异常反射;C. B-Scan 图像

（丁　宁）

3

第三章

视网膜血管性疾病

第一节 视网膜动脉阻塞

一、视网膜中央动脉阻塞

视网膜中央动脉阻塞（central retinal artery occlusion, CRAO）是急性发作、严重损害视力的眼病。视网膜中央动脉血流受阻引起视网膜突发缺血、缺氧，浅层视网膜出现细胞内水肿，视网膜组织变性、坏死，晚期可致视神经萎缩。CRAO 多由血栓栓塞引起。患动脉硬化、高血压的老年人多见。

发病突然，患眼无痛性急剧视力下降至指数甚至无光感。患眼瞳孔中等散大，直接对光反应明显迟钝或消失，间接对光反应灵敏。眼底表现为后极部视网膜灰白水肿，黄斑相对呈红色即"樱桃红斑"，是因黄斑中心凹无视网膜内层（仅有内界膜），不受视网膜中央动脉血供影响所致。动脉明显变细且管径不均，甚至呈串珠状。如有栓子，在视盘表面或在动脉分叉处可见管腔内有白色斑块。

病例

患者，男性，59 岁。主诉：右眼突发视物不见 5 天。视力：右眼眼前手动，左眼 0.8。见图 3-1-1 ～ 图 3-1-8。

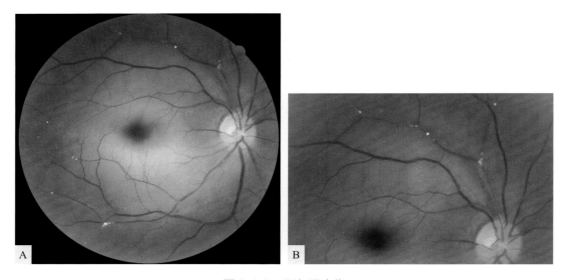

图 3-1-1 彩色眼底像

A. 彩色眼底像：右眼后极部视网膜颜色灰白，部分视网膜动脉变细，可见多发胆固醇栓子，黄斑呈樱桃红斑；B. 彩色眼底像（×2）：颞上局部放大

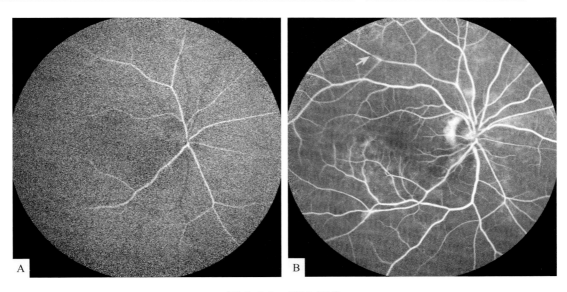

图 3-1-2　FFA 图像

A. 动脉期(0′36″):右眼视网膜动脉充盈时间延长;B. 静脉期(4′08″):视网膜颞上分支动脉分叉处栓子远端管径变细(黄箭),黄斑下方片状荧光渗漏

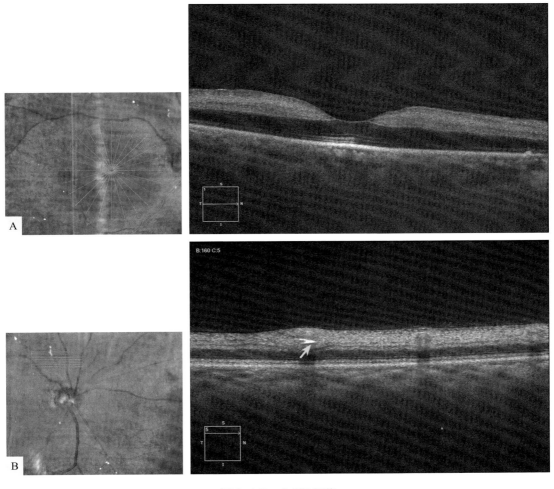

图 3-1-3　OCT 图像

A. 右眼黄斑区视网膜内层弥漫性水肿、增厚,其下结构反射减低;B. 右眼视网膜颞上分支动脉分叉处的栓子表现为条状高反射(黄箭)

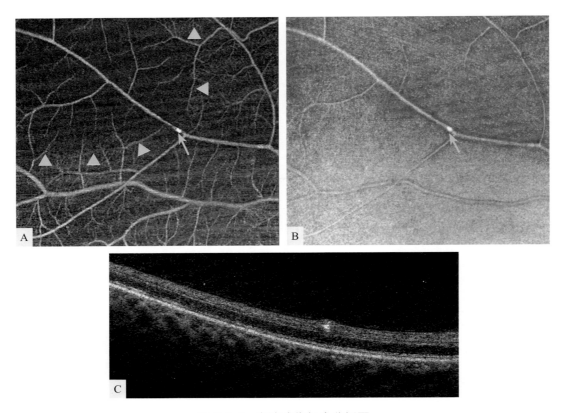

图 3-1-4　血流成像组合分析图

扫描范围 6mm×6mm，视网膜浅层。A. OCT 血流成像：右眼视网膜颞上分支动脉内可见栓子高信号（黄箭），远端血管血流信号变细，相应范围视网膜浅层血流信号密度减低（黄箭头）；B. En face 图像：视盘颞上分支动脉内可见栓子高反射（黄箭）；C. B-scan 图像：栓子高反射位于视网膜浅层

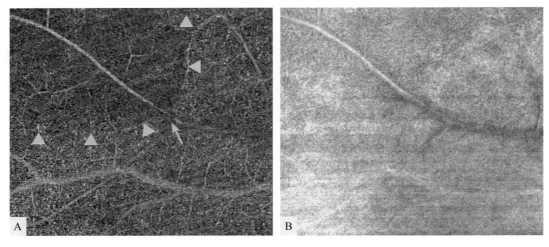

图 3-1-5　血流成像组合分析图

扫描范围 6mm×6mm，视网膜深层。A. OCT 血流成像：右眼视网膜颞上分支动脉内栓子形成信号遮蔽（黄箭），相应范围视网膜深层毛细血管血流信号密度局限减低（黄箭头）；B. En face 图像：可见眼动伪像所致结构错位

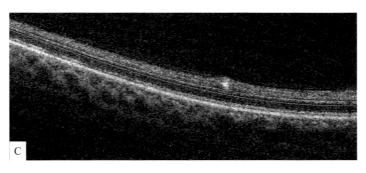

图 3-1-5(续)　血流成像组合分析图

C. B-scan 图像

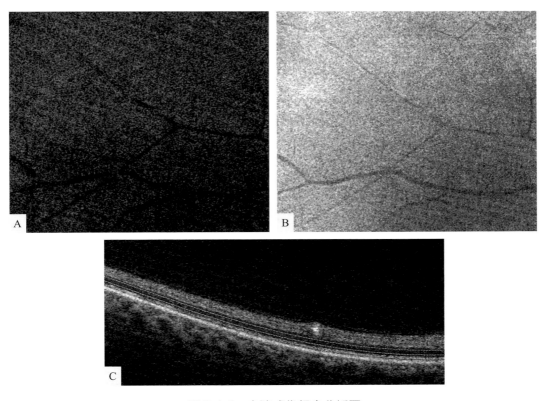

图 3-1-6　血流成像组合分析图

扫描范围 6mm×6mm，视网膜无血流层。A. OCT 血流成像：右眼视网膜无血流层未见异常血流信号；B. En face 图像：可见视网膜浅层血管投射伪像；C. B-scan 图像

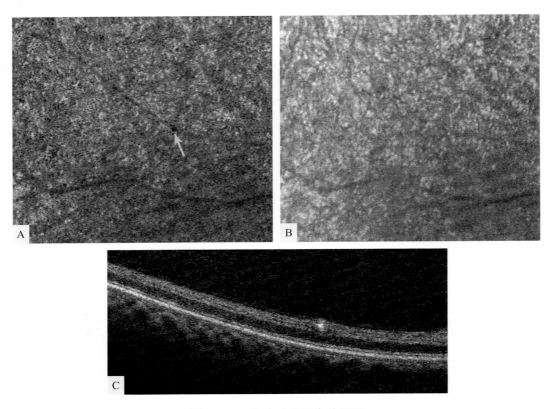

图 3-1-7 血流成像组合分析图

扫描范围 6mm×6mm,脉络膜毛细血管层。A. OCT 血流成像:右眼视网膜颞上分支动脉内栓子形成信号遮蔽(黄箭),脉络膜毛细血管层可见视网膜血管血流投射伪像;B. En face 图像:可见视网膜血管投射伪像;C. B-scan 图像

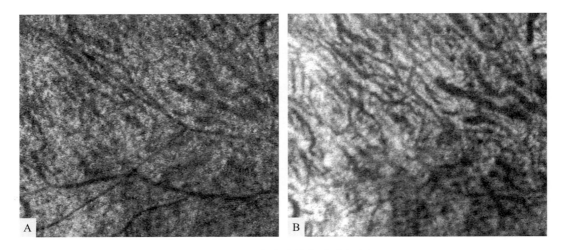

图 3-1-8 血流成像组合分析图

扫描范围 6mm×6mm,脉络膜层。A. OCT 血流成像:右眼脉络膜层未见异常血流信号,可见视网膜血管血流投射伪像;B. En face 图像:可见脉络膜中大血管反射

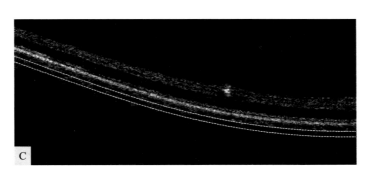

图 3-1-8（续）　血流成像组合分析图

C. B-scan 图像

二、视网膜分支动脉阻塞

视网膜分支动脉阻塞（branch retinal artery occlusion，BRAO）指视网膜动脉各个分支的阻塞，以颞上支阻塞多见。完全阻塞时，该分支管径狭窄，其供血区域视网膜水肿，相应处视野缺失。分支不完全阻塞，因阻塞程度而有轻重不等的眼底改变及视功能损害。

病例

患者，女性，45 岁。主诉：右眼视物不见半月。视力：右眼眼前指数，左眼 0.3。见图 3-1-9~ 图 3-1-12。

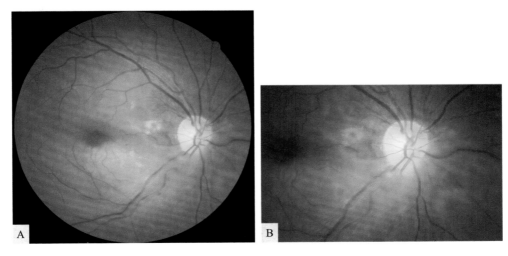

图 3-1-9　彩色眼底像

A. 彩色眼底像：右眼视网膜颞下分支动脉部分变细，走行弯曲，其血供区域视网膜颜色灰白、水肿；B. 彩色眼底像（×2）：颞下局部放大

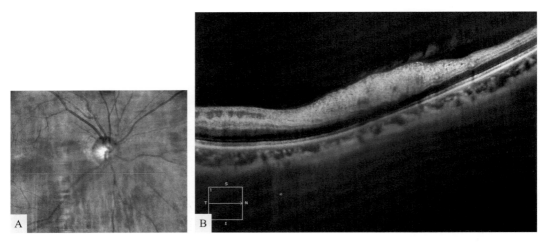

图 3-1-10　OCT 图像

右眼视盘下方视网膜内层反射增高增厚,层次结构不清

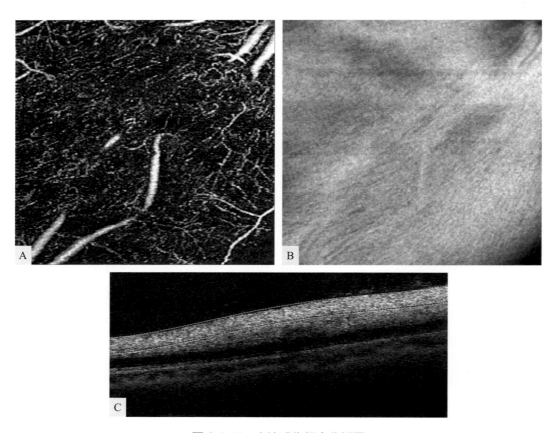

图 3-1-11　血流成像组合分析图

扫描范围 3mm×3mm,视网膜浅层。A. OCT 血流成像:由于视网膜浅层水肿增厚,右眼视网膜颞下分支血管血流信号部分缺失;B. En face 图像:可见部分视网膜颞下分支血管走行;C. B-scan 图像

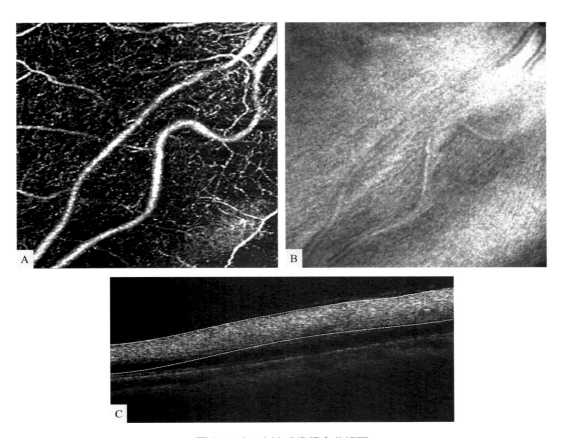

图 3-1-12 血流成像组合分析图

扫描范围 3mm×3mm,视网膜层。A. OCT 血流成像:右眼视网膜颞下分支血管血流信号清晰可见,是由于视网膜浅层水肿导致视网膜浅层大血管向深层移位所致;B. En face 图像:可见视网膜颞下分支血管的走行;C. B-scan 图像

(王子杨 史雪辉)

第二节 视网膜静脉阻塞

视网膜静脉阻塞(retinal vein occlusion,RVO)是指视网膜静脉回流受阻,导致静脉迂曲、扩张,视网膜内出血、渗出、水肿,毛细血管无灌注,侧支循环建立,新生血管形成等改变,部分病例可继发新生血管性青光眼。

按视网膜静脉阻塞的部位可表现为视网膜中央静脉阻塞、半侧视网膜静脉阻塞及大小不等的分支静脉阻塞,以分支静脉阻塞更为常见。

一、视网膜中央静脉阻塞

视网膜中央静脉阻塞(central retinal vein occlusion,CRVO)阻塞的位置发生在视网膜中央静脉,主要症状是视力障碍,常突然发生,视力多降到指数或仅能辨别手动,也有视力逐渐下降者,之前可有一过性视力减退的病史。

眼底可见视盘充血及轻度肿胀,边界模糊。视网膜静脉充盈、迂曲,可呈腊肠状,甚至结节状。视网膜水肿、出血,出血主要在浅层,为火焰状,后极部最为显著,也可看到深层出血、视网膜前出血或玻璃体积血,可出现黄斑水肿或黄白色星芒状硬性渗出。

病例 1

患者,女,51 岁。主诉:右眼视力下降 2 月。视力:右眼 0.02,左眼 1.0。见图 3-2-1~ 图 3-2-6。

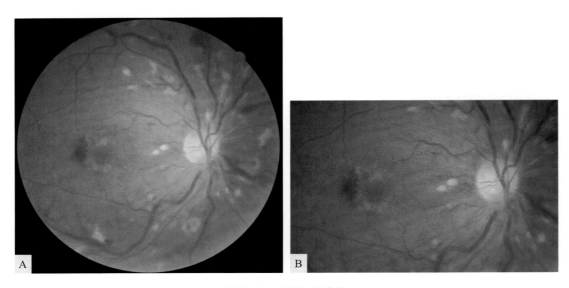

图 3-2-1　彩色眼底像

A. 彩色眼底像:右眼视盘边界可,静脉迂曲、扩张,视网膜散在出血、棉絮斑,黄斑水肿;B. 彩色眼底像(×2)

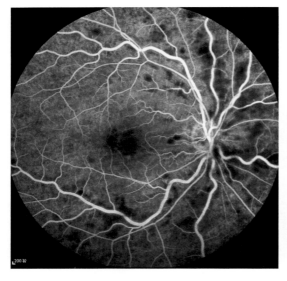

图 3-2-2　FFA 图像

静脉期(5′38″):静脉迂曲、扩张,视网膜散在片状弱荧光

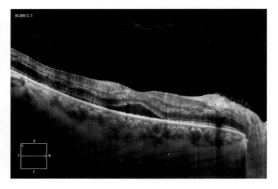

图 3-2-3　OCT 图像

右眼黄斑中心凹处神经上皮层脱离

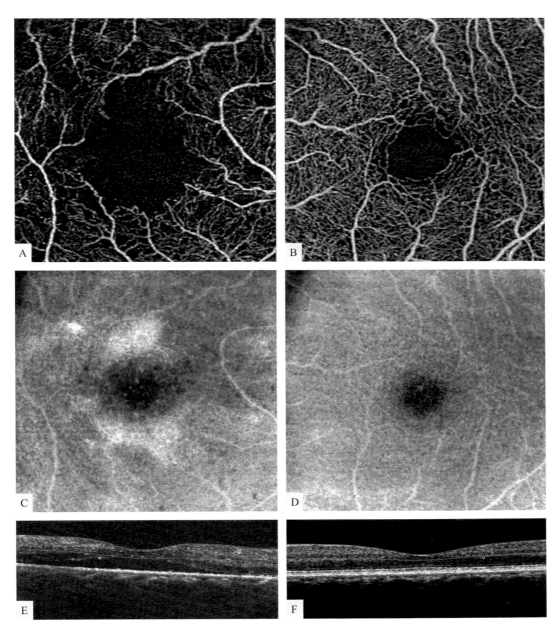

图 3-2-4 血流成像组合分析图

扫描范围 3mm×3mm,视网膜浅层。A. OCT 血流成像:右眼中心凹无血流信号区扩大,拱环缘外毛细血管血流信号形态不规则,迂曲扩张,密度减低;B. OCT 血流成像:左眼血流信号未见明显异常;C. En face 图像:右眼上方及下方旁中心凹视网膜浅层反射局限增高,结合彩色眼底像及 B-scan 考虑与水肿有关;D. En face 图像:左眼结构未见明显异常;E、F. B-scan 图像

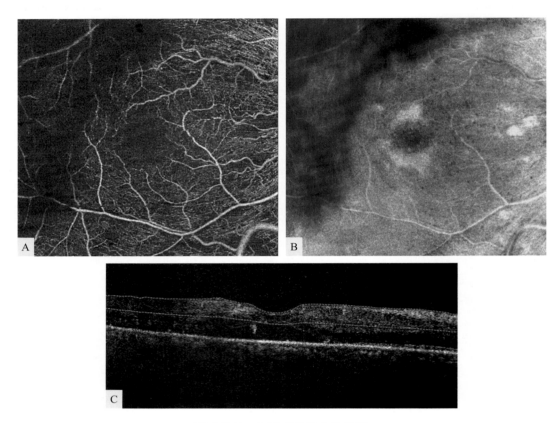

图 3-2-5　血流成像组合分析图

扫描范围 6mm×6mm，视网膜浅层。A. OCT 血流成像：右眼部分血管信号缺失，考虑屈光间质不清遮挡血流信号所致，所见范围血管血流信号迁曲扩张，中心凹无血流信号区扩大，小片毛细血管血流信号缺失区，毛细血管血流信号密度减低；B. En face 图像：右眼可见片状低反射区，考虑屈光间质不清反射遮蔽，上方及下方旁中心凹视网膜浅层反射局限增高，散在团状高反射，结合彩色眼底像考虑为棉絮斑；C. B-scan 图像

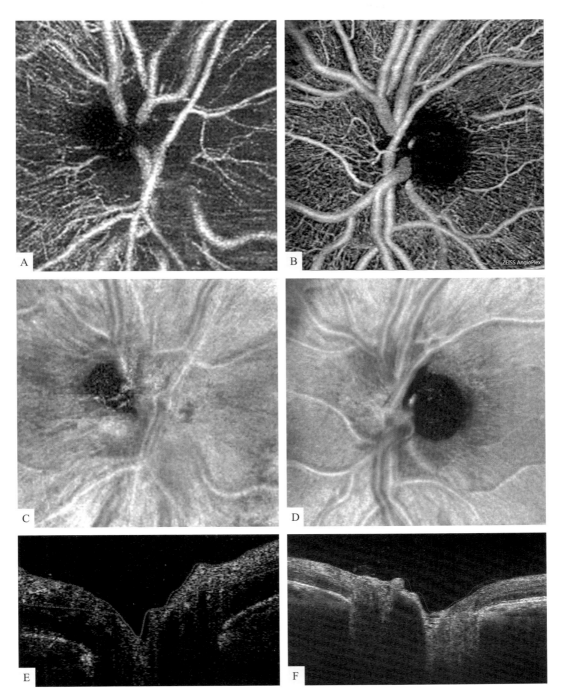

图 3-2-6　血流成像组合分析图

扫描范围 3mm×3mm,视网膜浅层。A. OCT 血流成像:右眼视盘周围血管血流信号密度减低,走行异常;B. OCT 血流成像:左眼视盘血流信号未见明显异常;C. En face 图像:右眼视盘结构未见明显异常;D. 左眼视盘结构未见明显异常;E、F. B-scan 图像

病例 2

患者,男,45 岁。主诉:左眼视力下降 1 月。视力:右眼 1.0,左眼 0.01。玻璃体腔注射雷珠单抗 2 月后复查,视力:右眼 1.0,左眼 0.2。见图 3-2-7~ 图 3-2-11。

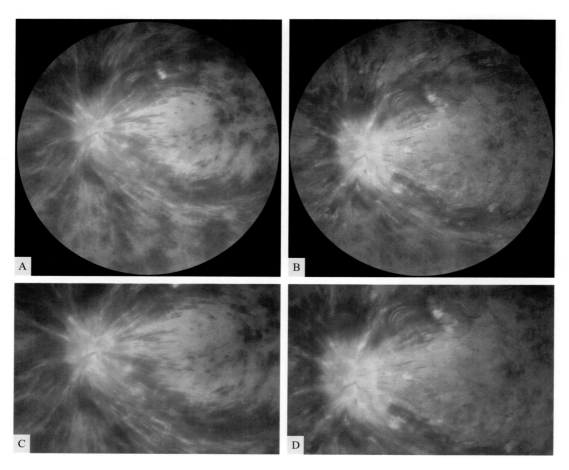

图 3-2-7　彩色眼底像

A. 彩色眼底像:左眼治疗前,后极视网膜广泛出血,可见棉絮斑,黄斑区水肿;B. 彩色眼底像:治疗后眼底改变较治疗前出血减少;C. 彩色眼底像(×2):左眼治疗前;D. 彩色眼底像(×2):左眼治疗后

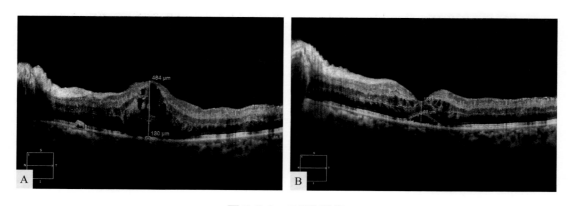

图 3-2-8　OCT 图像

A. 左眼治疗前黄斑囊样水肿,黄斑中心凹神经上皮层厚度 464μm,神经上皮层脱离,脱离高度 180μm;

B. 左眼治疗后黄斑中心凹神经上皮层厚度 155μm,神经上皮层脱离高度 96μm,均较治疗前减轻

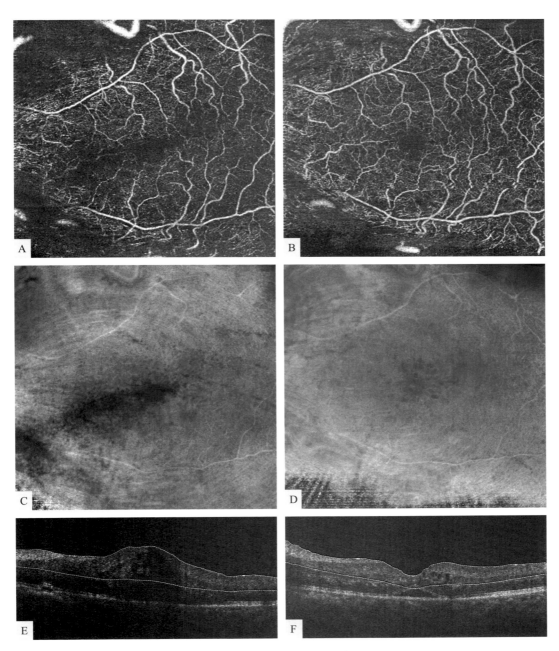

图 3-2-9　血流成像组合分析图

扫描范围 6mm×6mm，视网膜浅层。A. OCT 血流成像：左眼治疗前，静脉迂曲、扩张，部分血流信号缺失，结合彩色眼底像为出血遮蔽；B. OCT 血流成像：左眼治疗后，静脉迂曲、扩张，部分血流信号被表层出血遮蔽，较治疗前有所好转；C. En face 图像：左眼治疗前黄斑区不规则形低反射区；D. En face 图像：左眼治疗后黄斑区不规则形低反射区较治疗前减小；E、F. B-scan 图像

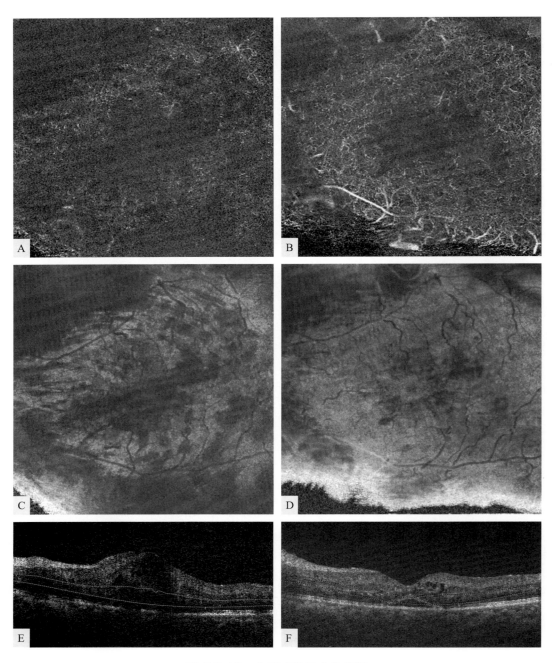

图 3-2-10　血流成像组合分析图

扫描范围 6mm×6mm，视网膜深层。A. OCT 血流成像：左眼治疗前深层血管血流信号模糊，大部分血流信号遮蔽；B. OCT 血流成像：左眼治疗后血流信号遮蔽范围较治疗前减小；C. En face 图像：左眼治疗前视网膜深层片状及团状低反射区，结合彩色眼底像考虑出血遮蔽，黄斑区不规则形低反射区，考虑为水肿；D. En face 图像：左眼治疗后视网膜深层及黄斑区低反射区较治疗前减少；E、F. B-scan 图像

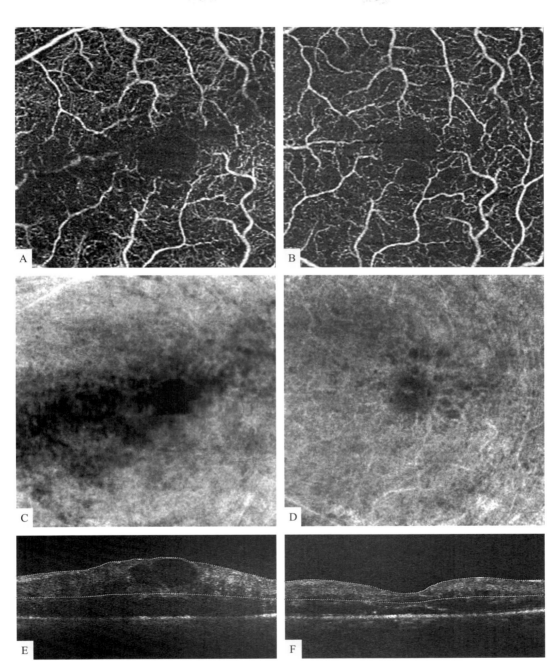

图 3-2-11　血流成像组合分析图

扫描范围 3mm×3mm，视网膜浅层。A. OCT 血流成像：左眼治疗前中心凹无血流信号区减小，拱环缘外毛细血管血流信号形态不规则，迂曲扩张；B. OCT 血流成像：左眼治疗后拱环缘缘血管血流信号较治疗前规整，拱环缘外毛细血管血流信号迂曲扩张较治疗前减轻；C. En face 图像：左眼治疗前黄斑区不规则形低反射区；D. En face 图像：左眼治疗后黄斑区不规则形低反射区较治疗前减小；E、F. B-scan 图像

二、视网膜分支静脉阻塞

视网膜分支静脉阻塞(branch retinal vein occlusion,BRVO)临床上较 CRVO 多见,阻塞的位置发生在视网膜分支静脉,因阻塞部位不同,可表现为视力正常或不同程度减退。常于动静脉交叉处发生阻塞,常见于颞侧分支尤其是颞上分支。

眼底表现可出现沿阻塞血管分布区的视网膜火焰状出血,尖端指向阻塞部位。该支静脉较其他支静脉扩张、迂曲,可见棉絮斑,血管白线,毛细血管无灌注区,视盘和(或)视网膜新生血管,可伴有黄斑水肿,和(或)硬性渗出。

病例 3

患者,男,58 岁。主诉:右眼视力下降 2 月。 视力:右眼 0.6,左眼 0.8。见图 3-2-12～ 图 3-2-16。

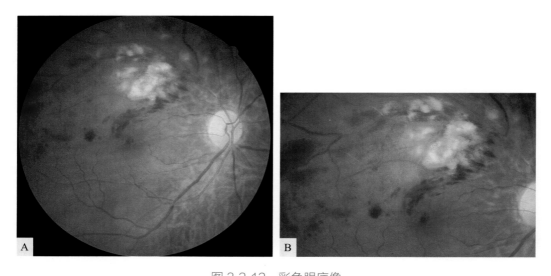

图 3-2-12　彩色眼底像

A. 彩色眼底像:右眼颞上分支静脉迂曲、扩张,散在出血及棉絮斑;B. 彩色眼底像(×2):颞上分支放大

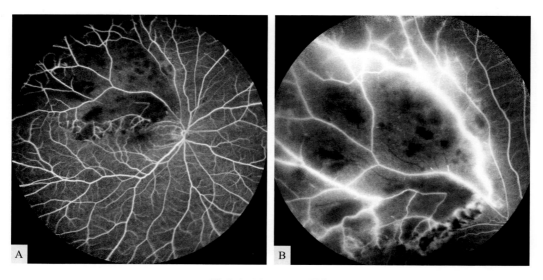

图 3-2-13　FFA 图像

A. 静脉期(0′32″):右眼颞上分支静脉迂曲充盈迟缓,其引流区可见大片无灌注区,散在出血性荧光遮蔽,未见新生血管;B. 静脉期(8′44″):颞上分支静脉壁染伴荧光渗漏

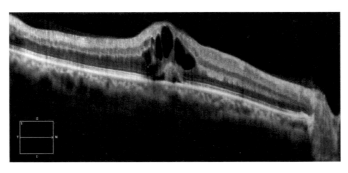

图 3-2-14　OCT 图像

右眼黄斑囊样水肿，中心凹处神经上皮脱离

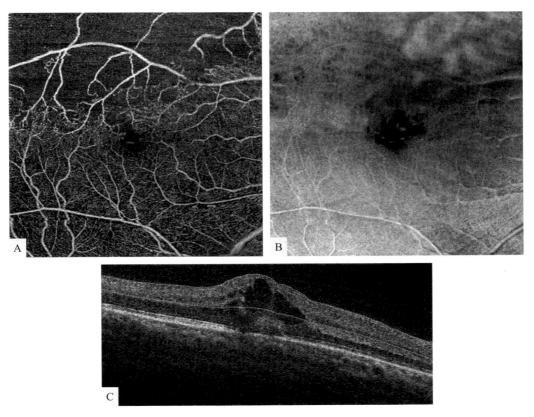

图 3-2-15　血流成像组合分析图

扫描范围 6mm×6mm，视网膜浅层。A. OCT 血流成像：右眼颞上毛细血管信号缺失区与 FFA 中无灌注区一致，静脉血管信号走行迂曲；B. En face 图像：黄斑区囊样低反射，与 B-scan 中囊样水肿对应，高反射区与彩色眼底像中棉絮斑对应；C. B-scan 图像

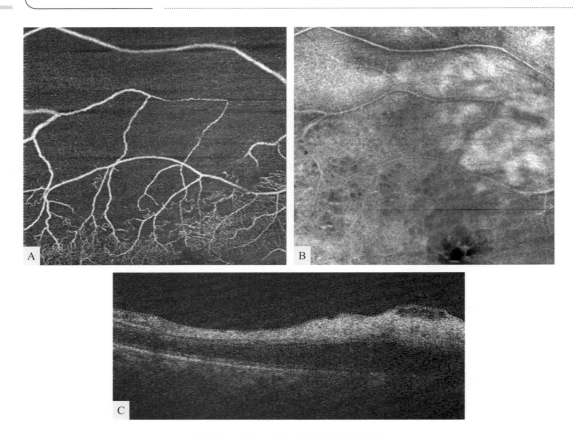

图 3-2-16　血流成像组合分析图

扫描范围 6mm×6mm,视网膜浅层。A. OCT 血流成像:右眼颞上分支毛细血管信号缺失区与 FFA 中无灌注区一致,静脉血管血流信号走行迂曲;B. En face 图像:散在囊样低反射及高反射区,高反射区与彩色眼底像中棉絮斑对应;C. B-scan 图像

病例 4

患者,女,57 岁。主诉:左眼视力下降 2 年。视力:右眼 0.6,左眼 0.1。见图 3-2-17~ 图 3-2-21。

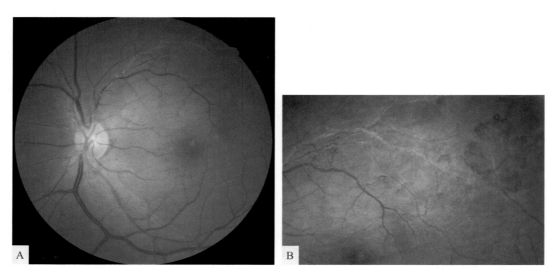

图 3-2-17　彩色眼底像

A. 彩色眼底像:左眼部分颞上静脉分支呈白线,可见动静脉吻合支,颞上方团状视网膜新生血管;

B. 彩色眼底像(×2):颞上分支静脉及新生血管放大

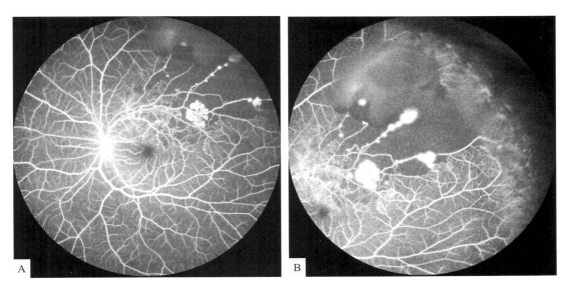

图 3-2-18　FFA 图像

A. 静脉期(0′25″):左眼颞上方大片无灌注区及新生血管;B. 静脉期(0′45″):无灌注区较图 A 显示更加清晰,可见多处新生血管

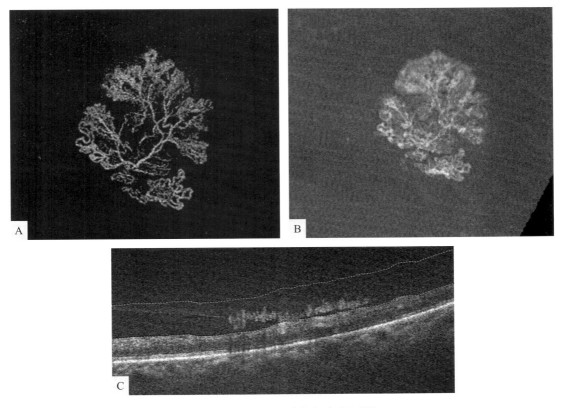

图 3-2-19　血流成像组合分析图

扫描范围 6mm×6mm,玻璃体视网膜交界层。A. OCT 血流成像:左眼玻璃体内可见树枝状血流信号,清晰显示新生血管膜形态;B. En face 图像:玻璃体内分支状高反射;C. B-scan 图像

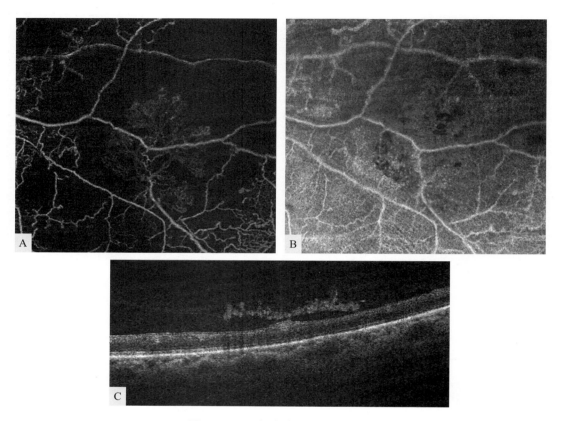

图 3-2-20　血流成像组合分析图

扫描范围 6mm×6mm，视网膜浅层。A. OCT 血流成像：左眼大范围血流信号缺失，其边缘血管迂曲，可见玻璃体视网膜交界面层新生血管网投射伪像；B. En face 图像：散在片状低反射；C. B-scan 图像

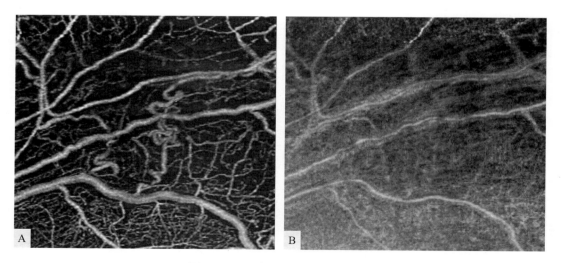

图 3-2-21　血流成像组合分析图

扫描范围 3mm×3mm，视网膜浅层。A. OCT 血流成像：左眼毛细血管迂曲、扩张，静脉与静脉之间形成侧支循环；B. En face 图像：散在片状低反射

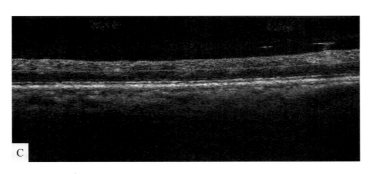

图 3-2-21（续）　血流成像组合分析图
C. B-scan 图像

（崔　蕊　杨文利）

第三节　糖尿病视网膜病变

糖尿病视网膜病变（diabetic retinopathy，DR）是糖尿病的眼部并发症之一。其发生、发展与病程及血糖控制程度密切相关，高血糖是病理改变的根本原因。高血压、高血脂是其发生的高危因素。

眼底表现以视网膜微血管瘤为起始体征的多种视网膜血管异常，包括视网膜出血、硬性渗出、棉絮斑、血管闭塞、新生血管形成等。以微血管改变为主，大血管受累多出现在晚期，多为继发性改变。

依据国际糖尿病视网膜病变的临床分期建议分为 5 期：

Ⅰ无明显糖尿病视网膜病变，眼底无异常；

Ⅱ轻度非增生性糖尿病视网膜病变，仅有微血管瘤；

Ⅲ中度非增生性糖尿病视网膜病变，轻于重度非增生性糖尿病视网膜病变；

Ⅳ重度非增生性糖尿病视网膜病变，出现以下任一改变（4-2-1 原则）：任一象限多于 20 处视网膜内出血；≥2 个象限的静脉串珠；1 个或多个象限内出现视网膜内微血管异常（IRMA）；

Ⅴ增生性糖尿病视网膜病变，出现以下任一改变：新生血管形成、玻璃体积血或视网膜前积血。

一、非增生性（背景型）糖尿病视网膜病变

非增生性糖尿病视网膜病变（nonproliferative diabetic retinopathy，NPDR）包括微血管瘤、出血、硬性渗出、棉絮斑及血管病变等。

1. 微血管瘤　微血管瘤是最早可见的糖尿病视网膜病变，是微血管管壁的局限膨出，动、静脉均可。表现为境界清楚的红或暗红斑点，可位于棉絮斑边缘、小动脉或小静脉上及出血斑中心，大小不等，与深层出血有时较难鉴别。OCT 血流成像图上表现为点状高信号。

2. 出血　糖尿病视网膜病变引起的视网膜出血多位于深层视网膜，表现为类圆形点状，色暗红，可逐渐吸收。OCT 血流成像图一般为点状低信号或无信号。病情进展可有大范围的视网膜浅层出血、内界膜下或视网膜前出血。

3. 硬性渗出　硬性渗出可能是由于视网膜微血管瘤及毛细血管内皮细胞紧密连接破坏导致脂蛋白渗出引发脂质沉积所致。OCT 血流成像图,硬性渗出表现为点、团或不规则形高信号,边界清晰、锐利。较小的硬性渗出表现为点状高信号,类似微血管瘤。较大的硬性渗出可以显现浅层血流信号投射伪像,对其后组织亦有遮蔽作用,会导致其后组织信号减低或缺失。

4. 棉絮斑　棉絮斑常发生在非增生性糖尿病视网膜病变的早期。血管闭塞、组织缺血、神经纤维轴浆流阻滞及细胞内水肿,是棉絮斑发生的病理基础。OCT 血流成像图,软性渗出表现为团片状中高信号,边界较模糊。棉絮斑对其后组织亦可有遮蔽作用。

5. 视网膜血管病变　包括小动脉闭塞、硬化,视网膜静脉改变,毛细血管改变等。

二、增生前期糖尿病视网膜病变

当糖尿病所致血管闭锁现象侵犯毛细血管前小动脉和较大的视网膜小动脉时,会出现增生前期糖尿病视网膜病变(preproliferative diabetic retinopathy,PPDR)。除出血、棉絮斑增多外,视网膜内微血管异常(IRMA)是增生前期糖尿病视网膜病变的重要表现之一。IRMA 出现在接近毛细血管无灌注区,可表现为视网膜毛细血管床不规则迂曲、节段扩张,或视网膜内新生血管,或视网膜动静脉短路。此期的病变还可能在前小动脉闭锁区出现较大范围的无灌注区。可位于周边视网膜,也可位于黄斑区。

三、增生性糖尿病视网膜病变

增生性糖尿病视网膜病变(proliferative diabetic retinopathy,PDR)最重要的标志是新生血管增殖。在视盘包括其附近 1 个视盘直径范围的视网膜上出现新生血管,称为视盘新生血管(neovessels on the disc,NVD),在其他部位的视网膜新生血管称为视网膜新生血管(neovessels elsewhere,NVE)。

四、糖尿病性黄斑病变

糖尿病性黄斑病变(diabetic maculopathy)包括侵犯黄斑区的视网膜病变,如黄斑水肿、渗出、缺血等及增生性糖尿病视网膜病变对黄斑区的侵犯。

黄斑水肿是非增生性糖尿病视网膜病变视力减退最为常见的原因。可以为局限性水肿或弥漫性水肿。糖尿病视网膜病变早期治疗研究(Early Treatment of Diabetic Retinopathy,ETDR)提出的有临床意义的黄斑水肿(clinically significant macular edema,CSME),符合下列条件中的一条以上:黄斑中心凹 500μm 的范围内视网膜增厚;中心凹 500μm 范围内临近增厚区有渗出;至少 1 个视盘面积的视网膜增厚,进入中心凹 1 个视盘直径的范围内。

五、糖尿病性视盘病变

可出现视盘水肿和缺血性视神经病变。视盘水肿病因不明,可能为局部血液循环障碍所致。

病例1

　　患者,男性,39岁。主诉:糖尿病14年,右眼视力下降半月。视力:右眼0.8,左眼1.0。见图3-3-1~图3-3-6。

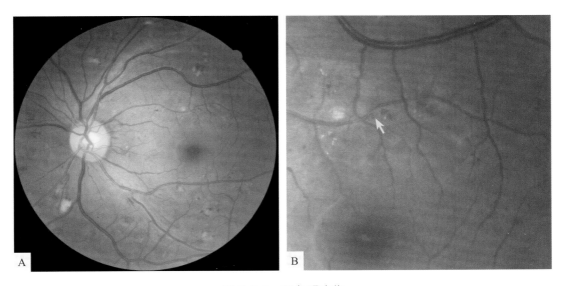

图 3-3-1　彩色眼底像

A.彩色眼底像:左眼可见散在微血管瘤、出血及渗出;B.彩色眼底像(×2):微血管瘤呈红色点状病灶(黄箭),边界清晰

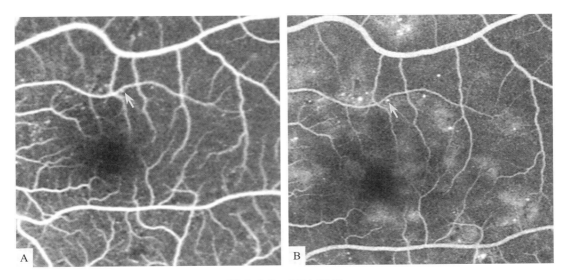

图 3-3-2　FFA图像

A.静脉期(0′26″):左眼微血管瘤均表现为点状强荧光(黄箭);B.静脉期(9′27″):微血管瘤表现为点状强荧光(黄箭),部分渗漏

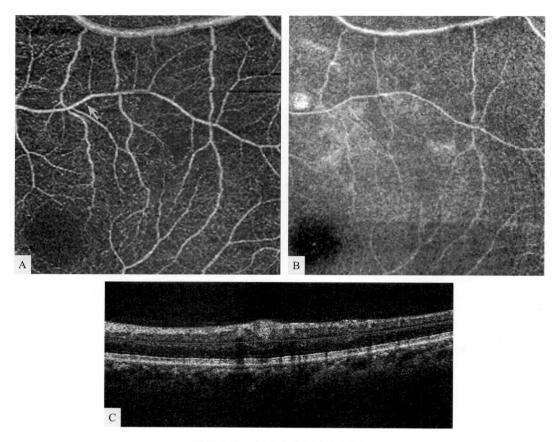

图 3-3-3　血流成像组合分析图

局部放大图。视网膜浅层。A. OCT 血流成像：左眼血管瘤表现为点状高信号（黄箭）；B. En face 图像：病变未见特征形态改变（黄箭）；C. B-scan 图像

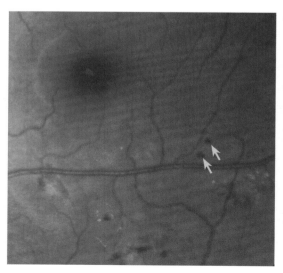

图 3-3-4　彩色眼底像

左眼可见深层点状出血，色暗红，边界尚清（黄箭）

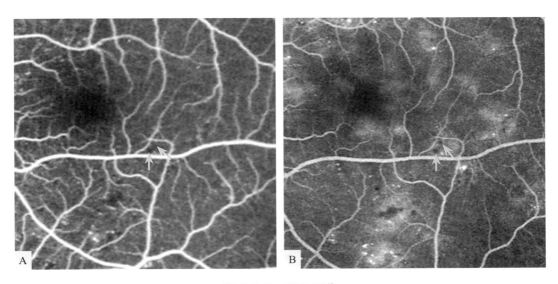

图 3-3-5　FFA 图像

A. 静脉期(0′26″)：左眼视网膜深层出血表现为弱荧光(黄箭)；B. 静脉期(9′27″)：病变表现为弱荧光

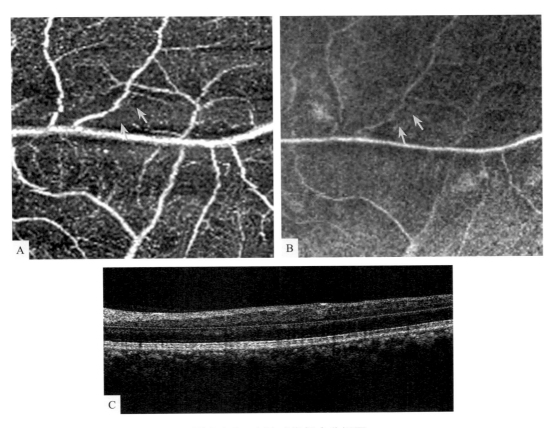

图 3-3-6　血流成像组合分析图

局部放大图。视网膜浅层。A. OCT 血流成像：病变处未见血流信号(黄箭)；B. En face 图像：病变处未见明确血管样结构(黄箭)；C. B-scan 图像

病例2

　　患者,男性,45岁。主诉:糖尿病10年,双眼视网膜光凝术后1年。视力:右眼0.1,左眼0.8。见图3-3-7~图3-3-11。

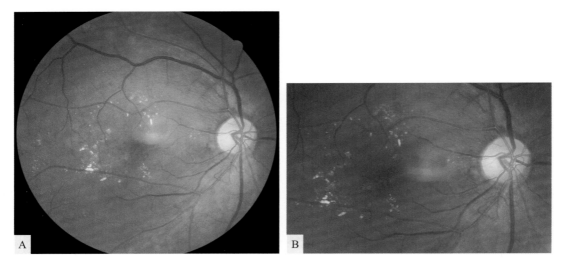

图 3-3-7　彩色眼底像

A. 彩色眼底像:右眼可见黄斑区硬性渗出、黄斑轻度水肿;B. 彩色眼底像(×2)

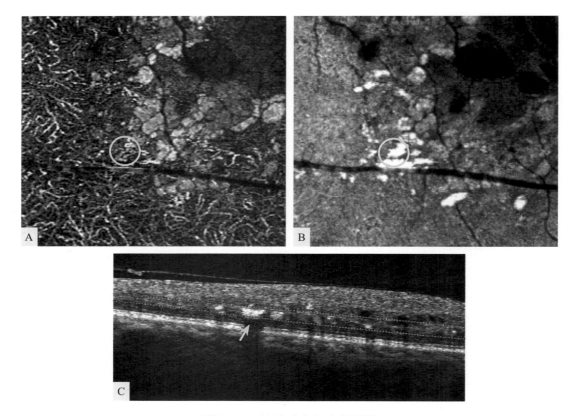

图 3-3-8　血流成像组合分析图

扫描范围 3mm×3mm,视网膜深层。A. OCT 血流成像:右眼部分毛细血管血流信号消失,可见斑片状不均匀、边界清晰的片状中高信号,相应区域未见血流信号,标记处血流信号(黄圈)为浅层血管血流投射伪像;B. En face 图像:部分反射缺失,斑片状不均匀、边界清晰片状反射,与血流成像图一致,但标记处边界清晰的不规则形高反射(黄圈),与血流成像图明显不同;C. B-scan 图像:显示视网膜深层边界清晰的团状高反射(黄箭),其后组织反射遮蔽

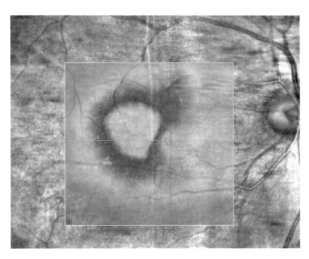

图 3-3-9　黄斑容积图

右眼黄斑颞侧视网膜局限水肿,鼻侧视网膜厚度基本正常

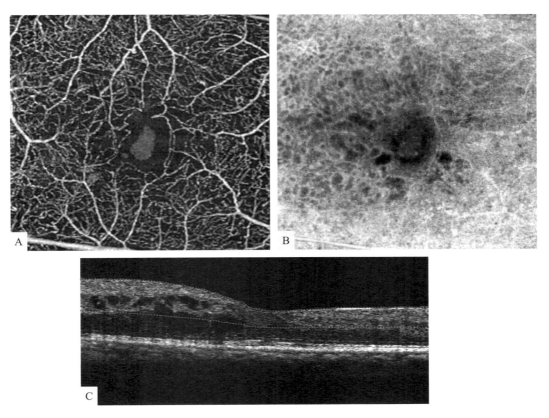

图 3-3-10　血流成像组合分析图

扫描范围 3mm×3mm,视网膜浅层。A. OCT 血流成像:右眼黄斑拱环破坏,拱环旁毛细血管间隙扩大,中心凹处团状均一信号为硬性渗出;B. En face 图像:黄斑区多发囊样低或无反射区,以颞侧为主;C. B-scan 图像:显示神经上皮层反射增厚,囊样无反射区

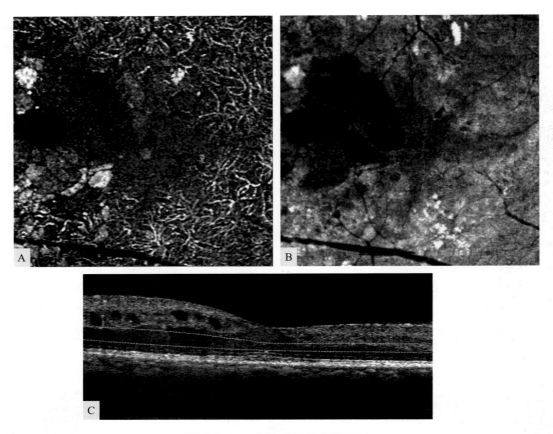

图 3-3-11　血流成像组合分析图

扫描范围 3mm×3mm，视网膜深层。A. OCT 血流成像：右眼黄斑颞侧毛细血管血流信号缺失，与水肿区域基本一致，斑片状信号为硬性渗出；B. En face 图像：黄斑区颞侧多发囊样低或无反射区；C. B-scan 图像：显示神经上皮层反射增厚，囊样无反射区

病例 3

患者，女性，52 岁。主诉：双眼视力下降 3 年。视力：右眼 0.5，左眼 0.02。见图 3-3-12，图 3-3-13。

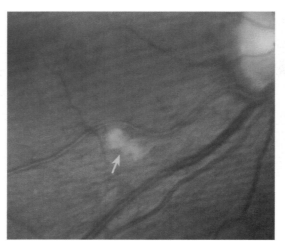

图 3-3-12　彩色眼底像

右眼视盘颞下分支动脉旁可见棉絮斑（黄箭）

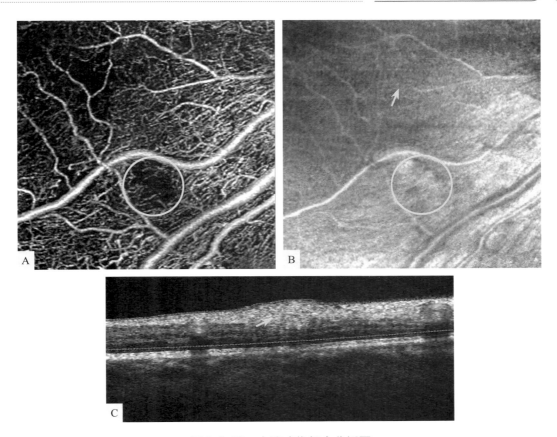

图 3-3-13 血流成像组合分析图

扫描范围 3mm×3mm,视网膜层。A. 右眼棉絮斑处可见局限血流信号缺失(黄圈),边界模糊;B. En face 图像:相应区域显示边界不清、内反射不均匀的片状反射(黄圈);C. B-scan 图像:神经上皮内层反射增高增厚(黄箭)

病例 4

患者,女性,60 岁。主诉:双眼视力下降 2 年。视力:右眼 0.5,左眼 0.5。见图 3-3-14,图 3-3-15。

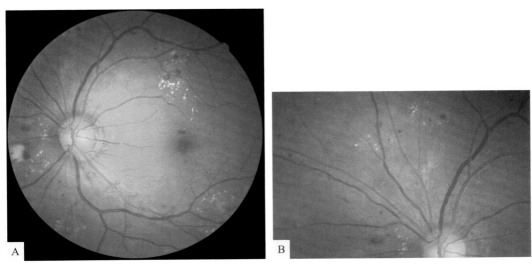

图 3-3-14 彩色眼底像

A. 彩色眼底像:左眼可见散在微血管瘤、出血及渗出;B. 彩色眼底像(局部放大)

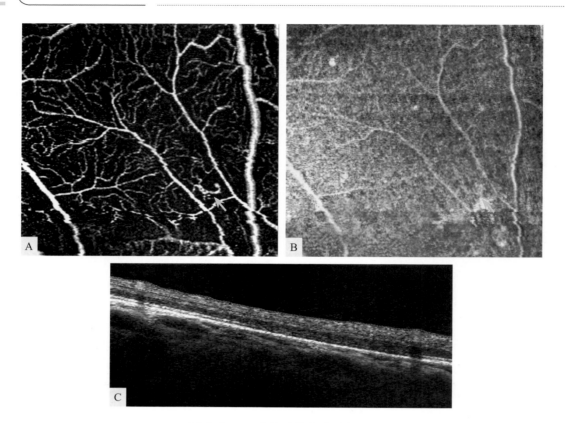

图 3-3-15　血流成像组合分析图

扫描范围 3mm×3mm,视网膜浅层。A. OCT 血流成像:左眼多处无血流信号区,可见迂曲粗大的毛细血管(IRMA)(黄箭),图像下方为眼动伪像;B. En face 图像:IRMA 处反射较为模糊(黄箭),难以分辨血管结构,图像下方为眼动伪像;C. B-scan 图像

病例 5

患者,女性,47 岁。主诉:糖尿病 9 年,右眼视物不见 2 月,左眼视网膜光凝术后。视力:右眼指数,左眼 0.2。见图 3-3-16,图 3-3-17。

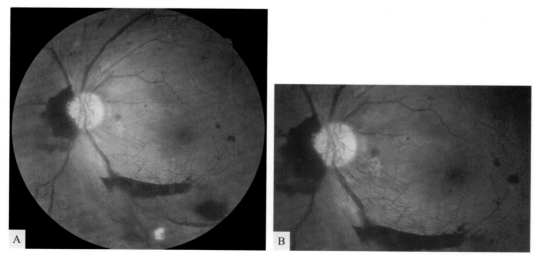

图 3-3-16　彩色眼底像

A. 彩色眼底像:左眼视盘新生血管,视盘鼻侧视网膜前片状出血,视网膜静脉迂曲扩张,串珠样改变;B. 彩色眼底像(×2)

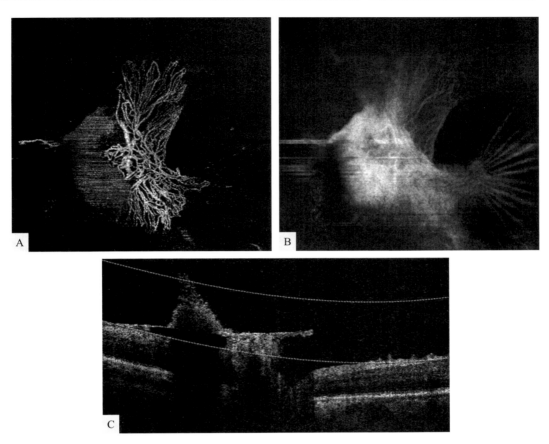

图 3-3-17 血流成像组合分析图

扫描范围 3mm×3mm,玻璃体视网膜交界层。A. OCT 血流成像:左眼视盘前可见新生血管网状血流信号;B. En face 图像:视盘前片状高反射,可见血管样反射结构;C. B-scan 图像

病例 6

患者,女性,54 岁。主诉:糖尿病 9 年,左眼视物不清 1 月。视力:右眼 0.4,左眼手动。见图 3-3-18,图 3-3-19。

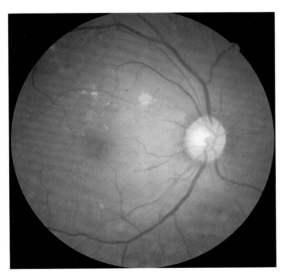

图 3-3-18 彩色眼底像

右眼可见广泛微血管瘤、硬性渗出及出血,散在光凝斑

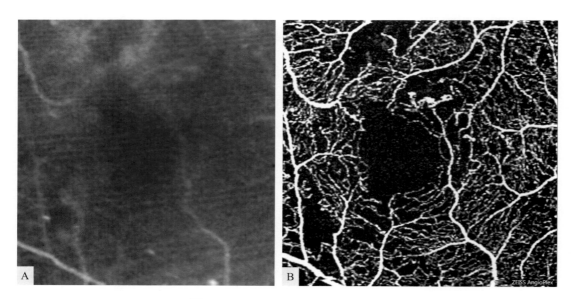

图 3-3-19 FFA 及 OCT 血流成像

A. FFA 晚期 (10'40″)：右眼拱环边界不清，黄斑旁无灌注区，轻度渗漏，可见点状强荧光；B. OCT 血流成像：扫描范围 3mm×3mm，视网膜层，拱环破坏明显，拱环旁毛细血管信号间隙增大，可见微血管瘤及无灌注区

病例 7

患者，女性，57 岁。主诉：发现双眼糖尿病视网膜病变 3 年。视力：右眼 0.3，左眼手动。见图 3-3-20，图 3-3-21。

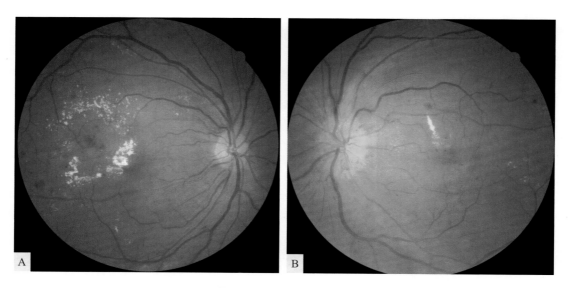

图 3-3-20 彩色眼底像

A. 彩色眼底像：右眼散在微血管瘤、出血及渗出，视盘未见明显异常；B. 彩色眼底像：左眼散在微血管瘤、出血及渗出，视盘水肿、边界不清

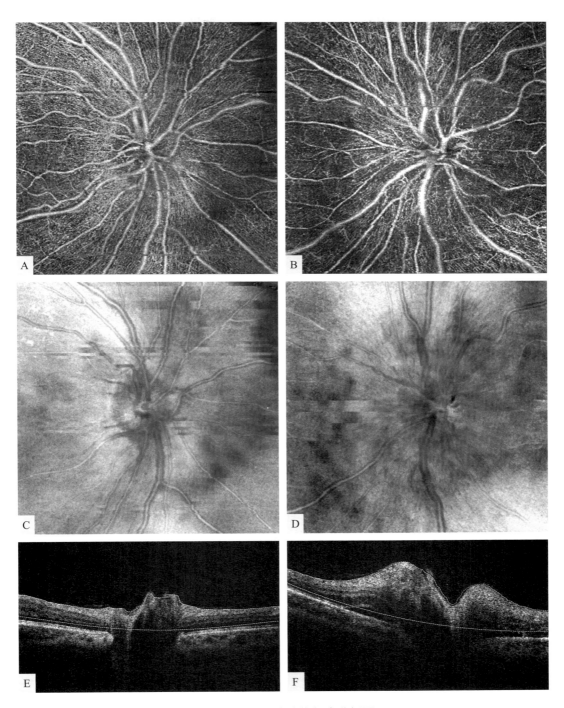

图 3-3-21 血流成像组合分析图

扫描范围 6mm×6mm,视网膜层。A. OCT 血流成像:右眼视盘血流信号未见明显异常;B. OCT 血流成像:左眼视盘表层毛细血管血流信号增高扩张;C. En face 图像:右眼结构图未见明显异常;D. En face 图像:左眼视盘边界模糊;E、F. B-scan 图像

（赵 琦 史雪辉）

第四节　视网膜血管炎

视网膜血管炎(retinal vasculitis)是一类累及视网膜血管的炎症性疾病。典型表现为眼底灰白色血管鞘、渗出、出血、视网膜水肿等改变。视网膜血管炎可分为动脉炎、静脉炎、毛细血管炎 3 种类型。

> 病例

患者,女性,53 岁。主诉:双眼视网膜血管炎 4 年,曾行激光治疗。视力:右眼 0.3,左眼 0.05。见图 3-4-1~ 图 3-4-14。

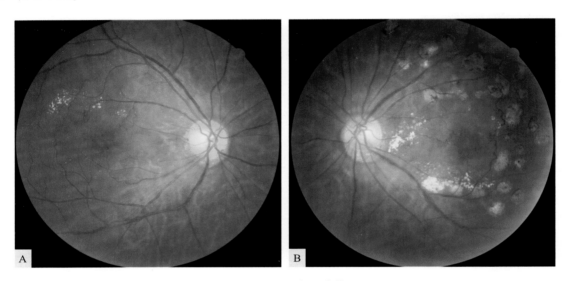

图 3-4-1　彩色眼底像

A.彩色眼底像:右眼黄斑区视网膜血管走行迂曲,黄斑区上方可见黄白色硬性渗出,黄斑水肿;B.彩色眼底像:左眼黄斑区视网膜血管走行迂曲,可见黄白色硬性渗出,黄斑水肿,可见光凝斑

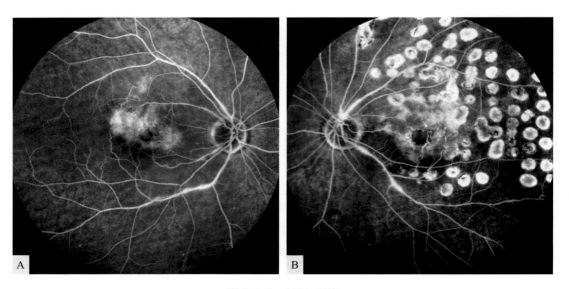

图 3-4-2　FFA 图像

A.右眼静脉期(7′21″)、B.左眼静脉期(7′12″):双眼黄斑区拱环结构破坏,黄斑区荧光渗漏,可见血管壁染,并见片状无灌注区

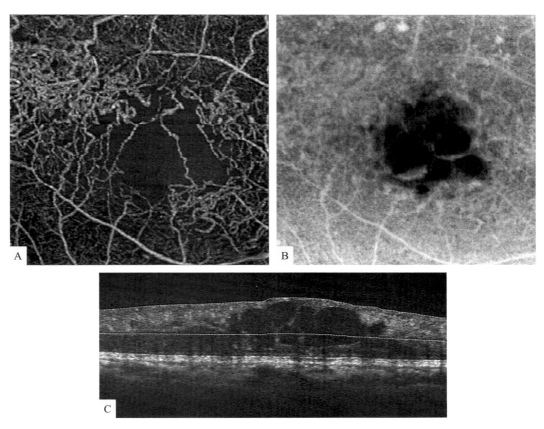

图 3-4-3　血流成像组合分析图

扫描范围 3mm×3mm,视网膜浅层。A. OCT 血流成像:右眼拱环结构破坏、扩大,黄斑区血管血流信号迂曲,可见小片状无血流信号区,异常吻合支形成;B. En face 图像:黄斑区低反射,为黄斑区水肿;C. B-scan 图像

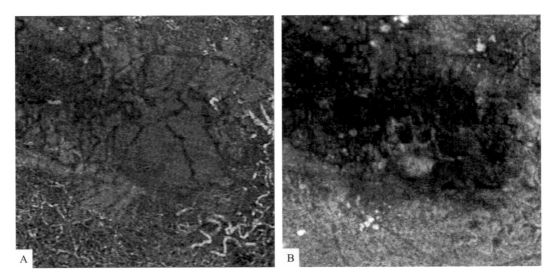

图 3-4-4　血流成像组合分析图

扫描范围 3mm×3mm,视网膜深层。A. OCT 血流成像:右眼部分血流信号缺失,可能是由于层间水肿导致血流信号遮蔽、移位或是由于深层血管闭塞所致,并可见浅层血管血流信号投射伪像;B. En face 图像:中心凹处呈低反射,并可见囊腔样反射

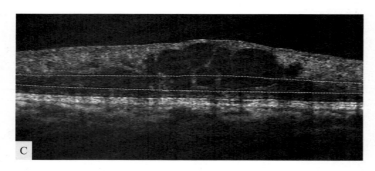

图 3-4-4(续)　血流成像组合分析图
C. B-scan 图像

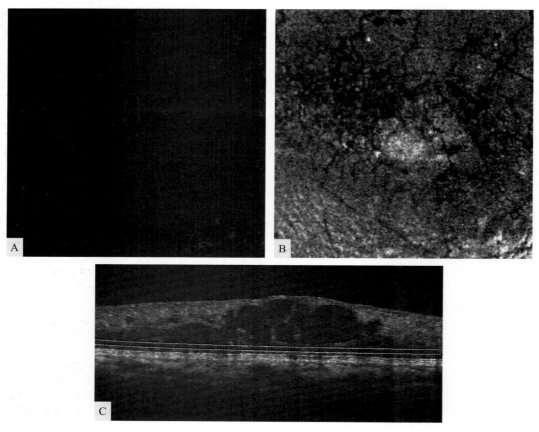

图 3-4-5　血流成像组合分析图

扫描范围 3mm×3mm,视网膜无血流层。A. OCT 血流成像:右眼未见血流信号;B. En face 图像:黄斑囊样水肿处对应高反射;C. B-scan 图像

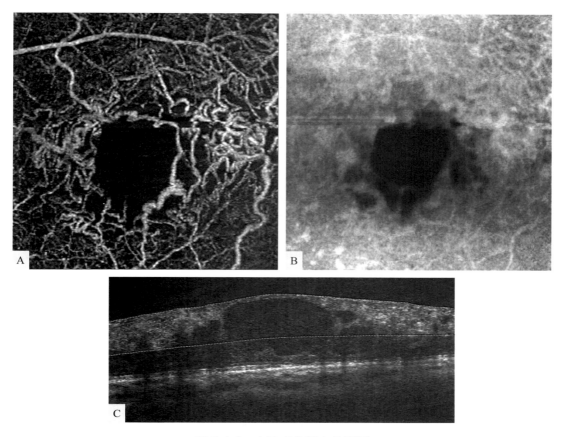

图 3-4-6 血流成像组合分析图

扫描范围 3mm×3mm,视网膜浅层。A. OCT 血流成像:左眼拱环结构破坏、扩大,黄斑区血管血流信号迂曲,可见小片状血流信号缺失区,异常吻合支形成;B. En face 图像:黄斑区低反射,为黄斑区水肿;C. B-scan 图像

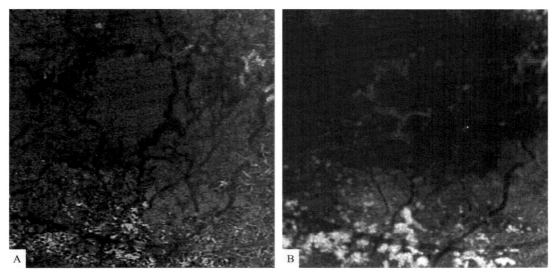

图 3-4-7 血流成像组合分析图

扫描范围 3mm×3mm,视网膜深层。A. OCT 血流成像:左眼部分血流信号缺失,可能是由于层间水肿对血流信号遮蔽、移位或是由于深层血管闭塞所致,并可见浅层血管血流信号投射伪像;B. En face 图像:中心凹处呈低反射,并可见囊腔样反射

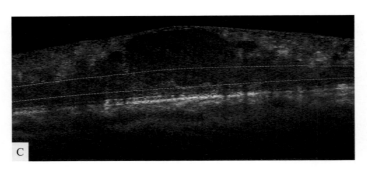

图 3-4-7(续)　血流成像组合分析图
C. B-scan 图像

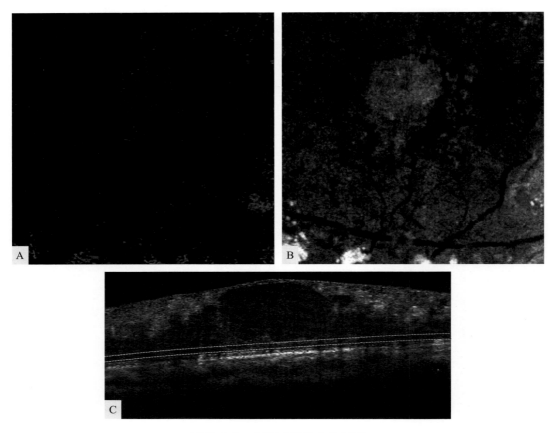

图 3-4-8　血流成像组合分析图

扫描范围 3mm×3mm,视网膜无血流层。A. OCT 血流成像:左眼未见血流信号;B. En face 图像:
黄斑囊样水肿处对应高反射;C. B-scan 图像

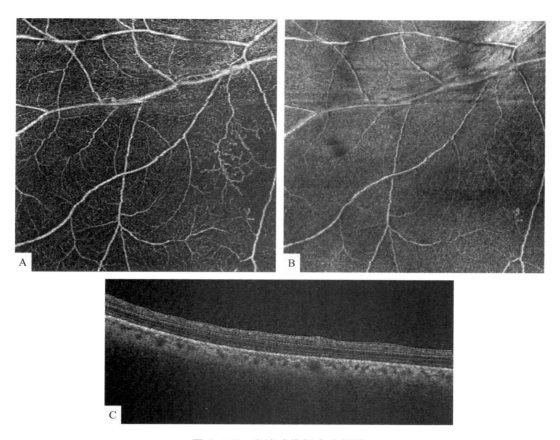

图 3-4-9　血流成像组合分析图

扫描范围 6mm×6mm，视网膜浅层。A. OCT 血流成像：右眼黄斑鼻下方可见血流信号缺失；B. En face 图像：无灌注区边缘血管形态迂曲扩张；C. B-scan 图像

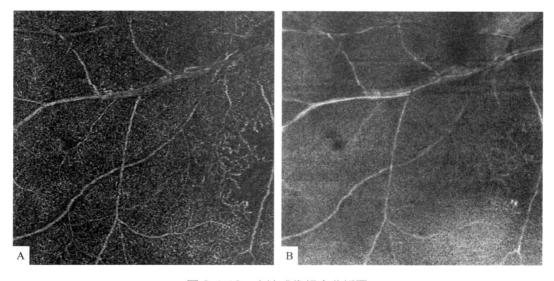

图 3-4-10　血流成像组合分析图

扫描范围 6mm×6mm，视网膜深层。A. OCT 血流成像：右眼黄斑区鼻下方可见血流信号缺失区；B. En face 图像：可见浅层血管投射伪像

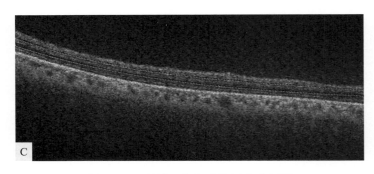

图 3-4-10（续）　血流成像组合分析图

C. B-scan 图像

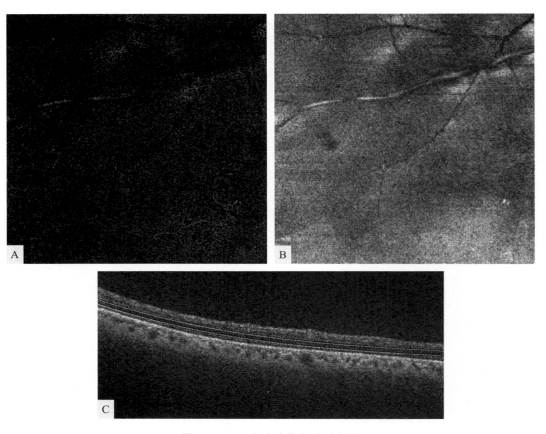

图 3-4-11　血流成像组合分析图

扫描范围 6mm×6mm，视网膜无血流层。A. OCT 血流成像：右眼可见浅层血管血流信号投射伪像；B. En face 图像：未见异常反射；C. B-scan 图像

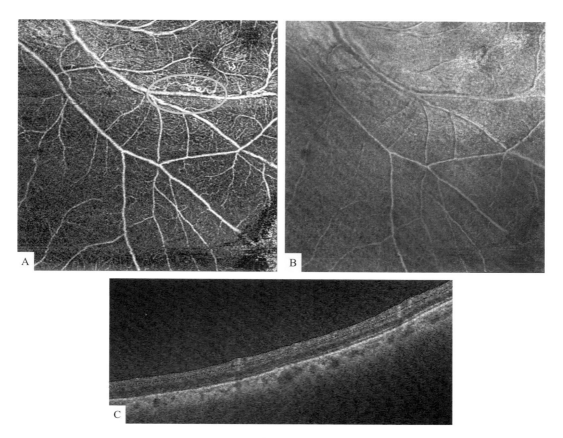

图 3-4-12　血流成像组合分析图

扫描范围 6mm×6mm，视网膜浅层。A. OCT 血流成像：左眼黄斑下方血管分支可见异常迂曲走行血管血流信号（黄圈）；B. En face 图像：未见异常反射；C. B-scan 图像

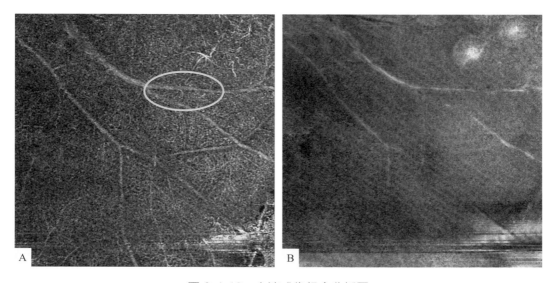

图 3-4-13　血流成像组合分析图

扫描范围 6mm×6mm，视网膜深层。A. OCT 血流成像：左眼高反射血流信号为浅层血管血流信号投射伪像，深层毛细血管血流信号局部扩张（黄圈）；B. En face 图像：未见异常反射

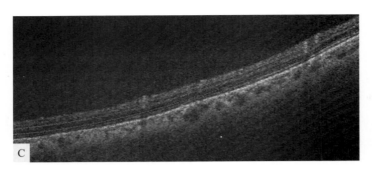

图 3-4-13（续）　血流成像组合分析图

C. B-scan 图像

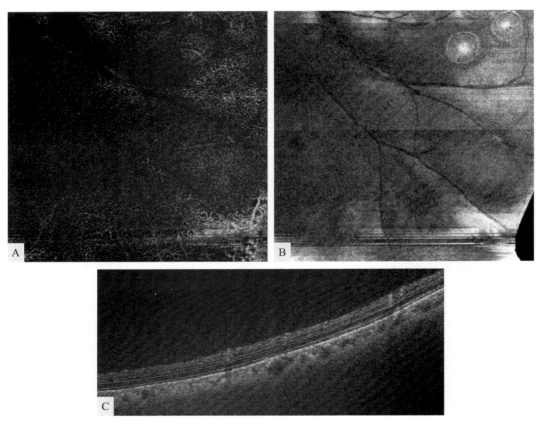

图 3-4-14　血流成像组合分析图

扫描范围 6mm×6mm，视网膜无血流层。A. OCT 血流成像：左眼可见浅层血管血流信号投射伪像；B. En face 图像：未见异常反射；C. B-scan 图像

（沈　琳　丁　宁）

第五节 外层渗出性视网膜病变

外层渗出性视网膜病变（external exudative retinopathy）即 Coats 病，是一种特发性单眼起病为主的视网膜病，以视网膜血管异常扩张、视网膜内层和外层渗出为特征。好发于健康男童，多单眼受累，病程缓慢，呈进行性。其他年龄段的患者亦可发生成年型 Coats 病。

眼底表现为视网膜血管扭曲、囊样扩张或串珠状，多在颞侧视网膜血管二级分支后，并可伴新生血管形成。视网膜可见深层黄白色渗出，间有胆固醇结晶、点片状出血，累及黄斑可见星芒状或环形硬性渗出。可造成渗出性视网膜脱离，并可继发新生血管性青光眼、并发性白内障。

病例 1

患者，男性，20 岁。主诉：右眼视物变形、视力下降 1 年，行眼底激光治疗及玻璃体腔注射雷珠单抗 2 次。视力：右眼 0.05，左眼 0.5。见图 3-5-1～图 3-5-8。

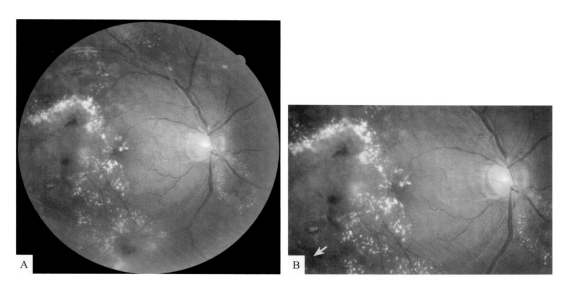

图 3-5-1 彩色眼底像

A. 彩色眼底像：右眼视网膜广泛水肿、黄白色渗出，其间可见片状出血，中心凹颞下方部分视网膜血管闭塞呈白线，周边光凝斑；B. 彩色眼底像（×2）：黄斑区局部放大，见中心凹颞下方部分视网膜血管闭塞呈白线（黄箭）

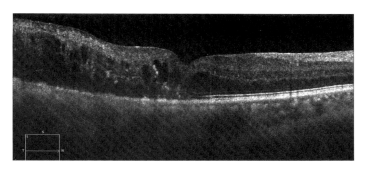

图 3-5-2 OCT 图像

右眼黄斑区视网膜神经上皮层反射增厚，层间大量渗出高反射及多个大小不一的囊样无反射区

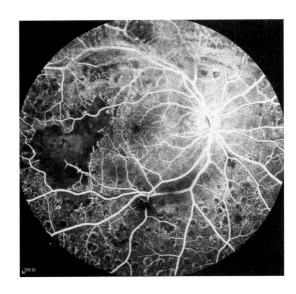

图 3-5-3　FFA 图像

静脉期(0′27″)：右眼视网膜血管不规则网状及瘤样扩张，中心凹颞侧无灌注区，周边散在光凝斑

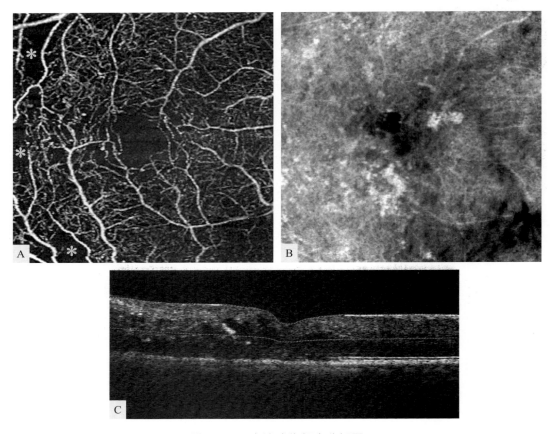

图 3-5-4　血流成像组合分析图

扫描范围 3mm×3mm，视网膜浅层。A. OCT 血流成像：右眼黄斑中心凹拱环结构不规则，毛细血管血流信号不均匀，可见网状及瘤样扩张，颞侧多个血流信号缺失区（星号）；B. En face 图像：神经上皮层间渗出呈斑片状高反射，中心凹处不规则无反射区，结合 B-scan 为黄斑囊样水肿，鼻下方玻璃体混浊形成反射遮蔽；C. B-scan 图像

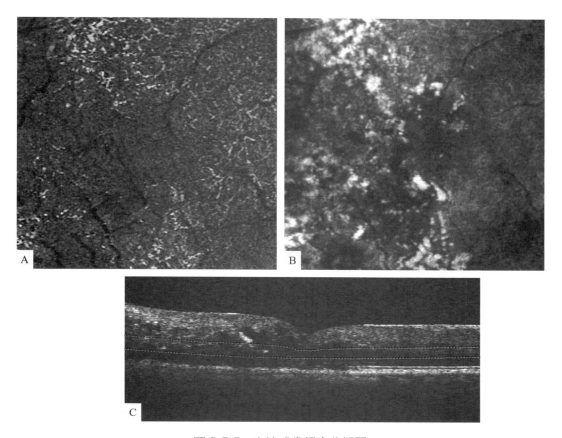

图 3-5-5　血流成像组合分析图

扫描范围 3mm×3mm,视网膜深层。A. OCT 血流成像:右眼视网膜深层毛细血管血流信号不均匀,部分血流信号缺失,结合 B-scan 为黄斑囊样水肿所致,并可见多个点状高信号为神经上皮层间渗出;B. En face 图像:黄斑囊样水肿形成不规则无反射区并可见大量渗出高反射;C. B-scan 图像

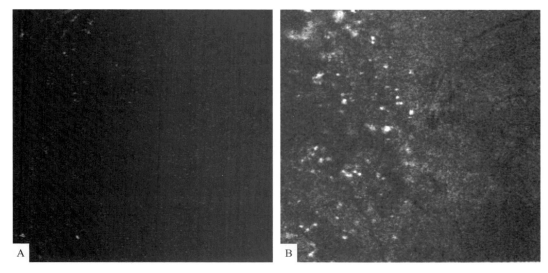

图 3-5-6　血流成像组合分析图

扫描范围 3mm×3mm,视网膜无血流层。A. OCT 血流成像:右眼未见异常血流信号;B. En face 图像:可见黄斑囊样水肿形成无反射区及散在渗出高反射

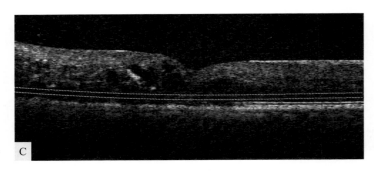

图 3-5-6(续)　血流成像组合分析图
C. B-scan 图像

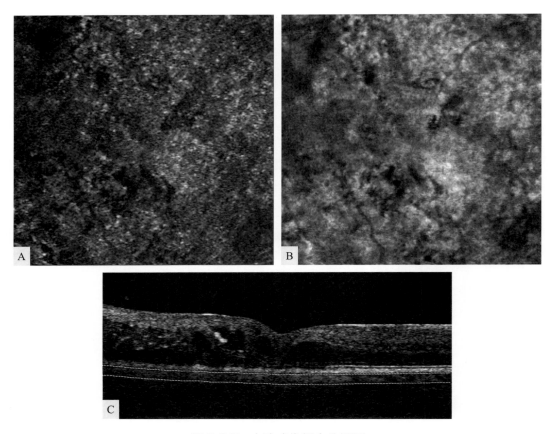

图 3-5-7　血流成像组合分析图

扫描范围 3mm×3mm,自定义层(脉络膜毛细血管层至脉络膜层)。A. OCT 血流成像:右眼黄斑区视网膜水肿及渗出遮蔽致脉络膜毛细血管层及脉络膜层血流信号不均匀;B. En face 图像:脉络膜毛细血管层及脉络膜层反射不均;C. B-scan 图像

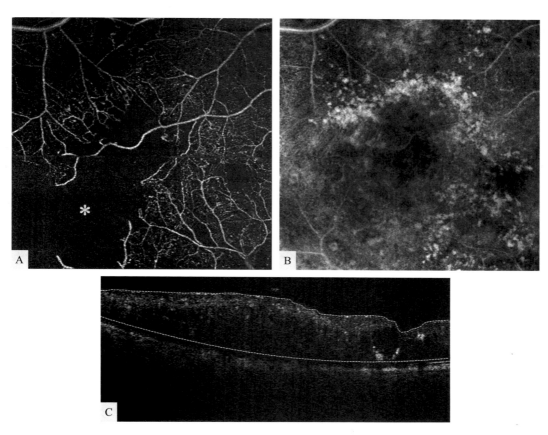

图 3-5-8　血流成像组合分析图

扫描范围 6mm×6mm,视网膜层。A. OCT 血流成像:右眼黄斑颞侧视网膜毛细血管血流信号密度不均,可见网状及瘤样扩张,中心凹颞侧大片血流信号缺失区(星号),与 FFA 的无灌注区相对应;B. En face 图像:可见大片渗出高反射,视网膜水肿区呈低反射;C. B-scan 图像

病例 2

    患者,男性,24 岁。主诉:右眼视力下降 1 年,视网膜光凝术后 7 个月。视力:右眼 0.04 矫正 0.06,左眼 0.3 矫正 1.0。见图 3-5-9~ 图 3-5-12。

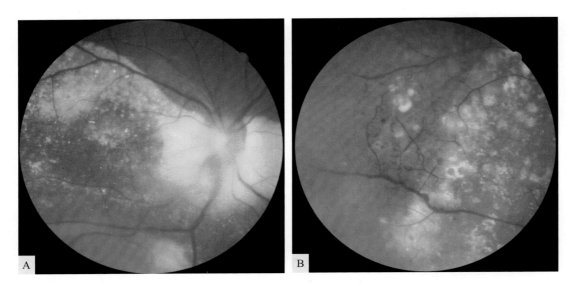

图 3-5-9　彩色眼底像

A. 彩色眼底像:右眼视盘周围、黄斑区上方大片黄白色渗出,间有胆固醇结晶、点片状出血,下方可见视网膜脱离;B. 彩色眼底像:颞上方主干血管及分支血管迂曲、串珠状,毛细血管呈网状,末端可见囊样扩张,大片黄白色渗出及光凝斑

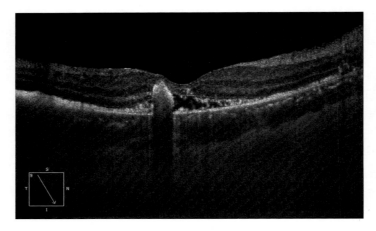

图 3-5-10　OCT 图像

右眼黄斑中心凹处局限神经上皮脱离,中心凹偏颞上方可见硬性渗出高反射,其下反射遮蔽

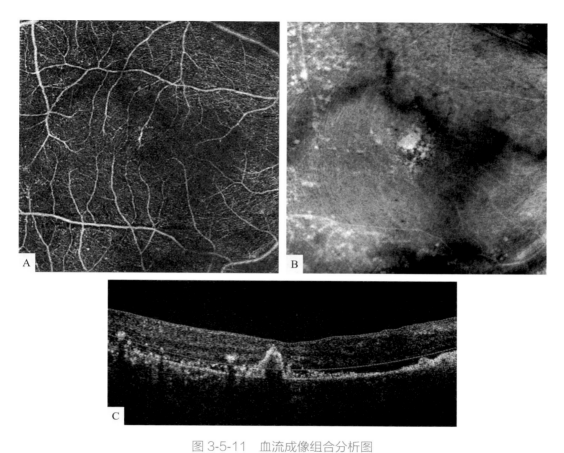

图 3-5-11　血流成像组合分析图

扫描范围 6mm×6mm,视网膜层。A. OCT 血流成像:右眼黄斑区视网膜血流信号不均匀;B. En face 图像:玻璃体混浊形成反射遮蔽,中心凹及颞侧渗出高反射;C. B-scan 图像

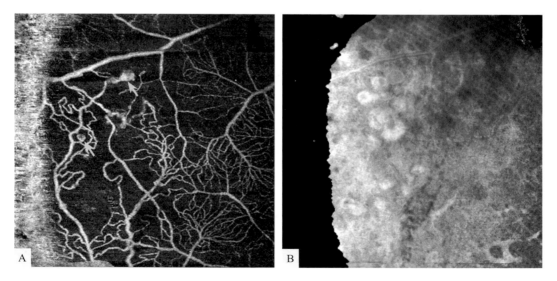

图 3-5-12　血流成像组合分析图

扫描范围 6mm×6mm,视网膜层。A. OCT 血流成像:右眼颞侧视网膜血管扭曲、串珠状,毛细血管呈网状,末端可见囊样扩张(黄箭),并可见多个血流信号缺失区;B. En face 图像:可见不规则渗出高反射

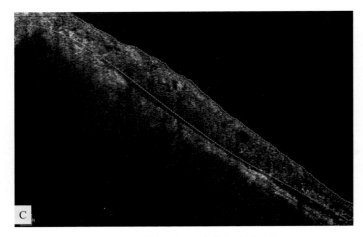

图 3-5-12(续) 血流成像组合分析图

C. B-scan 图像:颞侧视网膜神经上皮层间结构紊乱,可见点团状高反射及不规则无反射区

（王子杨　史雪辉）

第六节　家族性渗出性玻璃体视网膜病变

家族性渗出性玻璃体视网膜病变(familial exudative vitreoretinopathy,FEVR)为双侧、缓慢进展的玻璃体视网膜异常,常染色体显性遗传。病变类似于早产儿视网膜病变,但无早产及出生后吸氧史。

临床表现变异多,以双眼视网膜血管分支异常增多、走行长直并向颞侧拖拽为特点,并伴有视网膜水肿和渗出性改变,玻璃体纤维化,最终由于纤维血管增生发生牵拉或合并孔源性视网膜脱离。本病同时侵犯双眼,两侧病情轻重可不等。

病例1

患者,男性,7 岁。主诉:左眼自幼视力差,右眼视力下降 1 年。视力:右眼 0.6,左眼眼前指数。见图 3-6-1~ 图 3-6-5。

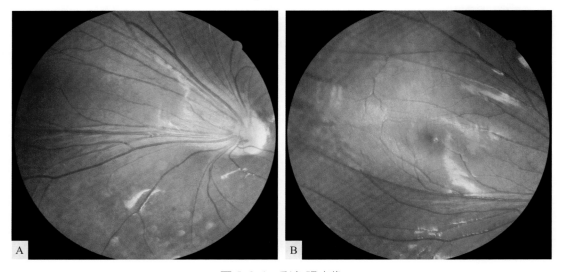

图 3-6-1　彩色眼底像

A. 彩色眼底像:右眼视网膜血管分支增多、密集,向颞侧拖拽;B. 彩色眼底像:黄斑向颞侧移位

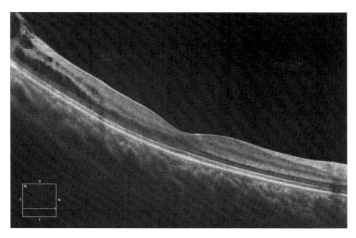

图 3-6-2　OCT 图像

右眼黄斑区部分视网膜神经上皮层劈裂，中心凹形态存在

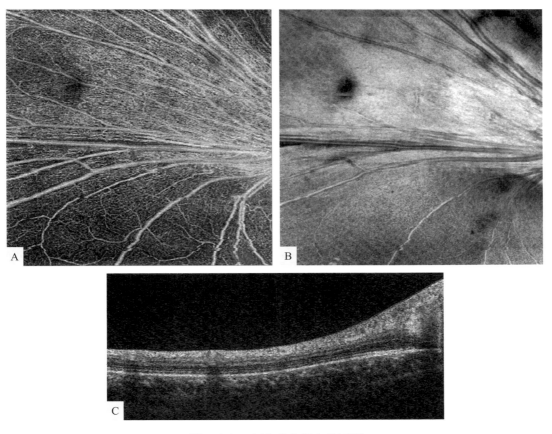

图 3-6-3　血流成像组合分析图

扫描范围 6mm×6mm，视网膜层。A. OCT 血流成像：右眼视盘颞侧视网膜血管血流信号增多、密集，向颞侧拖拽；B. En face 图像：玻璃体混浊形成斑片状反射遮蔽，结合 B-scan 视盘颞侧视网膜局限增厚，呈片状高反射；C. B-scan 图像：视盘颞侧视网膜反射增厚，未见中心凹结构

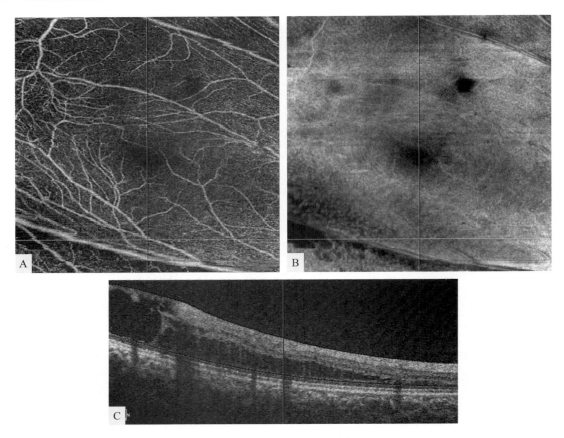

图 3-6-4　血流成像组合分析图

扫描范围 6mm×6mm,视网膜层。A. OCT 血流成像:右眼黄斑向颞侧移位,视网膜血管血流信号分支增多、密集,走行平直;黄斑下方视网膜血管血流信号减低,结合 B-scan 为视网膜劈裂所致;B. En face 图像:玻璃体混浊形成斑片状反射遮蔽,下方视网膜劈裂区反射减低;C. B scan 图像:黄斑下方视网膜劈裂

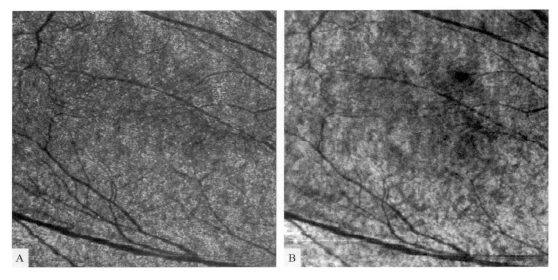

图 3-6-5　血流成像组合分析图

扫描范围 6mm×6mm,自定义层(脉络膜毛细血管层至脉络膜层)。A. OCT 血流成像:右眼脉络膜毛细血管层及脉络膜层未见异常血流信号,可见视网膜血管血流投射伪像;B. En face 图像:未见异常结构反射

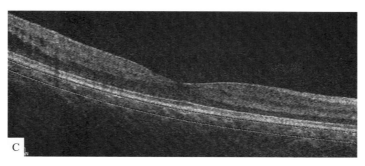

图 3-6-5（续） 血流成像组合分析图
C. B-scan 图像

病例 2

患者,男性,28 岁。主诉:右眼自幼视物不见,左眼视力下降半年。视力:右眼眼前手动,左眼 0.02 矫正 0.7。见图 3-6-6~ 图 3-6-11。

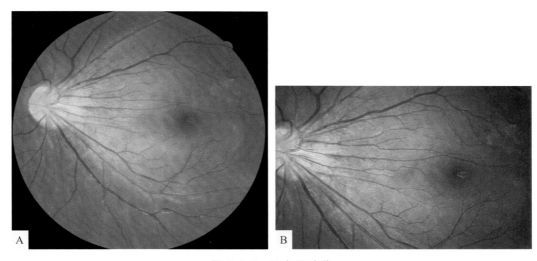

图 3-6-6 彩色眼底像
A. 彩色眼底像:左眼视网膜血管分支增多、密集,走行平直,并向颞侧拖拽;B. 彩色眼底像(×2)

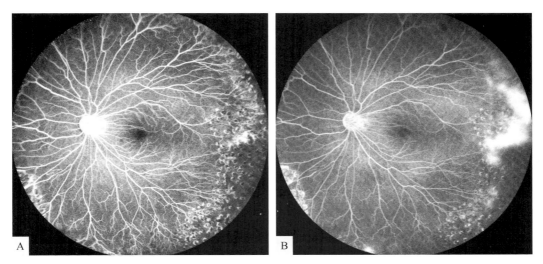

图 3-6-7 FFA 图像
A. 静脉期(0′36″):左眼视网膜血管分支增多、密集,颞侧密集光凝斑及无灌注区;B. 静脉期(8′10″):颞侧片状荧光渗漏

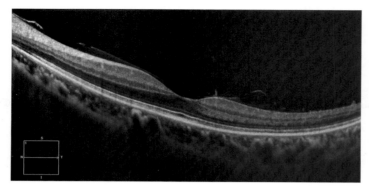

图 3-6-8　OCT 图像

左眼黄斑区视网膜前可见条状反射为玻璃体后皮质,视网膜及脉络膜各层次结构大致正常

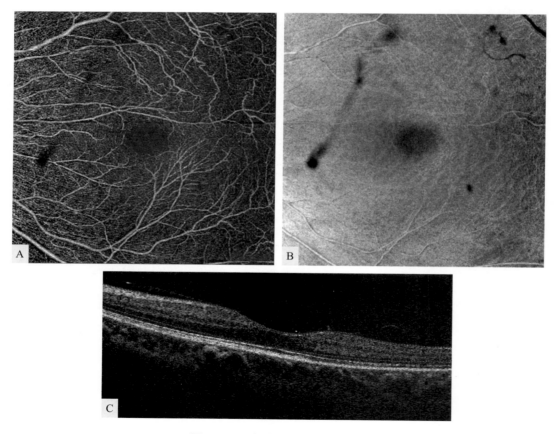

图 3-6-9　血流成像组合分析图

扫描范围 6mm×6mm,视网膜层。A. OCT 血流成像:左眼视网膜血管血流信号分支增多、密集,走行平直;B. En face 图像:玻璃体混浊形成条状反射遮蔽,未见异常视网膜结构反射;C. B-scan 图像

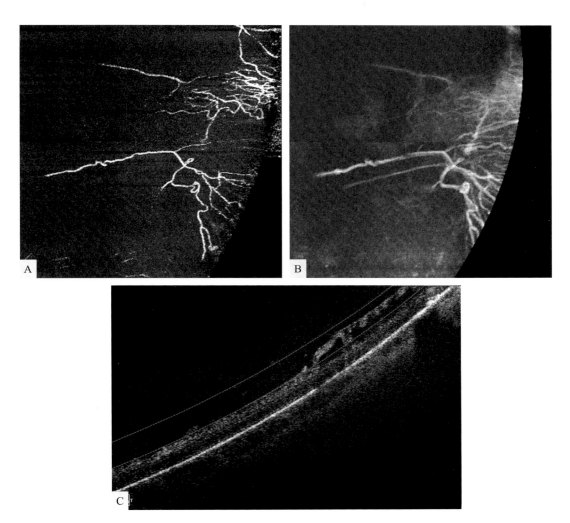

图 3-6-10　血流成像组合分析图

扫描范围 6mm×6mm,玻璃体视网膜交界层。A. OCT 血流成像:结合 B-scan 左眼颞侧周边视网膜由于浅层视网膜劈裂到玻璃体腔,因此在玻璃体视网膜交界层出现视网膜浅层血管的血流信号;B. En face 图像:可见劈裂到玻璃体腔的浅层视网膜反射;C. B-scan 图像:浅层视网膜劈裂至玻璃体腔

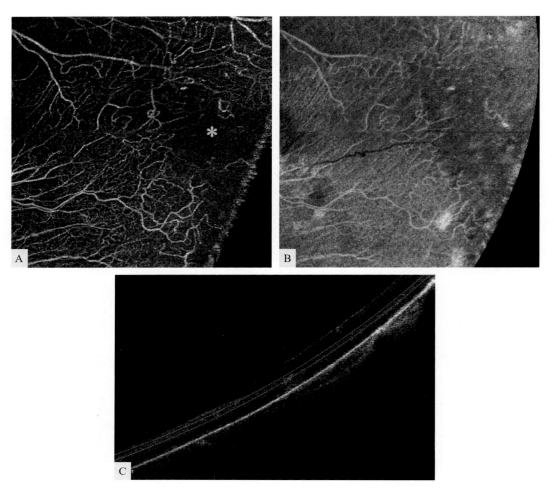

图 3-6-11　血流成像组合分析图

扫描范围 6mm×6mm,视网膜浅层。A. OCT 血流成像:左眼颞侧周边视网膜血管血流信号分支增多、密集,走行迂曲;并可见片状血流信号缺失区(星号),结合 B-scan 由于此处浅层视网膜劈裂到玻璃体腔所致;B. En face 图像:可见迂曲的血管反射及颞侧片状低反射区;C. B-scan 图像

（王子杨　史雪辉）

4

第四章

先天、遗传及变性类疾病

第一节　视网膜有髓神经纤维

足月出生的新生儿,视神经髓鞘生长至巩膜筛板之后并止于此处,如果在生后几个月内越过筛板又继续生长,则形成视网膜有髓鞘神经纤维(medullated nerve fibers in the retina)。本病大多数无明显遗传因素,少数表现为遗传性者多为常染色体隐性遗传。

眼底检查有髓神经纤维表现为白色不透明、有丝样光泽的髓鞘斑。其表面和边缘因显示神经纤维纹理而呈鹅羽状,浓厚处视网膜血管被遮蔽。其部位、大小不一。大多分布于视盘上、下边缘,并沿神经纤维的行走方向伸展,可遮盖整个视盘及其周围。

病例1

患者,女性,66 岁。主诉:右眼前黑影 5 月。视力:右眼 1.0。见图 4-1-1~ 图 4-1-5。

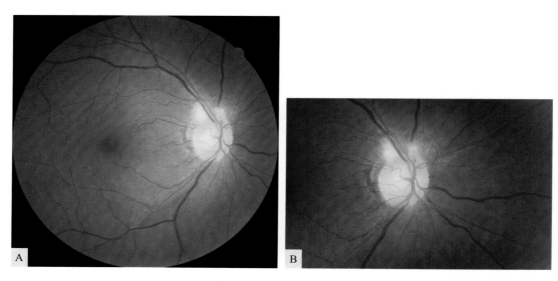

图 4-1-1　彩色眼底像

A. 彩色眼底像:右眼视盘上方有髓神经纤维,浓密处部分遮蔽视网膜血管;B. 彩色眼底像(×2)

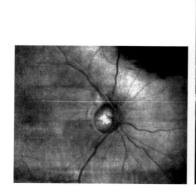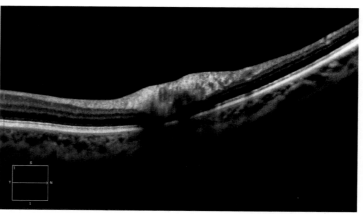

图 4-1-2　OCT 图像

右眼视盘上方视网膜神经纤维层反射局限增高增厚,内部反射不均匀,其下方反射部分遮蔽

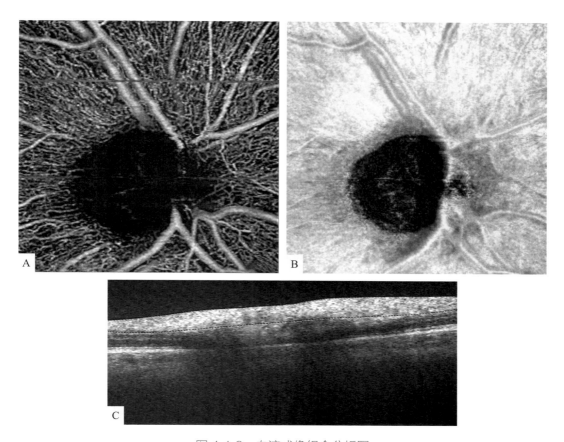

图 4-1-3 血流成像组合分析图

扫描范围 3mm×3mm,视网膜浅层。A. OCT 血流成像:右眼视盘上方大血管血流信号部分缺失,结合彩色眼底像及 B-scan 为有髓神经纤维遮蔽部分视网膜血管;B. En face 图像:右眼视盘上方大血管反射局限缺失;C. B-scan 图像

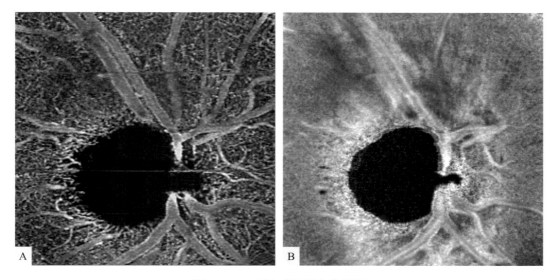

图 4-1-4 血流成像组合分析图

扫描范围 3mm×3mm,视网膜深层。A. OCT 血流成像:右眼视盘上方视网膜深层血管血流信号局限减低,为有髓神经纤维遮蔽所致;B. En face 图像:右眼视盘上方反射局限减低

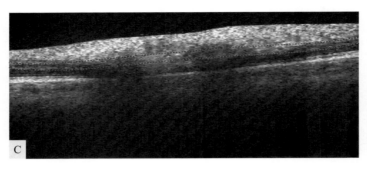

图 4-1-4（续）　血流成像组合分析图

C. B-scan 图像

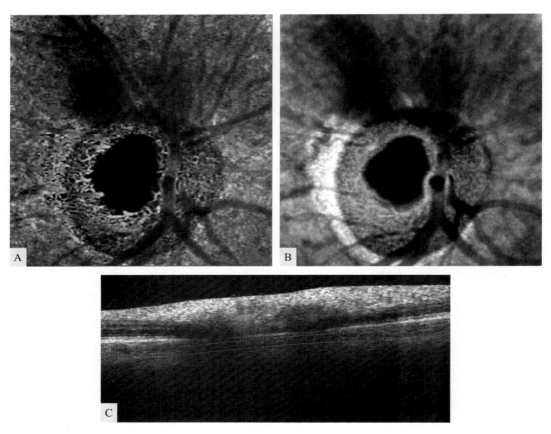

图 4-1-5　血流成像组合分析图

扫描范围 3mm×3mm，自定义层（脉络膜毛细血管层至脉络膜层）。A. OCT 血流成像：右眼有髓神经纤维遮蔽形成视盘上方局限、沿神经纤维走行的脉络膜血流信号缺失区；B. En face 图像：右眼视盘上方限局性无反射区；C. B-scan 图像

病例 2

患者,男性,49 岁。主诉:双眼视力下降 2 年。视力:左眼 0.5。见图 4-1-6~图 4-1-10。

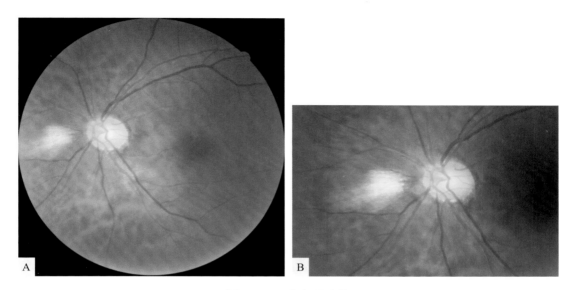

图 4-1-6　彩色眼底像

A. 彩色眼底像:左眼视盘鼻侧有髓神经纤维,与视网膜神经纤维走行相同;B. 彩色眼底像(×2):显示有髓神经纤维遮蔽其下方视网膜血管

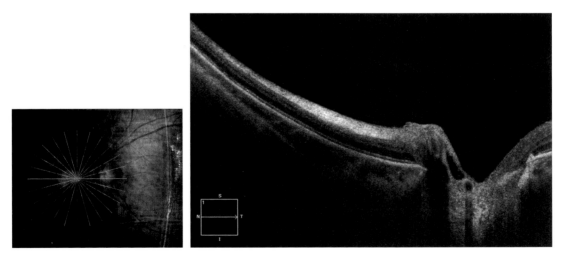

图 4-1-7　OCT 图像

左眼视盘鼻侧视网膜神经纤维层反射局限增厚、增高

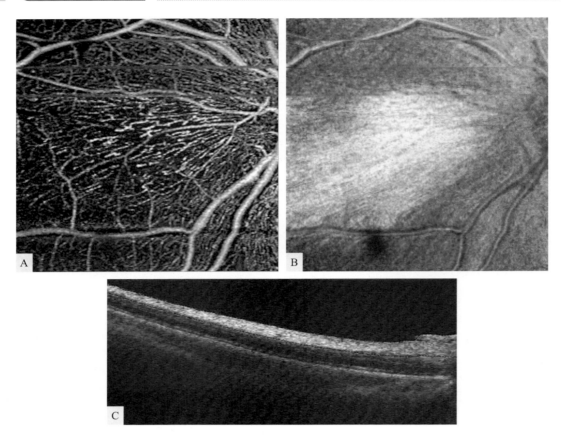

图 4-1-8　血流成像组合分析图

扫描范围 3mm×3mm,视网膜浅层。A. OCT 血流成像:左眼视盘鼻侧视网膜浅层毛细血管血流信号密度减低,管径信号增粗,结合彩色眼底像为有髓神经纤维遮蔽部分视网膜血管;B. En face 图像:左眼视盘鼻侧反射局限增高,部分血管反射缺失;C. B-scan 图像

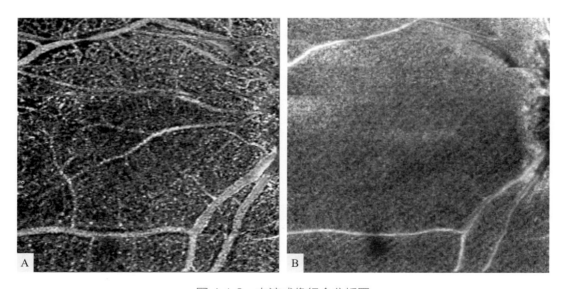

图 4-1-9　血流成像组合分析图

扫描范围 3mm×3mm,视网膜深层。A. OCT 血流成像:左眼视盘鼻侧视网膜深层血管血流信号局限减低,为有髓神经纤维遮蔽所致;B. En face 图像:左眼视盘鼻侧局限低反射区

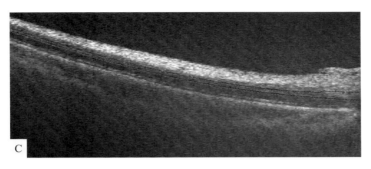

图 4-1-9（续） 血流成像组合分析图
C. B-scan 图像

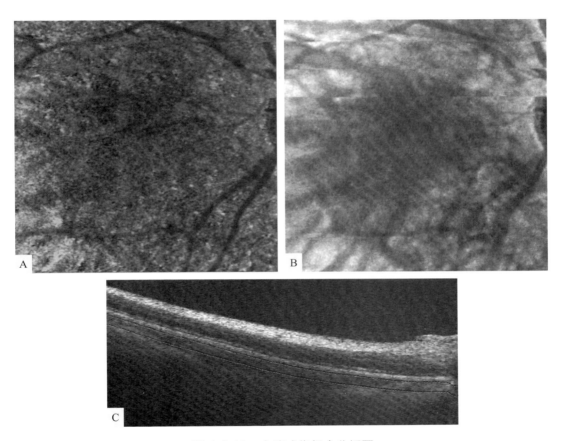

图 4-1-10 血流成像组合分析图

扫描范围 3mm×3mm，自定义层（脉络膜毛细血管层至脉络膜层）。A. OCT 血流成像：左眼有髓神经纤维遮蔽导致视盘鼻侧局限脉络膜血管血流信号减低；B. En face 图像：左眼视盘鼻侧局限低反射区；C. B-scan 图像

（李栋军　丁宁）

第二节　视网膜劈裂

视网膜劈裂（retinoschisis）是视网膜神经上皮层间的分离，多发生在神经纤维层或外丛状层，主要分为变性性、遗传性及继发性视网膜劈裂三类。其中变性性视网膜劈裂（也称老年性视网膜劈裂），多发生

在中老年人,以外丛状层劈裂多见。遗传性视网膜劈裂(也称性连锁青少年视网膜劈裂)是一种 X 染色体连锁隐性遗传病,多见于婴幼儿和青少年,劈裂多发生在神经纤维层。

病例

患者,女性,41 岁。主诉:左眼自幼视力不佳,视力下降 3 年。视力:左眼 0.4。见图 4-2-1~图 4-2-7。

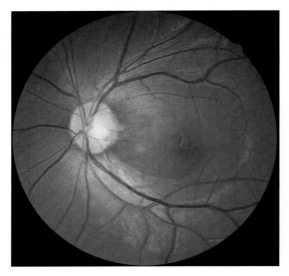

图 4-2-1　彩色眼底像
左眼黄斑区可见椭圆形薄纱样隆起,边界清晰,与视盘相连,累及黄斑中心凹

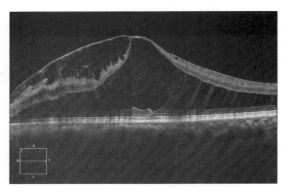

图 4-2-2　OCT 图像
左眼黄斑中心凹特征性形态消失,神经上皮层显著增厚,神经上皮层层间分离,其间可见无反射区及桥样连接,以神经纤维层及外丛状层分离为主,其他层也可见小范围分离

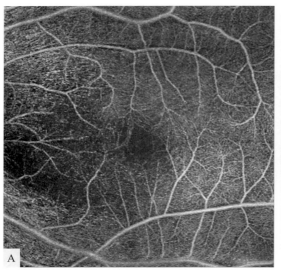

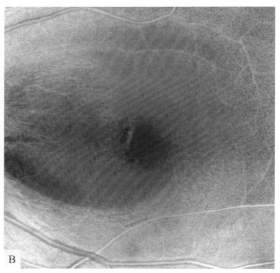

图 4-2-3　血流成像组合分析图
扫描范围 6mm×6mm,视网膜浅层。A. OCT 血流成像:左眼黄斑拱环形态欠规则,部分血管血流信号欠连续,拱环附近血管血流信号密度不均匀,中心凹鼻侧部分区域信号减低,由于劈裂层次参差不齐,因此可见部分视网膜深层血管血流信号;B. En face 图像:左眼黄斑到视盘可见类椭圆形低反射区,黄斑中心呈不规则形无反射区,其旁可见小片无反射区

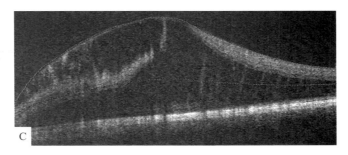

图 4-2-3（续）　血流成像组合分
析图
C. B-scan 图像

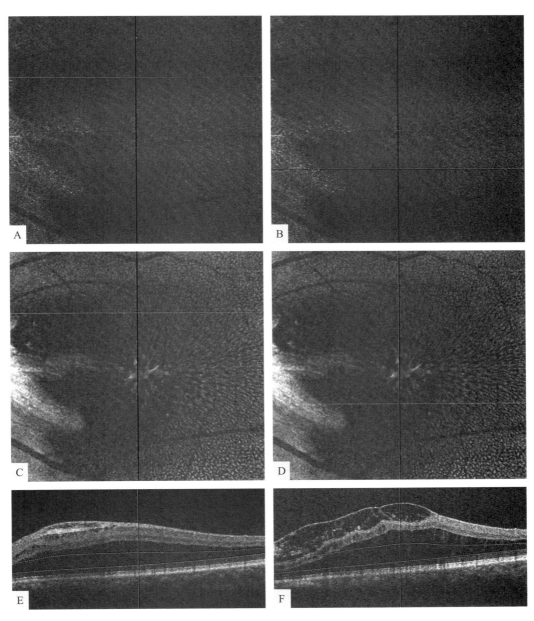

图 4-2-4　血流成像组合分析图

扫描范围 6mm×6mm，视网膜深层。A. OCT 血流成像：左眼黄斑区上方与 B-scan 对应的位置因外丛状层劈
裂导致视网膜深层血管结构在扫描范围之外，未见明显血流信号；B. OCT 血流成像：黄斑区鼻下方与 B-scan
对应的位置因部分视网膜深层血管结构在扫描范围之内，可见部分血流信号；C. En face 图像：左眼黄斑区除
鼻侧部分区域外呈低反射区，以黄斑中心凹为中心可见点状中高反射呈放射状分布；D. En face 图像：左眼黄
斑区除鼻侧部分区域外呈低反射区，以黄斑中心凹为中心可见点状中高反射呈放射状分布；E、F. B-scan 图像

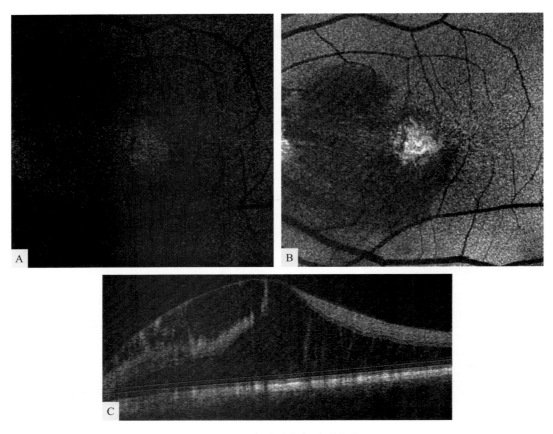

图 4-2-5　血流成像组合分析图

扫描范围 6mm×6mm,视网膜无血流层。A. OCT 血流成像:左眼黄斑中心可见较旁中心凹略高的反射信号,考虑与劈裂所致黄斑中心神经上皮层外层反射增高有关;B. En face 图像:黄斑中心凹至视盘多层次劈裂导致反射信号减低,黄斑中心凹高反射;C. B-scan 图像

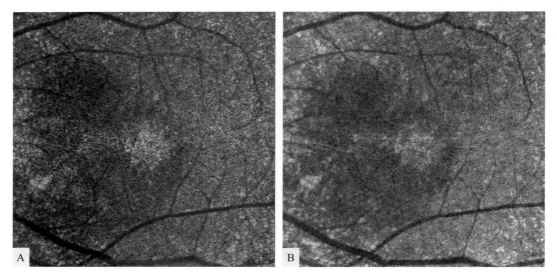

图 4-2-6　血流成像组合分析图

扫描范围 6mm×6mm,脉络膜毛细血管层。A. OCT 血流成像:左眼黄斑中心凹至视盘多层次劈裂导致反射信号减低,黄斑中心凹高信号;B. En face 图像:黄斑中心凹至视盘反射减低,黄斑中心凹高反射

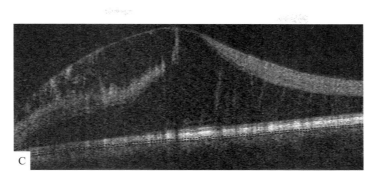

图 4-2-6(续)　血流成像组合分析图

C. B-scan 图像

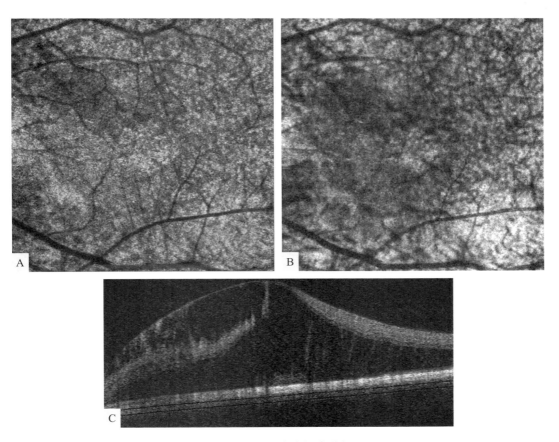

图 4-2-7　血流成像组合分析图

扫描范围 6mm×6mm,脉络膜层。A. OCT 血流成像:左眼黄斑区未见明显异常反射信号;B. En face 图像:黄斑区未见明显异常反射;C. B-scan 图像

(陈　伟　史雪辉)

第三节　卵黄样黄斑营养不良

卵黄样黄斑营养不良（vitelliform macular dystrophy），又称 Best 病（Best's disease），是一种进行性常染色体显性遗传的黄斑变性疾病，典型表现为双眼对称性的黄斑部卵黄样病变，病变逐渐进展，最终形成瘢痕和萎缩，对患者视力产生不同程度的影响。发病年龄多为 3~15 岁。病程分为 5 期：卵黄病变前期、卵黄病变期、假性积脓期、卵黄破碎期和萎缩期。

病例1

患者，女性，33 岁。主诉：双眼视力下降 7~8 年，加重半年。视力：双眼 0.4。见图 4-3-1~ 图 4-3-10。

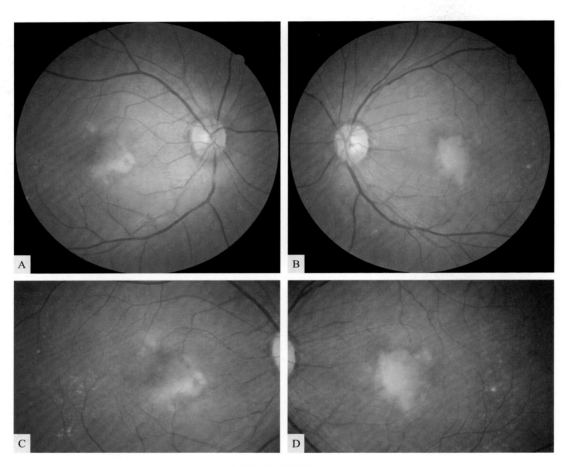

图 4-3-1　彩色眼底像

A、B. 彩色眼底像：双眼黄斑中心凹附近可见不规则形卵黄样病变，部分边界欠清晰，其内可见少量色素沉着，病变周围散在黄白色点状渗出（卵黄破碎期）；C、D. 彩色眼底像（×2）

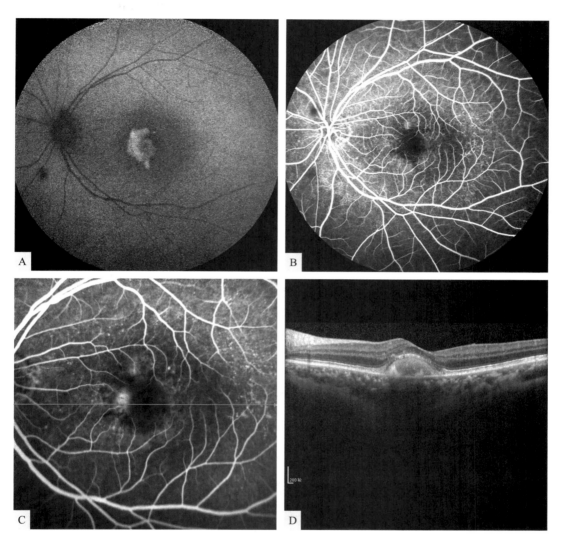

图 4-3-2　无赤光眼底像、FFA 及 OCT 图像

A. 无赤光眼底像：左眼黄斑中心凹可见约 1 视盘直径不规则形片状白色病灶；B. FFA 静脉期
（0′22″）：左眼视网膜血管走行正常，黄斑中心凹旁可见多个片状强荧光，旁中心凹及视盘鼻侧可见
散在点状强荧光；C. FFA 晚期（10′48″）：左眼黄斑中心凹周围片状荧光着染；D. 同步 OCT：左眼黄
斑中部色素上皮脱离，其间中高反射

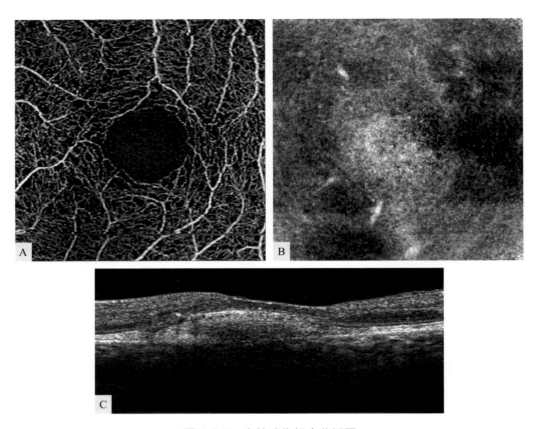

图 4-3-3　血管成像组合分析图

扫描范围 3mm×3mm,视网膜层。A. OCT 血流成像:左眼黄斑区未见异常血流信号;B. En face 图像:左眼黄斑中心不规则形片状中高反射区,其旁可见多个小片状高反射灶;C. B-scan 图像

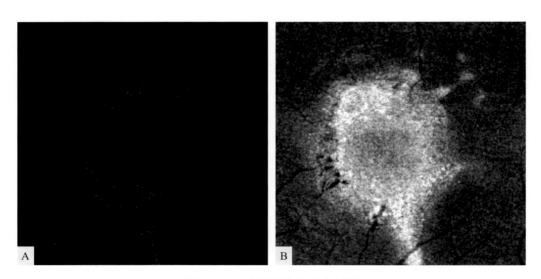

图 4-3-4　血管成像组合分析图

扫描范围 3mm×3mm,视网膜无血流层。A. OCT 血流成像:左眼黄斑区未见异常血流信号;B. En face 图像:黄斑中心大片不规则形高反射灶,为卵黄样病变所累及的区域

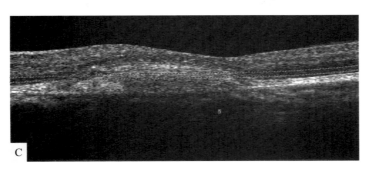

图 4-3-4（续）　血管成像组合分析图
C. B-scan 图像

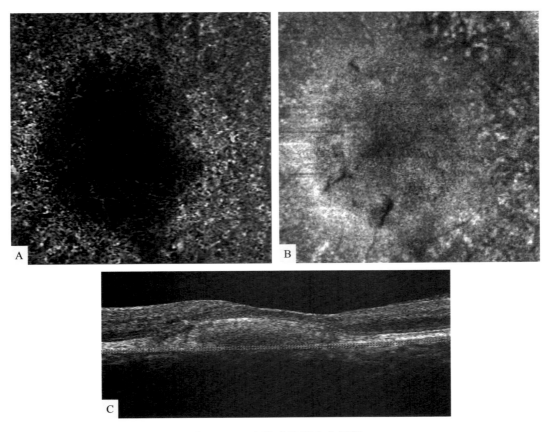

图 4-3-5　血管成像组合分析图

扫描范围 3mm×3mm，脉络膜毛细血管层。A. OCT 血流成像：左眼脉络膜毛细血管血流信号密度部分减低，黄斑中心不规则形的低信号区，部分血流信号被遮挡；B. En face 图像：黄斑中心大片区域反射轻度减低；C. B-scan 图像

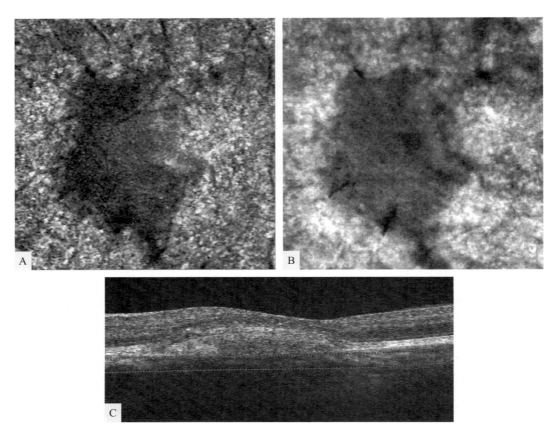

图 4-3-6 血管成像组合分析图

扫描范围 3mm×3mm,脉络膜层。A. OCT 血流成像:左眼黄斑中心部分血流信号被遮挡;B. En face 图像:黄斑中心大片区域反射减低;C. B-scan 图像

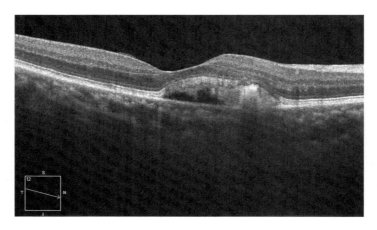

图 4-3-7 OCT 图像

右眼黄斑中心凹神经上皮层与色素上皮层局限分离,其间可见无反射区及团状中等反射,色素上皮层反射连续、不光滑,可见局限隆起中高反射,其下部分反射减低

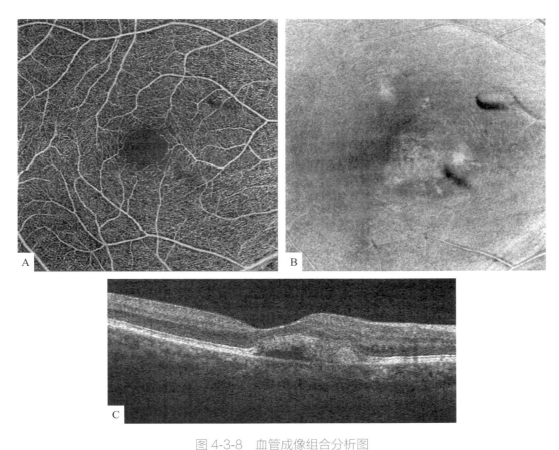

图 4-3-8　血管成像组合分析图

扫描范围 6mm×6mm,视网膜层。A. OCT 血流成像:右眼黄斑区未见异常血流信号;B. En face 图像:黄斑中心鼻下方可见片状不规则形、不均匀中高反射区;C. B-scan 图像

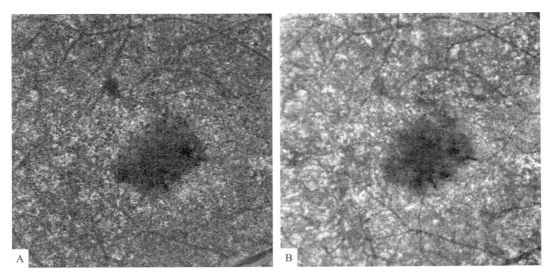

图 4-3-9　血管成像组合分析图

扫描范围 6mm×6mm,脉络膜毛细血管层。A. OCT 血流成像:右眼黄斑中心部分血管血流信号遮蔽;B. En face 图像:黄斑中心大片不规则形低反射区

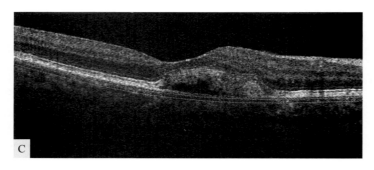

图 4-3-9(续)　血管成像组合分析图

C. B-scan 图像

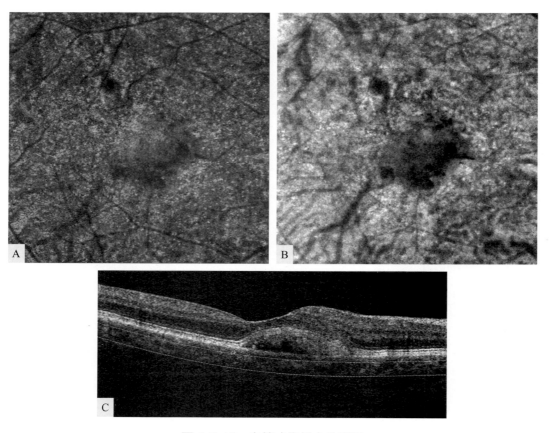

图 4-3-10　血管成像组合分析图

扫描范围 6mm×6mm,脉络膜层。A. OCT 血流成像:右眼黄斑中心部分血管血流信号被遮蔽;B. En face 图像:黄斑中心不规则形的低反射区;C. B-scan 图像

病例2

患者,男性,28岁。主诉:双眼视力下降10年余,左眼加重1年。视力:右眼0.5,左眼0.4。见图4-3-11~图4-3-15。

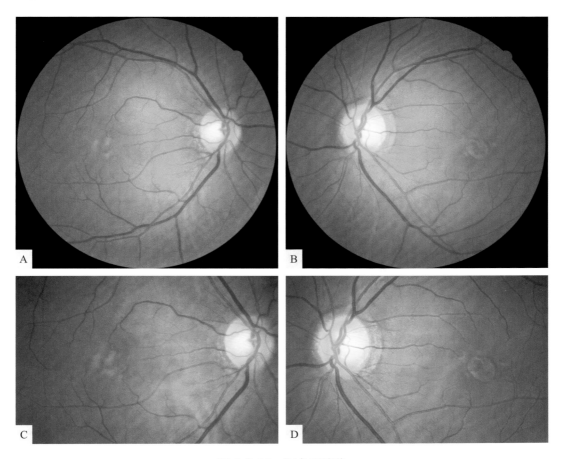

图4-3-11 彩色眼底像

A、B.彩色眼底像:双眼黄斑中心凹附近可见多个片状黄白色病灶,并可见一类圆形境界清晰的青灰色病灶,黄斑区色素不均(萎缩期);C、D.彩色眼底像(×2)

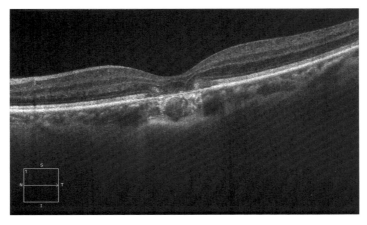

图4-3-12 OCT图像

左眼黄斑中心部分神经上皮外层及色素上皮层反射缺失,其下脉络膜毛细血管层萎缩,大血管反射上移

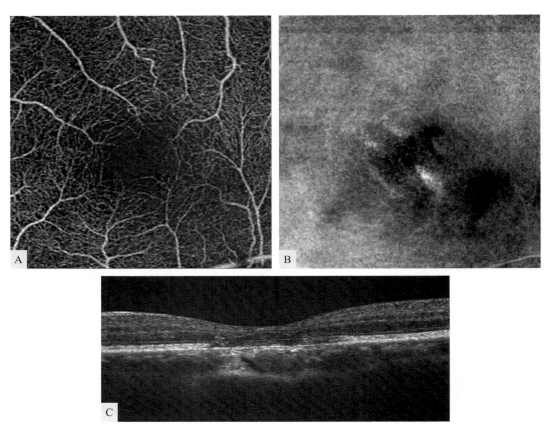

图 4-3-13 血管成像组合分析图

扫描范围 3mm×3mm,视网膜层。A. OCT 血流成像:左眼黄斑区未见异常血流信号;B. En face 图像:黄斑部大片不规则形低反射区,其内可见片状高反射灶;C.B-scan 图像

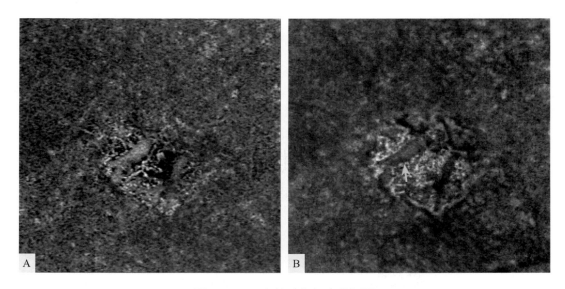

图 4-3-14 血管成像组合分析图

扫描范围 3mm×3mm,脉络膜毛细血管层。A. OCT 血流成像:左眼黄斑中心可见片状区域毛细血管血流信号密度减低,其内可见脉络膜大血管血流信号,并可见片状无血流信号区;B. En face 图像:黄斑中心凹相应区域可见片状中高反射,边界较清晰,内反射不均匀,其内可见脉络膜大血管反射(黄箭)

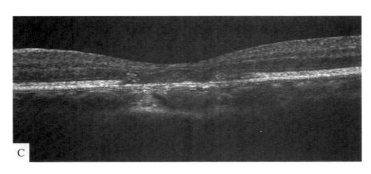

图 4-3-14（续）　血管成像组合分析图
C. B-scan 图像

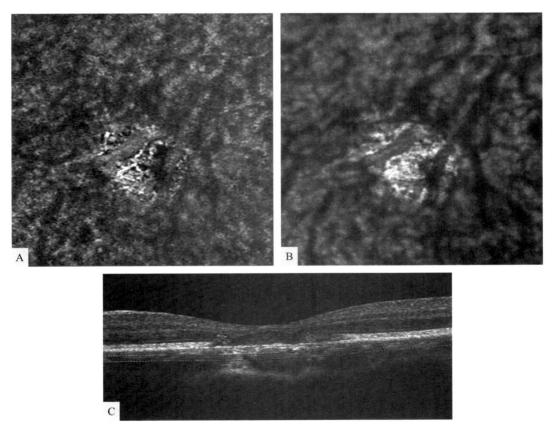

图 4-3-15　血管成像组合分析图

扫描范围 3mm×3mm，脉络膜层。A. OCT 血流成像：左眼黄斑中部脉络膜大血管血流信号更清晰，余未见异常血流信号；B. En face 图像：黄斑中部相应区域反射增高，其内脉络膜大血管清晰可见；C. B-scan 图像

病例 3

　　患者,男性,38 岁。主诉:双眼视力下降 20 余年,加重 3 个月。视力:右眼 0.4,左眼 0.25。见图 4-3-16~
图 4-3-22。

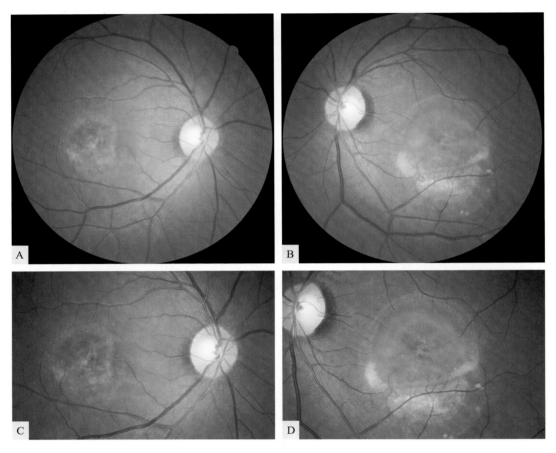

图 4-3-16　彩色眼底像

A、B. 彩色眼底像:双眼黄斑中心凹附近可见境界清晰的类圆形灰白色轻微隆起区,其内可见片状青灰
色及黄白色病灶,左眼黄斑区下方可见片状边界清晰的青灰色病灶(萎缩期);C、D. 彩色眼底像(×2)

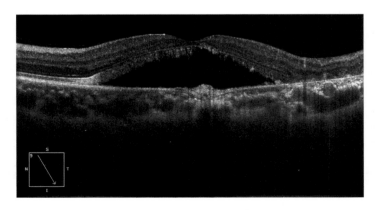

图 4-3-17　OCT 图像

左眼黄斑中心凹附近神经上皮层与色素上皮层分离,其间可见无
反射区,黄斑区下方椭圆体区反射部分缺失,黄斑区色素上皮层
反射连续、不光滑,可见局限隆起中高反射

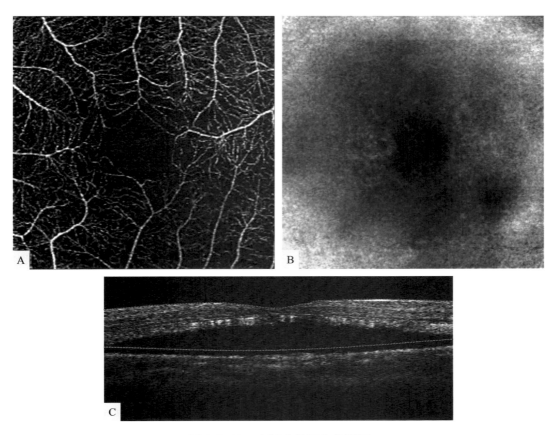

图 4-3-18 血管成像组合分析图

扫描范围 3mm×3mm,视网膜层。A. OCT 血流成像:左眼黄斑拱环结构欠规则;B. En face 图像:黄斑中心凹下方可见片状低反射区,中心凹鼻侧反射不均匀;C. B-scan 图像

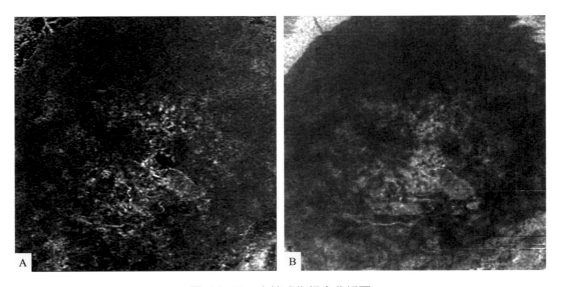

图 4-3-19 血管成像组合分析图

扫描范围 3mm×3mm,脉络膜毛细血管层。A. OCT 血流成像:左眼黄斑中部部分区域毛细血管血流信号密度减低,可见小片状无血流信号区;B. En face 图像:黄斑中部相应区域可见部分反射增高,考虑为 RPE 萎缩后其下反射增强所致

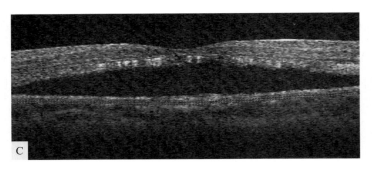

图 4-3-19(续)　血管成像组合分析图
C. B-scan 图像

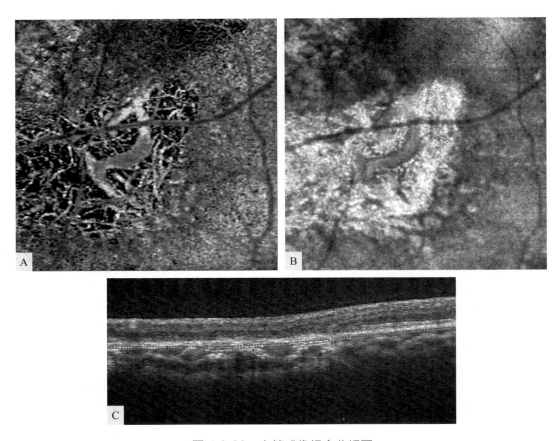

图 4-3-20　血管成像组合分析图

扫描范围 3mm×3mm,脉络膜毛细血管层。A. OCT 血流成像:左眼黄斑区下方萎缩区域内血管血流信号密度减低,其内可见脉络膜大血管血流信号,并可见片状无血流信号区;B. En face 图像:黄斑区下方萎缩区反射增高,其内可见脉络膜大血管反射;C. B-scan 图像

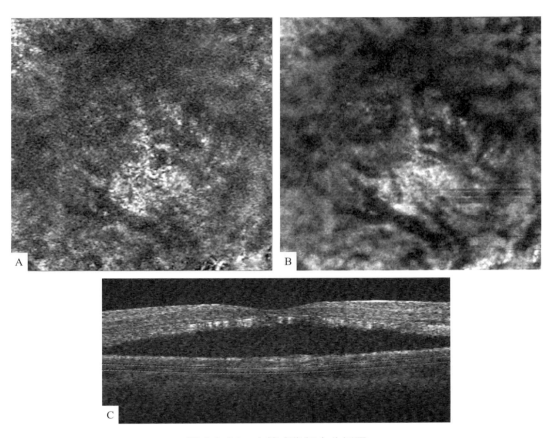

图 4-3-21 血管成像组合分析图

扫描范围 3mm×3mm，脉络膜层。A. OCT 血流成像：左眼黄斑中部部分信号增高，结合图 4-3-19 相应区域脉络膜毛细血管萎缩；B. En face 图像：黄斑中部相应区域可见不规则形中高反射；C. B-scan 图像

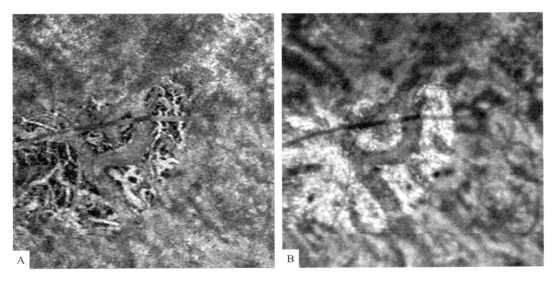

图 4-3-22 血管成像组合分析图

扫描范围 3mm×3mm，脉络膜层。A. OCT 血流成像：左眼黄斑下方萎缩区血管血流信号密度减低，其内可见脉络膜大血管血流信号；B. En face 图像：相应区域反射增高

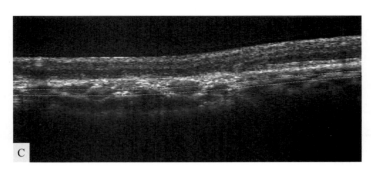

图 4-3-22（续） 血管成像组合分析图
C. B-scan 图像

（陈 伟 史雪辉）

第四节 视网膜色素变性

视网膜色素变性（retinitis pigmentosa，RP），是一类常染色体遗传病，是慢性进展性外层视网膜变性疾病，临床主要表现为夜盲、视野缩小、进行性视力减退、眼底骨细胞样色素沉着和光感受器功能不良。眼底病变多从外周视网膜向黄斑发展，最终可明显影响中心视力。

病例1

患者，女性，30岁。主诉：双眼夜盲4年。视力：右眼0.5，左眼0.4。见图4-4-1～图4-4-9。

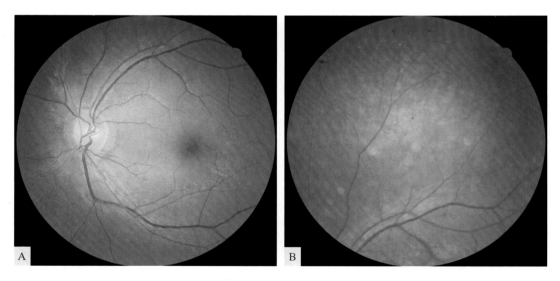

图 4-4-1 彩色眼底像
A. 彩色眼底像：左眼黄斑区及视盘未见明显异常；B. 彩色眼底像：中周部视网膜血管细，部分区域色素紊乱，可见点片状脱色素及色素沉着

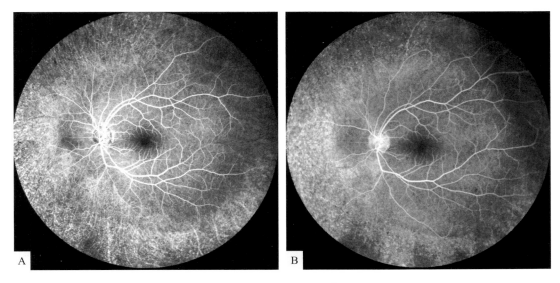

图 4-4-2　FFA 图像

A.静脉期(0′16″):左眼视网膜血管充盈及走行正常,中周部以外血管管径变细及闭塞,可见斑驳样透见荧光及少量小片状荧光遮蔽,并可见脉络膜大血管;B.静脉期(7′36″):左眼未见明显荧光渗漏

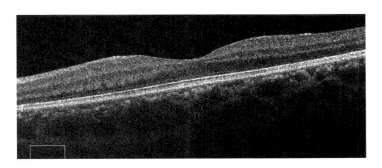

图 4-4-3　OCT 图像

左眼黄斑区椭圆体区及 RPE 层连续性欠佳

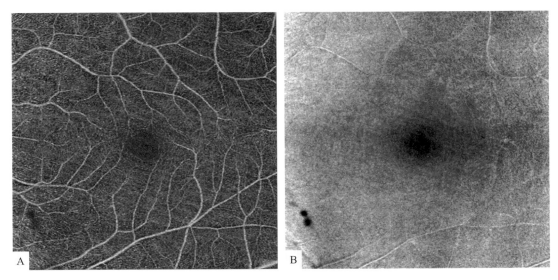

图 4-4-4　血流成像组合分析图

扫描范围 6mm×6mm,视网膜层。A.OCT 血流成像:左眼黄斑区视网膜层未见异常血管血流信号;B.En face 图像:黄斑区未见异常反射

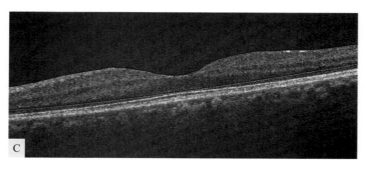

图 4-4-4（续） 血流成像组合分析图
C. B-scan 图像

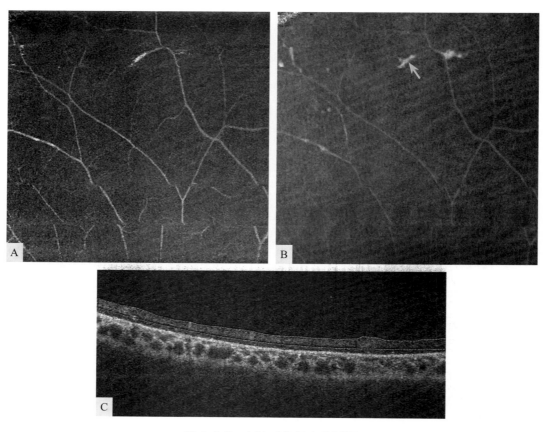

图 4-4-5 血流成像组合分析图

扫描范围 6mm×6mm，视网膜层。A. OCT 血流成像：左眼上方中周部可见纤细的血流信号；B. En face 图像：上方中周部可见纤细的视网膜血管分支反射，部分分支旁骨细胞样色素沉着呈片状高反射（黄箭）；C. B-scan 图像

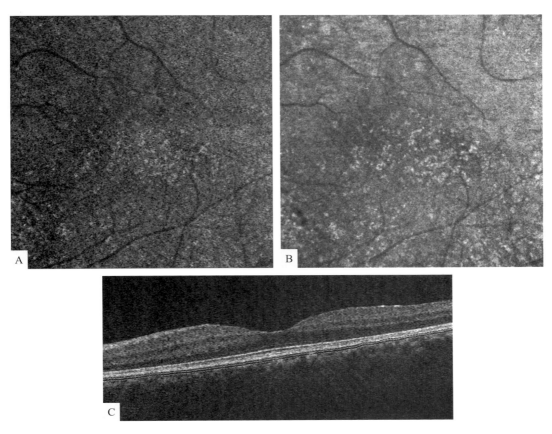

图 4-4-6　血流成像组合分析图

扫描范围 6mm×6mm,脉络膜毛细血管层。A. OCT 血流成像:左眼黄斑区未见异常血流信号;B. En face 图像:黄斑中部可见点片状中高反射;C. B-scan 图像

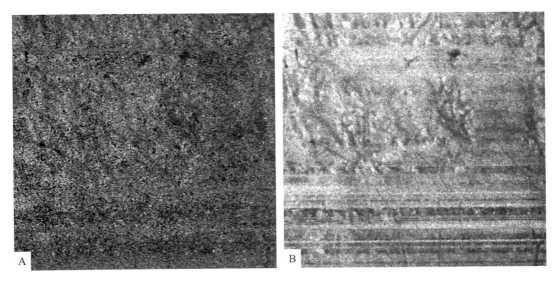

图 4-4-7　血流成像组合分析图

扫描范围 6mm×6mm,脉络膜毛细血管层。A. OCT 血流成像:左眼上方中周部脉络膜毛细血管血流信号密度部分减低,隐约透见脉络膜大血管血流信号,符合 FFA 表现特征;B. En face 图像:上方中周部隐约可见脉络膜大血管反射

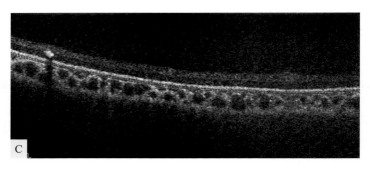

图 4-4-7(续) 血流成像组合分析图
C. B-scan 图像

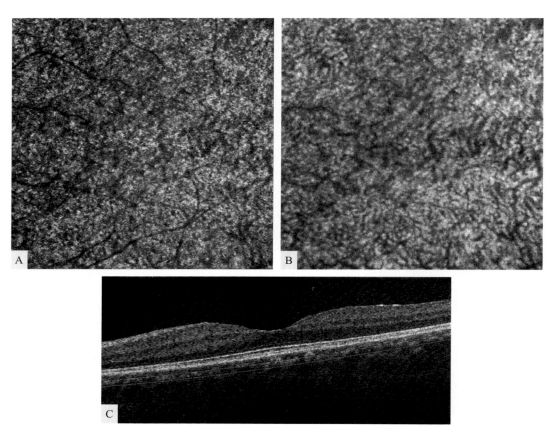

图 4-4-8 血流成像组合分析图

扫描范围 6mm×6mm,脉络膜层。A. OCT 血流成像:左眼黄斑区脉络膜层未见异常血流信号;B. En face 图像:黄斑区脉络膜层未见异常反射;C. B-scan 图像

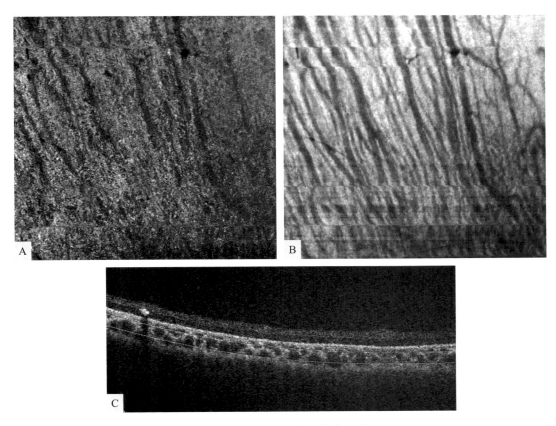

图 4-4-9 血流成像组合分析图

扫描范围 6mm×6mm,脉络膜层。A. OCT 血流成像:左眼上方中周部可见呈纵行排列的脉络膜大血管血流信号;B. En face 图像:左眼上方中周部可见纵行排列的脉络膜大血管呈条形低反射;C. B-scan 图像

病例 2

患者,女性,51 岁。主诉:双眼夜盲伴视力下降 7 年。视力:右眼 0.4,左眼 0.3。见图 4-4-10~图 4-4-16。

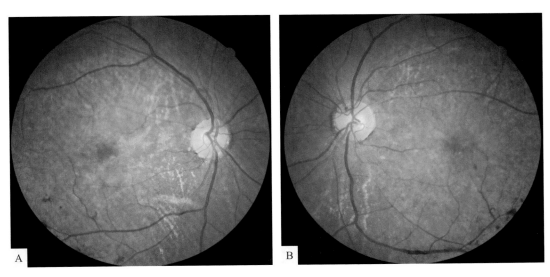

图 4-4-10 彩色眼底像

A、B. 彩色眼底像:双眼后极部广泛的色素紊乱,并可见小片状的骨细胞样色素沉着(中心性 RP)

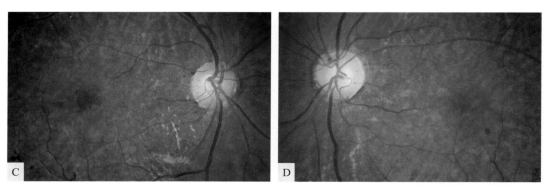

图 4-4-10(续) 彩色眼底像

C、D. 彩色眼底像(×2)

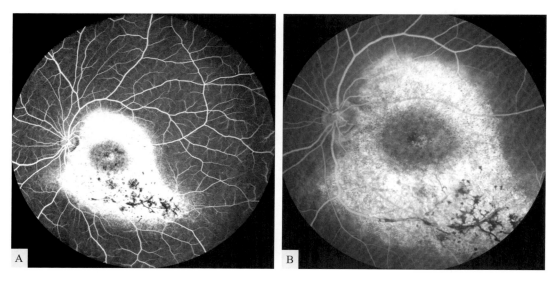

图 4-4-11 FFA 图像

A. 静脉期(0′17″):左眼后极部广泛强荧光,颞下分支血管旁大量色素性荧光遮蔽,黄斑拱环结构破坏;B. 静脉期(6′15″):左眼后极部强荧光部分退行

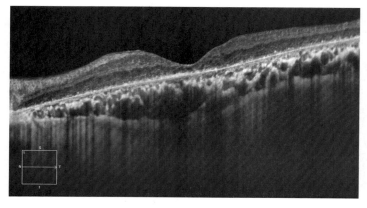

图 4-4-12 OCT 图像

左眼黄斑中心神经上皮薄变,广泛外界膜、椭圆体区等神经上皮外层结构缺失,色素上皮层反射缺失,其下脉络膜反射增高

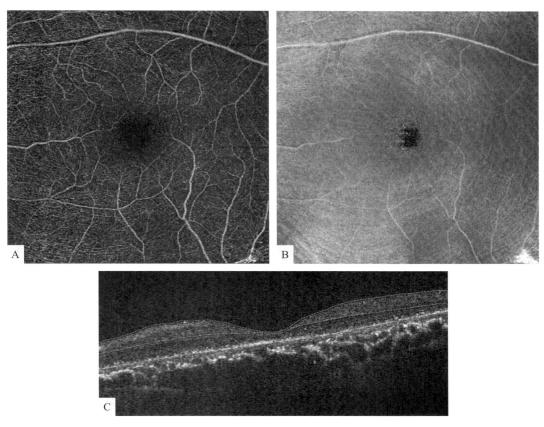

图 4-4-13　血流成像组合分析图

扫描范围 6mm×6mm，视网膜浅层。A. OCT 血流成像：左眼黄斑拱环血管结构欠清晰，余未见异常血流信号；B. En face 图像：黄斑区未见明显异常反射；C. B-scan 图像

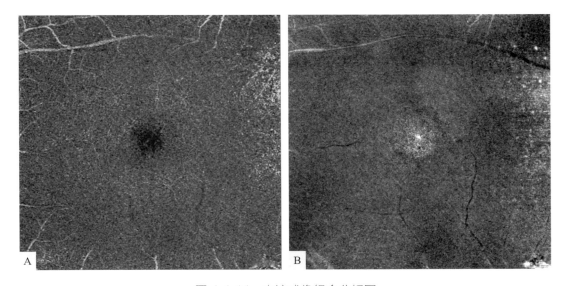

图 4-4-14　血流成像组合分析图

扫描范围 6mm×6mm，视网膜深层。A. OCT 血流成像：左眼黄斑区深层毛细血管血流信号整体欠清；B. En face 图像：黄斑中心及黄斑区颞侧可见少量点状中高反射

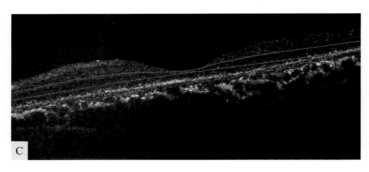

图 4-4-14(续) 血流成像组合分析图
C. B-scan 图像

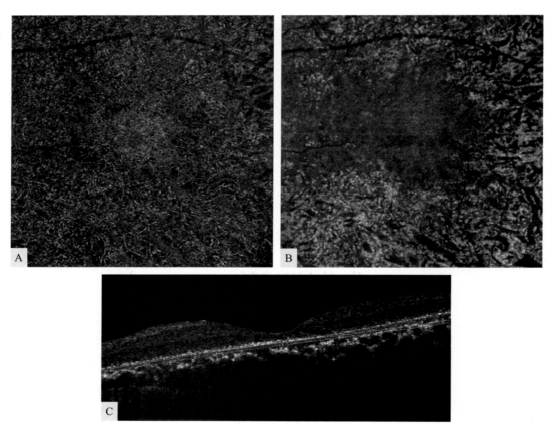

图 4-4-15 血流成像组合分析图

扫描范围 6mm×6mm,脉络膜毛细血管层。A. OCT 血流成像:左眼黄斑区脉络膜毛细血管密度部分减低,旁中心凹隐约可见脉络膜大血管血流信号;B. En face 图像:黄斑旁中心凹可见部分脉络膜大血管反射;C. B-scan 图像

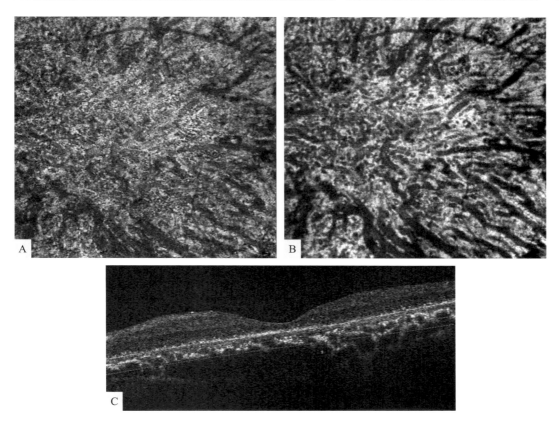

图 4-4-16　血流成像组合分析图

扫描范围 6mm×6mm,脉络膜层。A. OCT 血流成像:左眼可见脉络膜大血管血流信号;B. En face
图像:可见脉络膜大血管反射;C. B-scan 图像

病例 3

　　患者,女性,55 岁。主诉:双眼夜盲 30 余年,右眼伴眼前黑影飘动。视力:右眼 0.2。见图 4-4-17~
图 4-4-22。

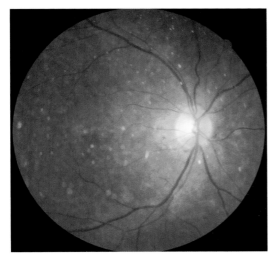

图 4-4-17　彩色眼底像

右眼视盘边界清,色略黄,视网膜动脉细,黄斑
区色素紊乱,并可见点状结晶样改变

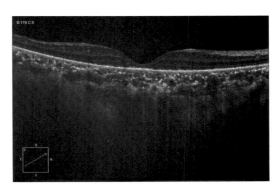

图 4-4-18　OCT 图像

右眼黄斑区部分神经上皮层间可见少量点状中
高反射,中心凹神经上皮层变薄,黄斑区部分外
界膜、椭圆体区及色素上皮等结构缺失

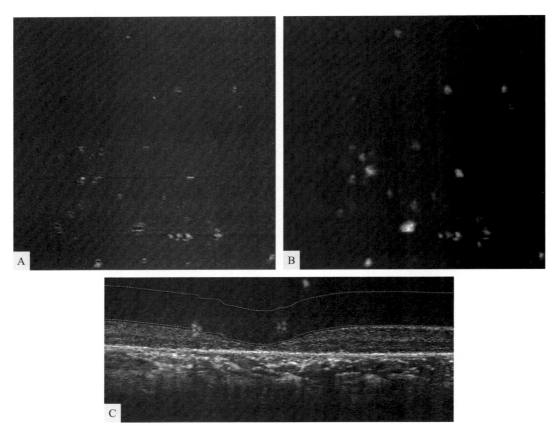

图 4-4-19　血流成像组合分析图

扫描范围 3mm×3mm，玻璃体视网膜交界层。A. OCT 血流成像：右眼可见散在分布的点状信号，考虑为玻璃体内的星状小体；B. En face 图像：可见散在分布的高低不等的点团状中高反射；C. B-scan 图像

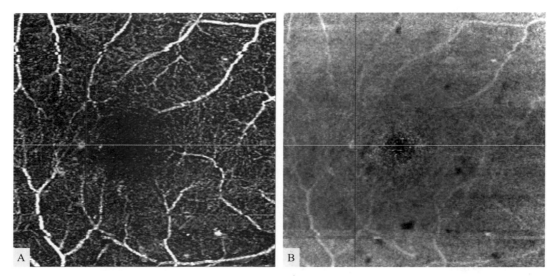

图 4-4-20　血流成像组合分析图

扫描范围 3mm×3mm，视网膜层。A. OCT 血流成像：右眼黄斑拱环形态欠清晰，可见少量点状信号；B. En face 图像：可见与 OCT 血流成像相对应的点状高反射（两者与 B-scan 神经上皮层间的点团状中高反射相对应）

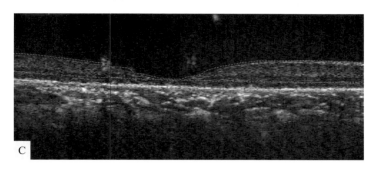

图 4-4-20（续）　血流成像组合分析图
C. B-scan 图像

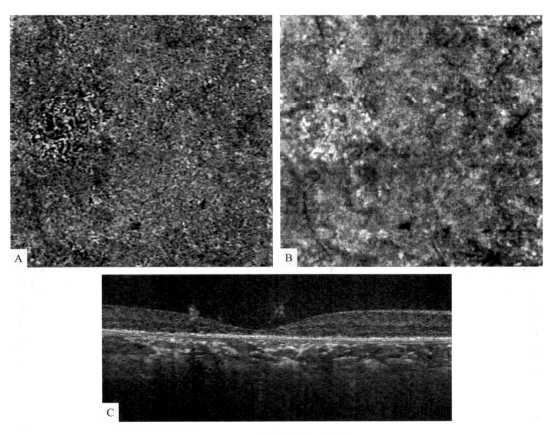

图 4-4-21　血流成像组合分析图

扫描范围 3mm×3mm，脉络膜毛细血管层。A. OCT 血流成像：右眼黄斑中心凹颞侧脉络膜毛细血管血流信号密度减低；B. En face 图像：右眼黄斑中心凹颞侧脉络膜毛细血管血流信号密度减低区域反射增高；C. B-scan 图像

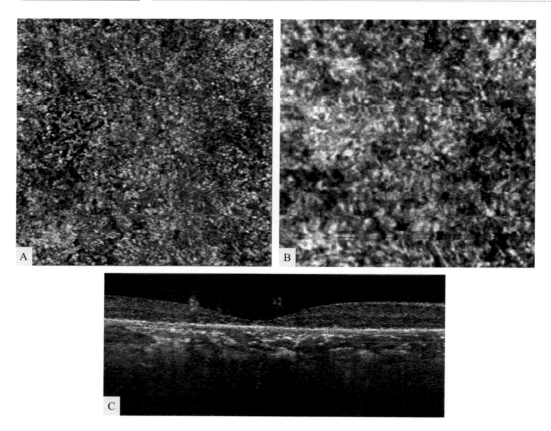

图 4-4-22　血流成像组合分析图

扫描范围 3mm×3mm,脉络膜层。A. OCT 血流成像:右眼黄斑区部分脉络膜血管血流信号密度减低;B. En face 图像:部分区域反射减低,隐约见脉络膜大中血管反射;C. B-scan 图像

病例 4

患者,女性,45 岁。主诉:双眼夜盲 20 余年,右眼视力下降半年。视力:右眼 0.2,左眼 0.8。见图 4-4-23~图 4-4-30。

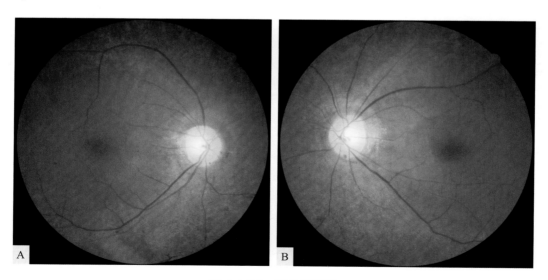

图 4-4-23　彩色眼底像

A、B. 彩色眼底像:双眼视网膜颜色灰暗,血管弓以外可见散在骨细胞样色素沉着,视盘颜色蜡黄,视网膜血管细

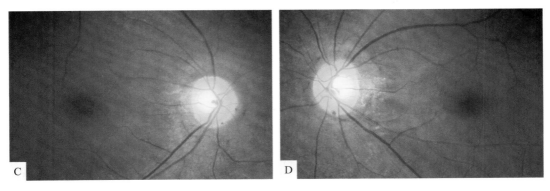

图 4-4-23(续)　彩色眼底像
C、D. 彩色眼底像(×2)

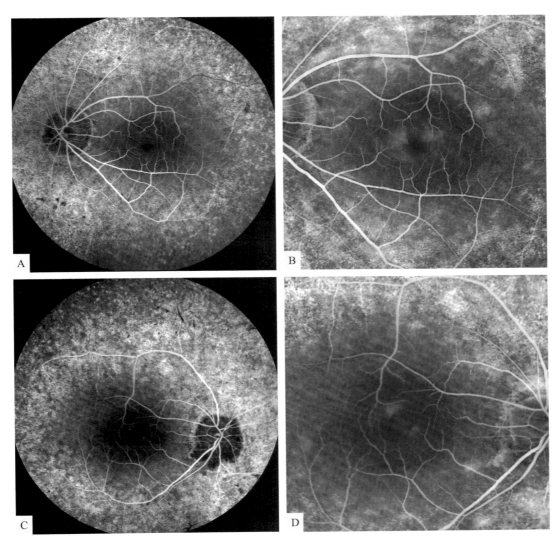

图 4-4-24　FFA 图像

A. 静脉期(0′21″):左眼视网膜中周部以外视网膜血管变细,并可见斑驳透见荧光及少量小片荧光遮蔽;B. 晚期(10′29″):左眼黄斑中部多处荧光渗漏;C. 静脉期(0′33″):右眼特征大致同左眼;D. 晚期(10′40″):右眼特征大致同左眼

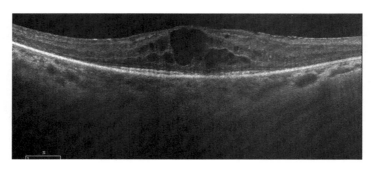

图 4-4-25　OCT 图像

右眼黄斑鼻侧黄斑前膜,中部囊样水肿,外界膜、椭圆体区及 RPE 等结构丢失

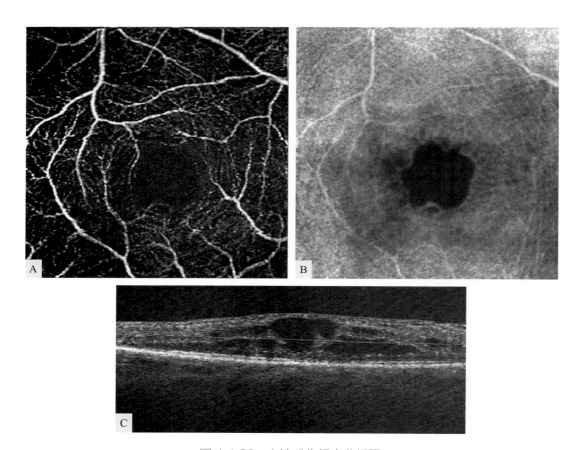

图 4-4-26　血流成像组合分析图

扫描范围 3mm×3mm,视网膜浅层。A. OCT 血流成像:右眼黄斑拱环结构欠清;B. En face 图像:黄斑中心可见花瓣样无反射区;C. B-scan 图像

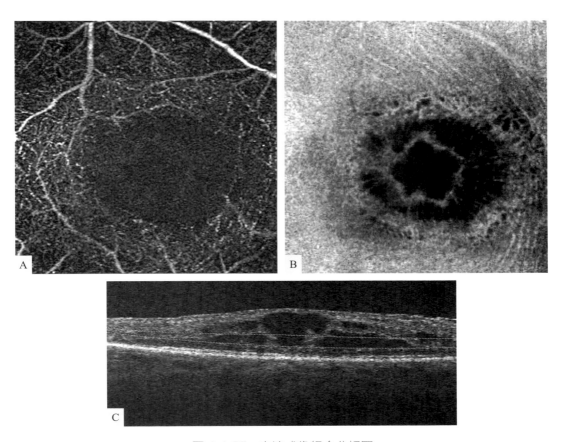

图 4-4-27 血流成像组合分析图

扫描范围 3mm×3mm,视网膜深层。A. OCT 血流成像:右眼黄斑中心无血管区扩大,中心凹旁毛细血管血流信号欠清;B. En face 图像:黄斑中部可见花瓣样无反射区;C. B-scan 图像

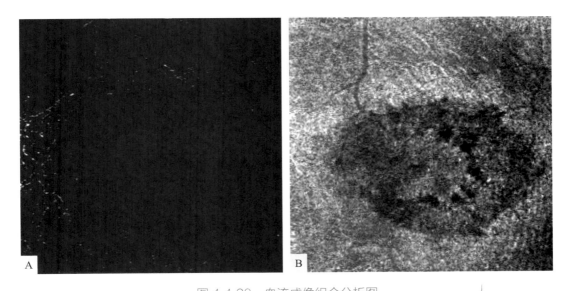

图 4-4-28 血流成像组合分析图

扫描范围 3mm×3mm,视网膜无血流层。A. OCT 血流成像:右眼黄斑区未见异常血流信号;B. En face 图像:黄斑中部附近大片不规则形片状低反射区,相应区域由组织水肿所致

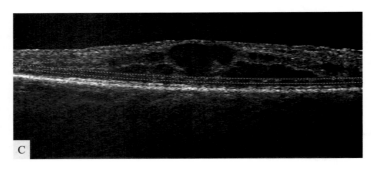

图 4-4-28(续)　血流成像组合分析图
C. B-scan 图像

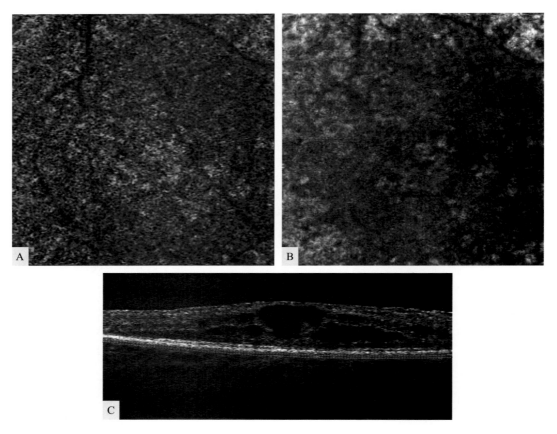

图 4-4-29　血流成像组合分析图

扫描范围 3mm×3mm,脉络膜毛细血管层。A. OCT 血流成像:右眼黄斑区脉络膜毛细血管层未见
明显异常血流信号;B. En face 图像:黄斑区未见明显异常反射;C. B-scan 图像

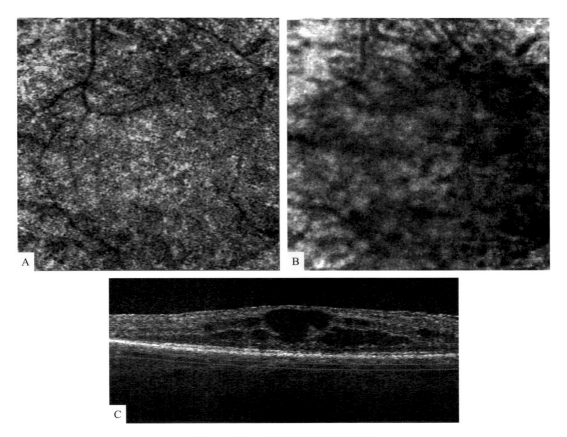

图 4-4-30　血流成像组合分析图

扫描范围 3mm×3mm，脉络膜层。A. OCT 血流成像：右眼黄斑区脉络膜层未见明显异常血流信号；B. En face 图像：黄斑区未见明显异常反射；C. B-scan 图像

（陈　伟　史雪辉）

第五节　病理性近视

　　病理性近视（pathologic myopia，PM）是指屈光度超过 −6.00D 的轴性高度近视患者眼底出现退行性改变，是严重影响视力的常见病之一，其眼球前后轴长增加，后极部进行性脉络膜视网膜变性。

　　患者远视力降低，近视力正常或降低，辐辏减弱，眼轴明显变长，前房加深。眼底可见豹纹状眼底，视盘周围近视萎缩弧，视盘倾斜，黄斑出血，Fuchs 斑，脉络膜视网膜萎缩斑，漆裂纹样损害，黄斑囊样变性及黄斑裂孔，后巩膜葡萄肿，脉络膜新生血管，周边视网膜囊样或格子样变性等。

病例 1

患者,女性,40 岁。主诉:双眼视力下降半年。视力:右眼 0.05 矫正 0.5,左眼 0.05 矫正 0.4。见图 4-5-1~图 4-5-6。

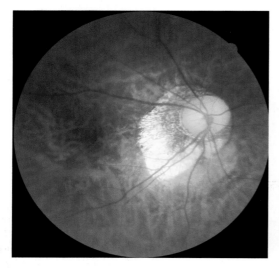

图 4-5-1　彩色眼底像

右眼豹纹状眼底,视盘旁萎缩弧

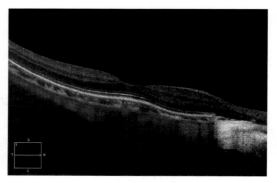

图 4-5-2　OCT 图像

右眼黄斑区脉络膜反射变薄,视盘颞侧萎缩弧处部分神经上皮层外层、色素上皮层及脉络膜反射缺失

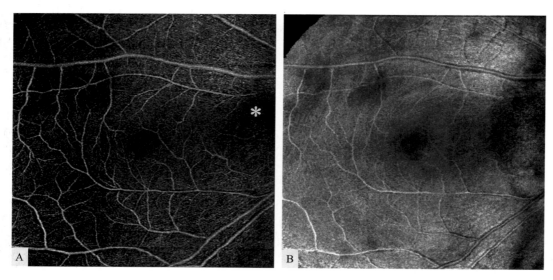

图 4-5-3　血流成像组合分析图

扫描范围 6mm×6mm,视网膜浅层。A. OCT 血流成像:右眼视盘颞侧萎缩弧处血流信号减低(星号),结合 B-scan 由于萎缩弧处视网膜结构向下移位,导致划入此层的浅层视网膜变薄所致(图 C 黄箭);B. En face 图像:视盘颞侧萎缩弧处部分反射减低

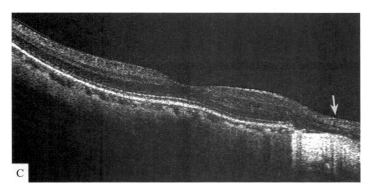

图 4-5-3(续) 血流成像组合分析图

C. B-scan 图像

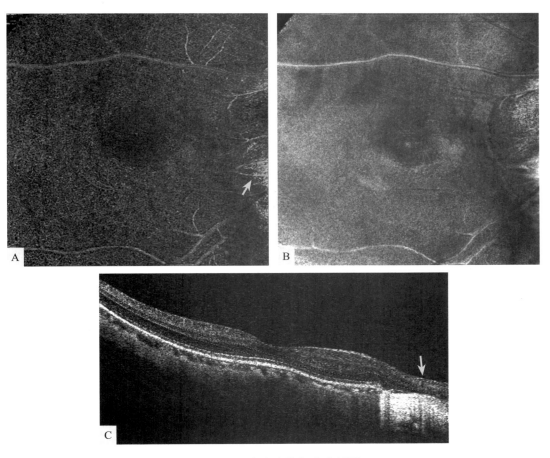

图 4-5-4 血流成像组合分析图

扫描范围 6mm×6mm,视网膜深层。A. OCT 血流成像:右眼视盘颞侧萎缩弧处可见浅层视网膜血管的血流信号(黄箭),结合 B-scan 由于萎缩弧处视网膜结构向下移位,部分浅层视网膜划入此层所致(图 C 黄箭);B. En face 图像:视盘颞侧萎缩弧处反射部分增高;C. B-scan 图像

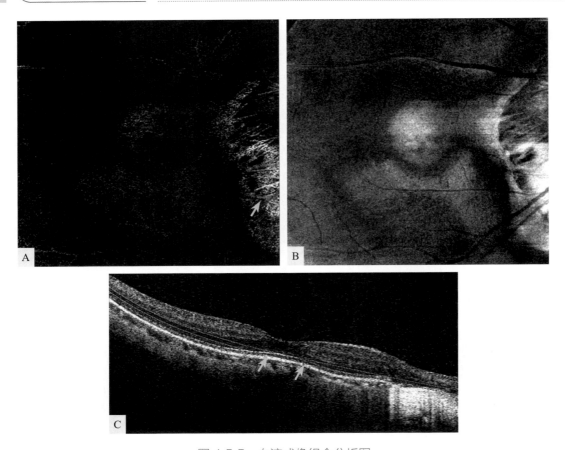

图 4-5-5   血流成像组合分析图

扫描范围 6mm×6mm,视网膜无血流层。A. OCT 血流成像:右眼视盘颞侧萎缩弧处可见密集血流信号(黄箭),是萎缩弧处部分视网膜神经上皮层外层、色素上皮层及脉络膜反射缺失,视网膜血管血流信号在巩膜的投射伪像;B. En face 图像:视盘颞侧萎缩弧处部分反射增高;中心凹处可见高反射,结合 B-scan 默认分层将色素上皮层划入此层所致(图 C 黄箭);C. B-scan 图像

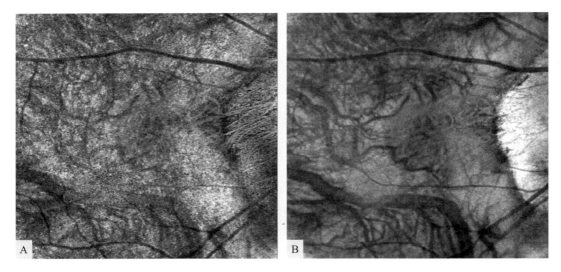

图 4-5-6   血流成像组合分析图

扫描范围 6mm×6mm,自定义层(脉络膜毛细血管层至脉络膜层)。A. OCT 血流成像:可见脉络膜中大血管血流信号,考虑为色素上皮层及脉络膜毛细血管层萎缩所致;视盘颞侧密集血流信号,是来自萎缩弧处视网膜血管在巩膜的投射伪像;B. En face 图像:可见脉络膜中大血管低反射,视盘颞侧萎缩弧呈高反射

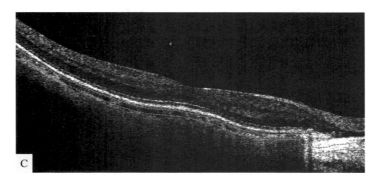

图 4-5-6（续） 血流成像组合分析图
C. B-scan 图像

病例 2

患者，女性，54岁。主诉：双眼视力下降3年。视力：右眼0.01矫正0.1，左眼0.01矫正0.2。见图4-5-7~图4-5-13。

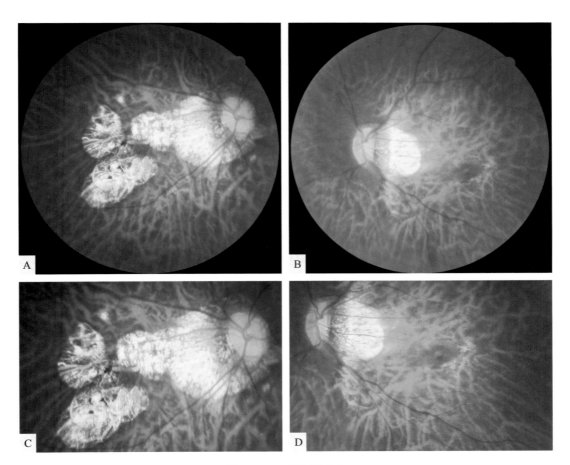

图 4-5-7 彩色眼底像

双眼豹纹状眼底，视盘斜入，视盘颞侧萎缩弧。A. 彩色眼底像：右眼后极部大片脉络膜视网膜萎缩斑；B. 彩色眼底像：左眼黄斑区灰色病灶，片状出血；C、D. 彩色眼底像（×2）

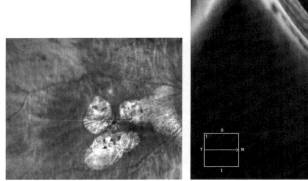
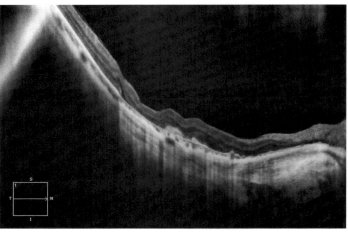

图 4-5-8　OCT 图像

右眼后极部视网膜神经上皮层反射变薄,萎缩斑处部分神经上皮层外层、色素上皮层及脉络膜反射缺失,巩膜反射增高

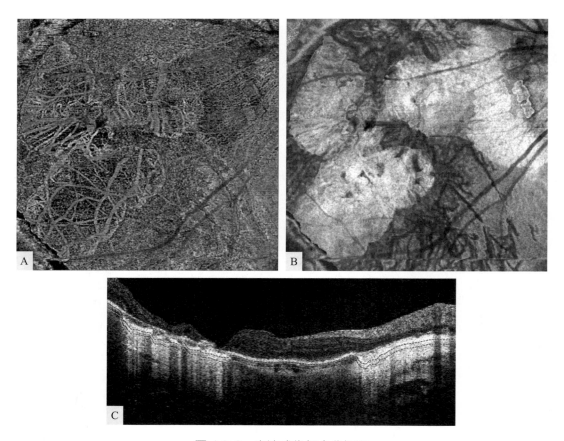

图 4-5-9　血流成像组合分析图

扫描范围 6mm×6mm,自定义层(脉络膜毛细血管层至脉络膜层)。A. OCT 血流成像:右眼萎缩斑处脉络膜层缺失,巩膜划入此层,可见视网膜血管在巩膜的投射伪像;B. En face 图像:黄斑区大片视网膜脉络膜萎缩斑呈高反射;C. B-scan 图像

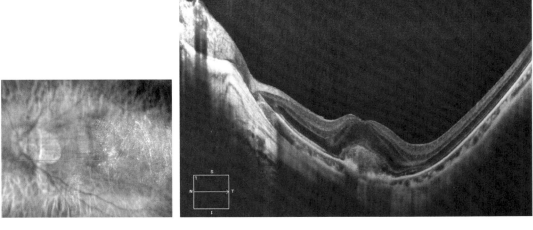

图 4-5-10　OCT 图像

左眼黄斑水肿,中心凹处神经上皮层下团状中等反射病变,色素上皮层破坏

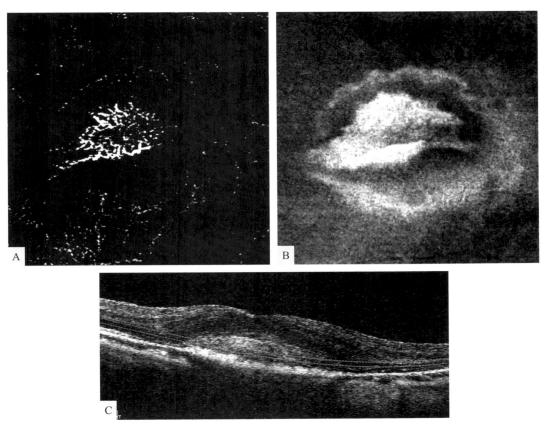

图 4-5-11　血流成像组合分析图

扫描范围 3mm×3mm,视网膜无血流层。A. OCT 血流成像:左眼视网膜无血流层出现网状新生血管血流信号,为突破色素上皮层的脉络膜新生血管;B. En face 图像:黄斑区团状高反射,周围视网膜水肿表现为环形低反射区;C. B-scan 图像

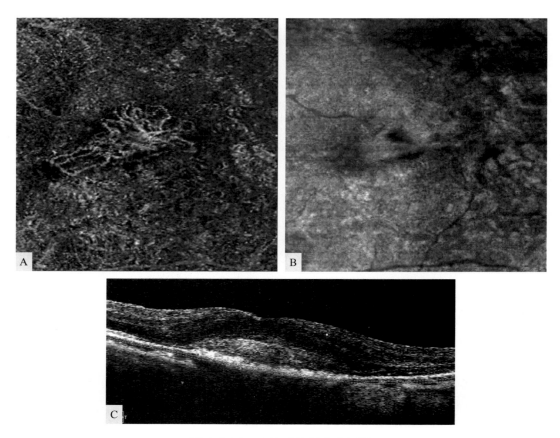

图 4-5-12　血流成像组合分析图

扫描范围 3mm×3mm,脉络膜毛细血管层。A. OCT 血流成像:左眼脉络膜毛细血管层可见网状脉络膜新生血管血流信号;B. En face 图像:黄斑区团状中高反射信号,周围不规则低反射区;C. B-scan 图像

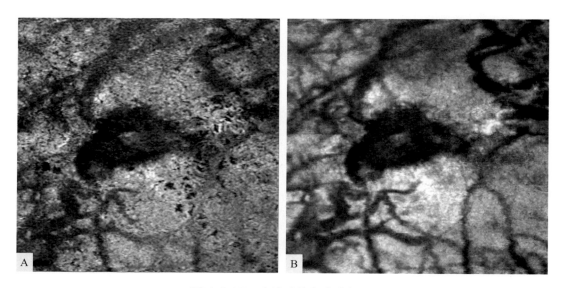

图 4-5-13　血流成像组合分析图

扫描范围 3mm×3mm,脉络膜层。A. OCT 血流成像:左眼可见脉络膜中大血管血流信号,考虑为色素上皮层及脉络膜毛细血管层萎缩所致,中心脉络膜新生血管遮蔽导致血流信号减低;B. En face 图像:可见脉络膜中大血管低反射,中心处为低反射区

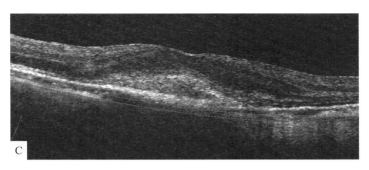

图 4-5-13（续）　血流成像组合分析图

C. B-scan 图像

病例 3

患者，女性，62 岁。主诉：双眼视力下降 5 年。视力：右眼 0.1 矫正 0.5，左眼 0.05 矫正 0.2。见图 4-5-14~
图 4-5-17。

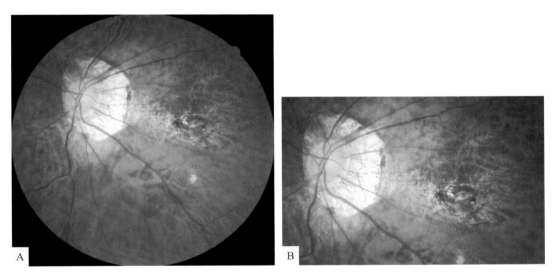

图 4-5-14　彩色眼底像

A. 彩色眼底像：左眼豹纹状眼底，视盘周围萎缩弧，黄斑区色素紊乱，灰白色病灶；B. 彩色眼底像（×2）

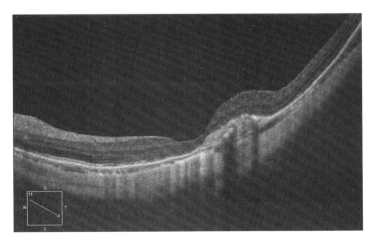

图 4-5-15　OCT 图像

左眼黄斑中心凹颞下方神经上皮层下不规则中等反射隆起病变，黄斑区脉络膜反射变薄

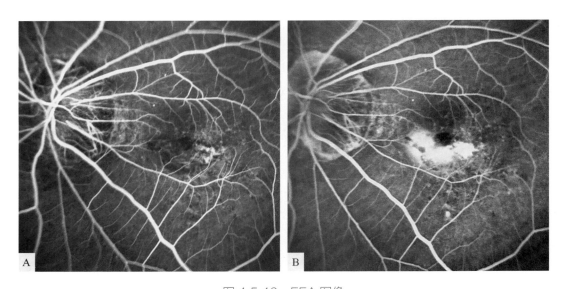

图 4-5-16　FFA 图像

A. 静脉期(0′48″):左眼黄斑区片状强荧光;B. 晚期(15′20″):病灶荧光渗漏,提示为脉络膜新生血管

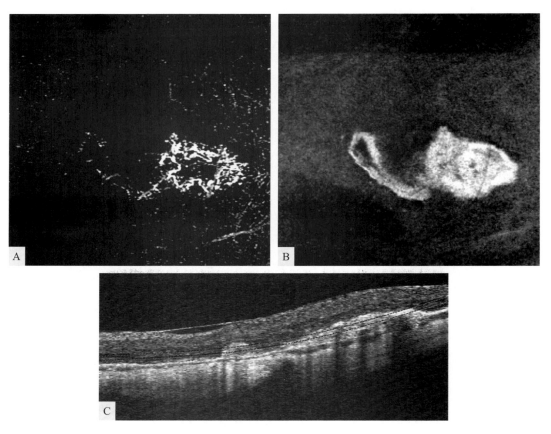

图 4-5-17　血流成像组合分析图

扫描范围 3mm×3mm,视网膜无血流层。A. OCT 血流成像:左眼视网膜无血流层出现不规则网状新生血管血流信号,为突破色素上皮层的脉络膜新生血管;B. En face 图像:可见黄斑区不规则高反射;C. B-scan 图像:神经上皮层下不规则中等反射隆起病变

病例 4

患者,男性,42岁。主诉:左眼视力下降1年。视力:右眼0.4矫正0.5,左眼0.05矫正0.1。见图4-5-18~图4-5-21。

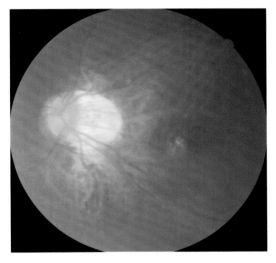

图 4-5-18　彩色眼底像

左眼屈光间质欠清晰,豹纹状眼底,视盘斜入,视盘颞侧萎缩弧,黄斑区黄白色病灶

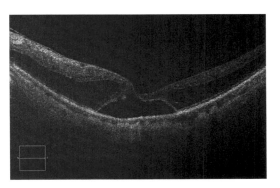

图 4-5-19　OCT 图像

左眼黄斑区视网膜神经上皮层劈裂,中心凹处局限神经上皮脱离,黄斑区脉络膜反射变薄

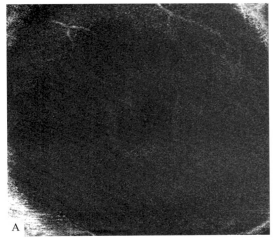

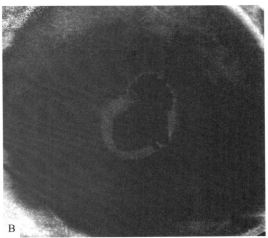

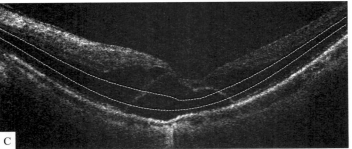

图 4-5-20　血流成像组合分析图

扫描范围6mm×6mm,视网膜深层。A. OCT 血流成像:左眼视网膜深层毛细血管血流信号缺失,结合 B-scan 由于外核层劈裂及神经上皮脱离导致默认分层错误所致;B. En face 图像:视网膜深层结构反射缺失,中心凹处神经上皮层脱离的范围清晰可见;C. B-scan 图像

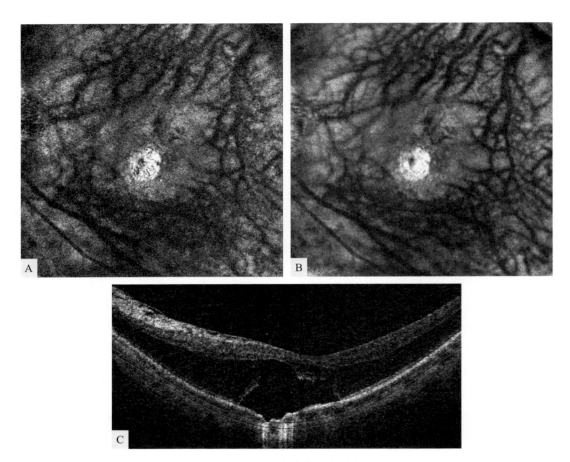

图 4-5-21　血流成像组合分析图

扫描范围 6mm×6mm,脉络膜层。A. OCT 血流成像:左眼脉络膜毛细血管萎缩,可见脉络膜中大血管血流信号,中心凹处脉络膜全层萎缩,巩膜划入此层呈高信号;B. En face 图像:可见脉络膜中大血管低反射及中心凹处高反射;C. B-scan 图像

（王子杨　史雪辉）

5

第五章

眼 底 肿 瘤

第一节　视网膜海绵状血管瘤

视网膜海绵状血管瘤（cavernous hemangioma of the retina）是一种罕见的视网膜血管错构瘤，属于先天性血管畸形。本病多为单眼发病，女性略多于男性。

典型的视网膜海绵状血管瘤是由多个薄壁囊状的血管瘤组成的无蒂肿瘤，呈葡萄串状外观，大小不一，位于视网膜内层，微隆起，可突于视网膜表面。偶有视网膜下出血或玻璃体内少量积血。视网膜或视网膜下无脂性渗出，视网膜血管管径和走行均无异常。

病例

患者，男性，47 岁。主诉：左眼视网膜海绵状血管瘤激光治疗后 1 年余。视力：右眼 1.0，左眼 0.05。见图 5-1-1~图5-1-12。

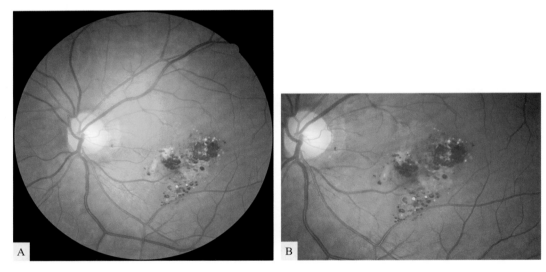

图 5-1-1　彩色眼底像

A. 彩色眼底像：左眼黄斑区可见酷似葡萄状血管瘤，部分瘤体表面有白色的胶质纤维覆盖，并可见色素沉着；B. 彩色眼底像（×2）

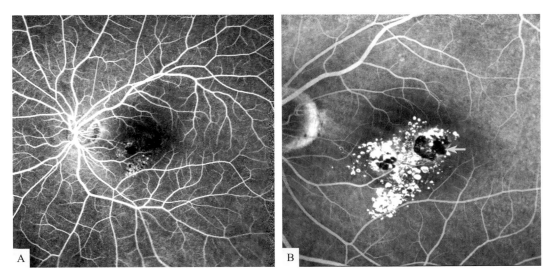

图 5-1-2　FFA 图像

A. 静脉期(0′31″):左眼瘤体充盈不均;B. 晚期(11′51″):荧光积存呈现雪花样荧光,色素沉着处荧光遮蔽(黄箭)

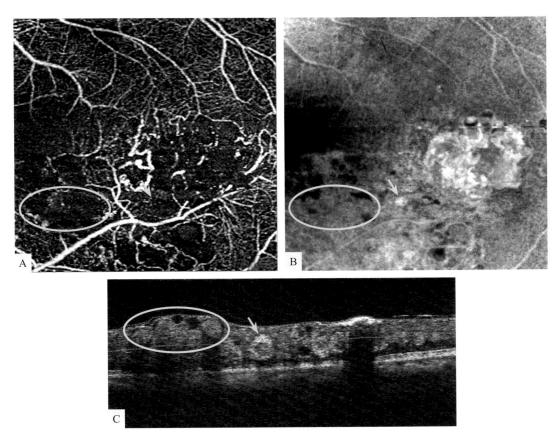

图 5-1-3　血流成像组合分析图

扫描范围 3mm×3mm,视网膜浅层。A. OCT 血流成像:拱环结构破坏,附近血流信号不完整,浅层血管血流信号迂曲扩张,血管瘤瘤体未见血流信号(黄圈、黄箭);B. En face 图像:病变区见类圆形瘤体轮廓(黄圈、黄箭);C. B-scan 图像:可见瘤体在视网膜层间位置与形态(黄圈、黄箭)

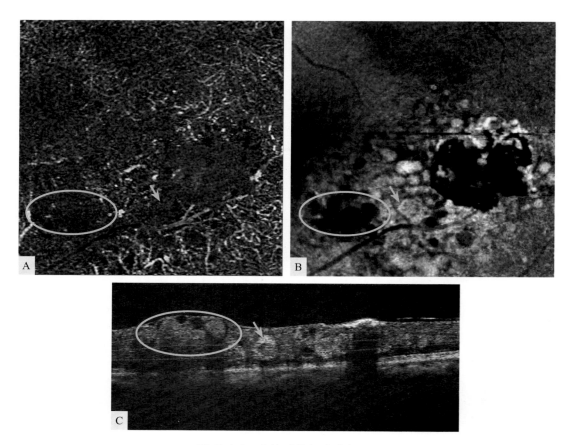

图 5-1-4 血流成像组合分析图

扫描范围 3mm×3mm,视网膜深层。A. OCT 血流成像:左眼深层毛细血管血流信号扩张,瘤体部位未见血流信号(黄圈、黄箭);B. En face 图像:病变区成簇边界清楚的类圆形高低反射(黄圈、黄箭),伴片状低反射(可能为出血);C. B-scan 图像:可见瘤体在视网膜层间位置与形态(黄圈、黄箭)

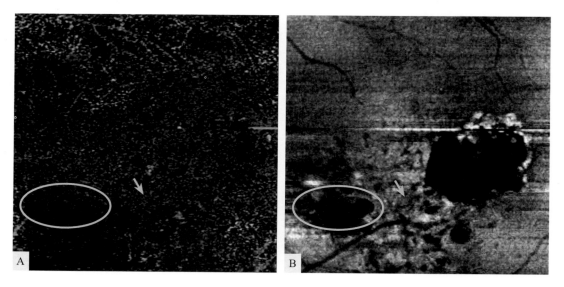

图 5-1-5 血流成像组合分析图

扫描范围 3mm×3mm,视网膜无血流层。A. OCT 血流成像:未见血流信号(黄圈、黄箭);B. En face 图像:瘤体区域呈低反射(黄圈、黄箭)

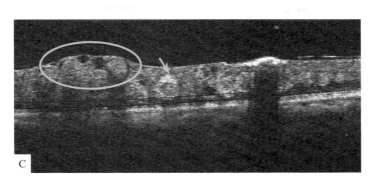

图 5-1-5(续) 血流成像组合分析图

C. B-scan 图像：可见瘤体在视网膜层间位置与形态（黄圈、黄箭）

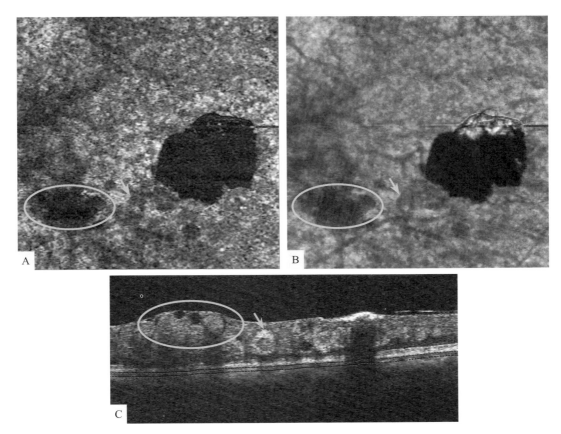

图 5-1-6 血流成像组合分析图

扫描范围 3mm×3mm, 脉络膜毛细血管层。A. OCT 血流成像：左眼部分脉络膜毛细血管血流信号被视网膜瘤体遮蔽（黄圈、黄箭）；B. En face 图像：对应区域呈低反射（黄圈、黄箭）；C. B-scan 图像：可见瘤体在视网膜层间位置与形态（黄圈、黄箭）

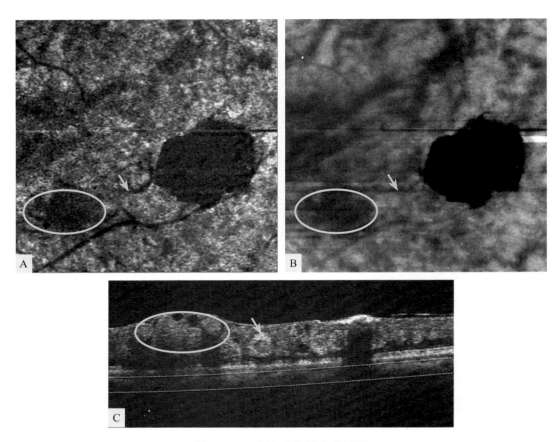

图 5-1-7 血流成像组合分析图

扫描范围 3mm×3mm，脉络膜层。A. OCT 血流成像：左眼部分脉络膜血流信号被视网膜瘤体遮蔽（黄圈、黄箭）；B. En face 图像：对应区域低反射（黄圈、黄箭）；C. B-scan 图像：可见瘤体在视网膜层间位置与形态（黄圈、黄箭）

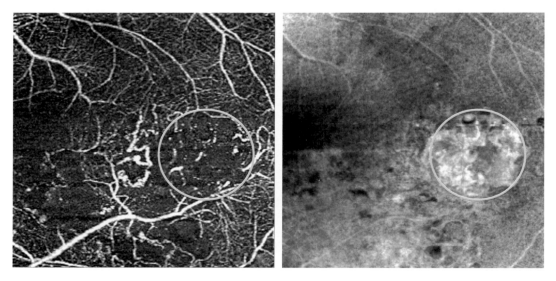

图 5-1-8 血流成像组合分析图

扫描范围 3mm×3mm，视网膜浅层。A. OCT 血流成像：血流信号同前，色素沉着部位可见视网膜浅层血管血流信号（黄圈）；B. En face 图像：色素沉着部位呈高反射（黄圈）

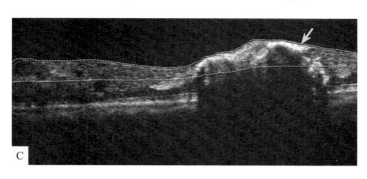

图 5-1-8（续） 血流成像组合分析图

C. B-scan 图像：色素在神经上皮层沉着，其下反射遮蔽（黄箭）

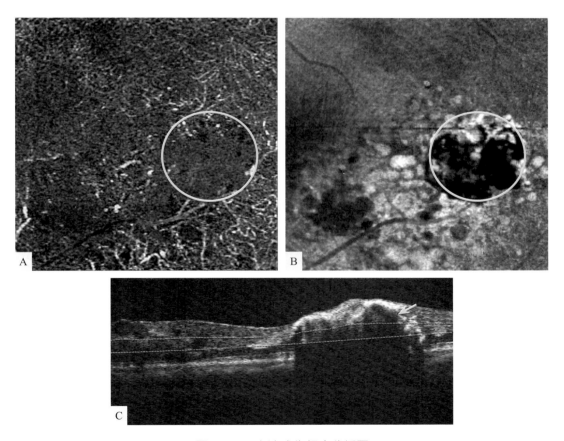

图 5-1-9 血流成像组合分析图

扫描范围 3mm×3mm，视网膜深层。A. OCT 血流成像：右眼深层毛细血管血流信号扩张，色素沉着位置未见血流信号（黄圈）；B. En face 图像：色素沉着位置呈中反射（黄圈）；C. B-scan 图像：可见色素沉着部位遮蔽其下结构（黄箭）

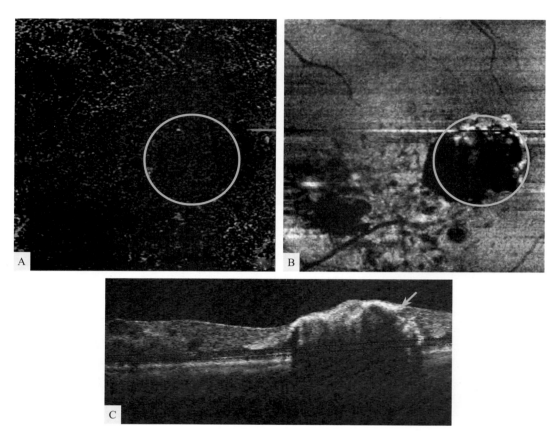

图 5-1-10　血流成像组合分析图

扫描范围 3mm×3mm,视网膜无血流层。A. OCT 血流成像:未见血流信号(黄圈);B. En face 图像:色素沉着位置呈无反射(黄圈);C. B-scan 图像:可见色素沉着部位遮蔽其下结构(黄箭)

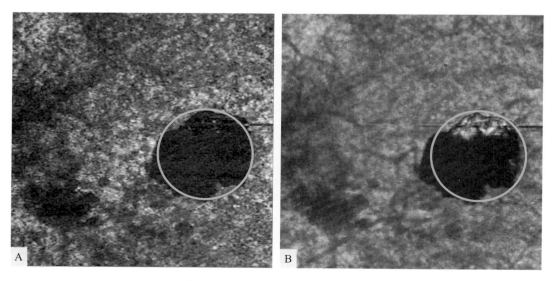

图 5-1-11　血流成像组合分析图

扫描范围 3mm×3mm,脉络膜毛细血管层。A. OCT 血流成像:色素沉着位置未见血流信号(黄圈);B. En face 图像:色素沉着位置呈无反射(黄圈)

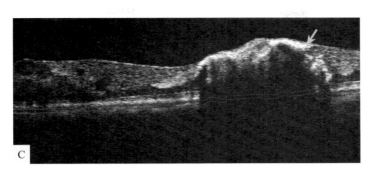

图 5-1-11(续)　血流成像组合分析图

C. B-scan 图像：可见色素沉着部位遮蔽其下结构（黄箭）

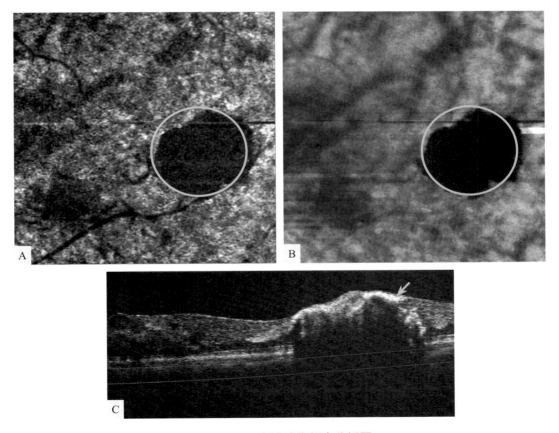

图 5-1-12　血流成像组合分析图

扫描范围 3mm×3mm，脉络膜层。A. OCT 血流成像：色素沉着位置未见血流信号（黄圈）；B. En face 图像：色素沉着位置呈无反射（黄圈）；C. B-scan 图像：可见色素沉着部位遮蔽其下结构（黄箭）

（沈　琳　丁　宁）

第二节 视盘毛细血管瘤

视盘毛细血管瘤(capillary hemangioma of the optic disc)是一种先天性发育性疾病,由结缔组织包绕的毛细血管团和管径不均匀的扩张血管组成。单眼或双眼同时发病,或同时伴有视网膜毛细血管瘤。可分为内生型(局限型)和固着外生型(弥漫型)两种。临床常见的是内生型,位于视盘和视网膜浅层,呈类圆形或椭圆形,向玻璃体内生长。

病例

患者,男性,27 岁。主诉:左眼视物变形半月。视力:右眼 1.2,左眼 0.6。见图 5-2-1~图5-2-4。

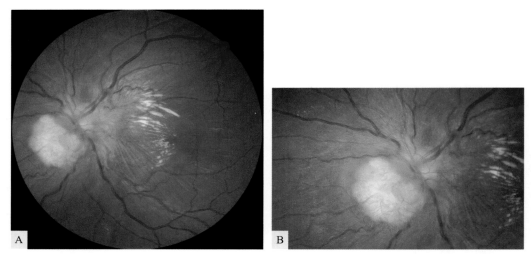

图 5-2-1　彩色眼底像

A.彩色眼底像:左眼视盘前可见粉红色类圆形瘤体,视网膜水肿,可见硬性渗出;B.彩色眼底像(×2)

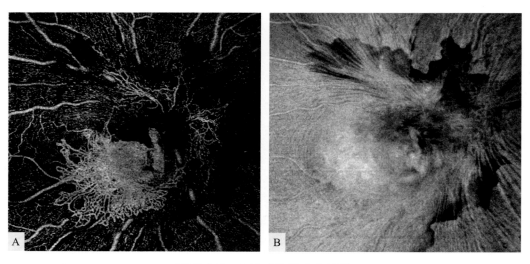

图 5-2-2　血流成像组合分析图

扫描范围 6mm×6mm,视网膜浅层。A. OCT 血流成像:左眼可见视盘前毛细血管团状血流信号;B. En face 图像:毛细血管瘤体呈高反射,并可见视盘周边膜状反射

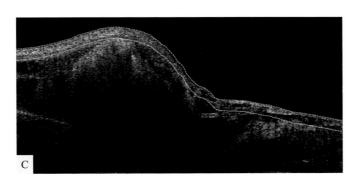

图 5-2-2(续) 血流成像组合分析图

C. B-scan 图像:可见视盘颞侧视网膜浅层识别错误,为视网膜表层膜状结构

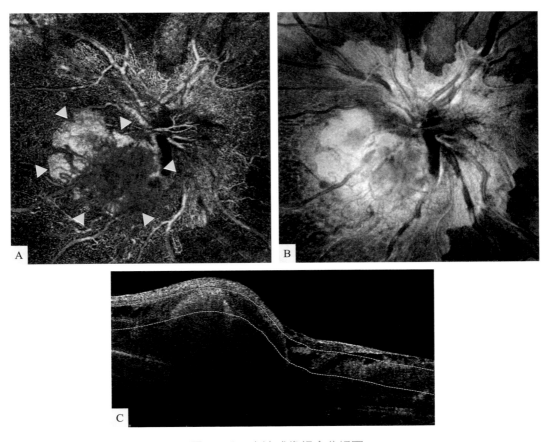

图 5-2-3 血流成像组合分析图

扫描范围 6mm×6mm,视网膜深层。A. OCT 血流成像:左眼视网膜深层瘤体信号不均(黄箭头),未见明确血管形态血流信号;B. En face 图像:可见瘤体形态,反射不均;C. B-scan 图像

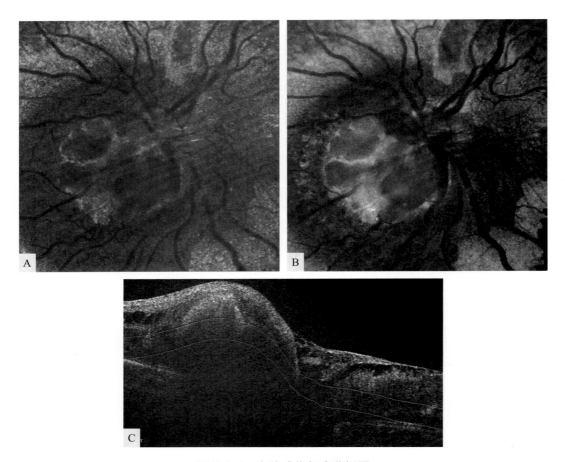

图 5-2-4　血流成像组合分析图

扫描范围 6mm×6mm，视网膜无血流层。A. OCT 血流成像：左眼瘤体信号不均，未见明确血管形态血流信号；B. En face 图像：可见瘤体形态，反射不均；C. B-scan 图像：瘤体所在部位视网膜无血流层识别异常

（沈　琳　丁　宁）

第三节　视盘黑色素细胞瘤

视盘黑色素细胞瘤（melanocytoma of the optic disc）为眼内良性肿瘤，位于视盘内或涉及临近视网膜及脉络膜，一般界限清楚。瘤体多呈棕黑色隆起，其组织内有深色素和含小圆形或卵圆形均匀核的细胞。视盘黑色素细胞瘤多不影响视力，但需长期随访观察。

病例1

患者,女性,49 岁。主诉:发现右眼视盘病变 2 年。视力:右眼 0.6,左眼 0.5。见图 5-3-1~图5-3-7。

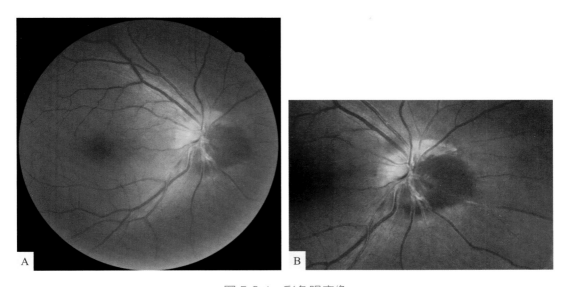

图 5-3-1 彩色眼底像

A. 彩色眼底像:右眼视盘处可见棕黑色隆起肿物约 1.5 视盘直径,病变部分蔓延至视网膜;B. 彩色眼底像(×2)

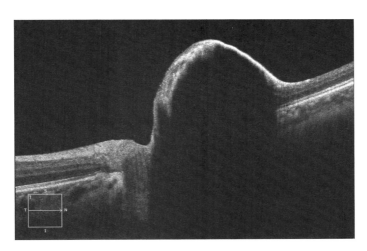

图 5-3-2 OCT 图像

右眼视盘鼻侧反射隆起,表面反射增高,其下组织反射遮蔽不见

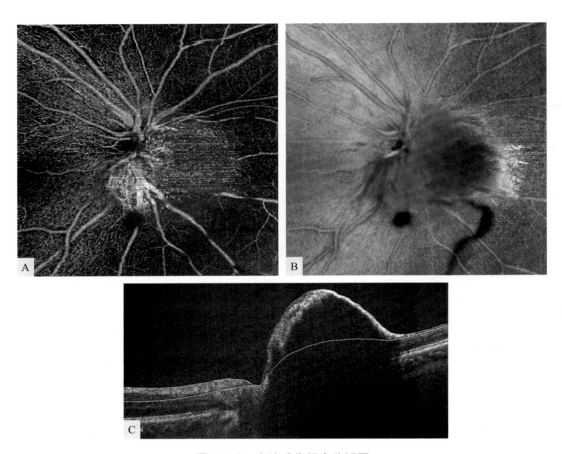

图 5-3-3　血流成像组合分析图

扫描范围 6mm×6mm，视网膜浅层。A. OCT 血流成像：右眼视盘处视网膜浅层血管沿瘤体表面走行，部分血流信号增高；B. En face 图像：病变鼻侧片状高反射，病变部位可见不规则低反射区；C. B- scan 图像

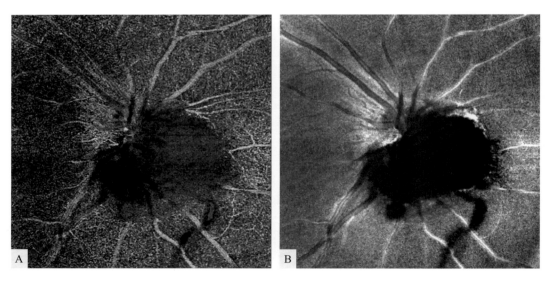

图 5-3-4　血流成像组合分析图

扫描范围 6mm×6mm，视网膜深层。A. OCT 血流成像：右眼病灶部位视网膜深层血管血流信号缺失；B. En face 图像：病灶部位低反射

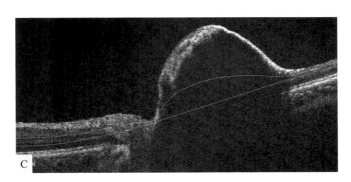

图 5-3-4（续） 血流成像组合分析图
C. B-scan 图像

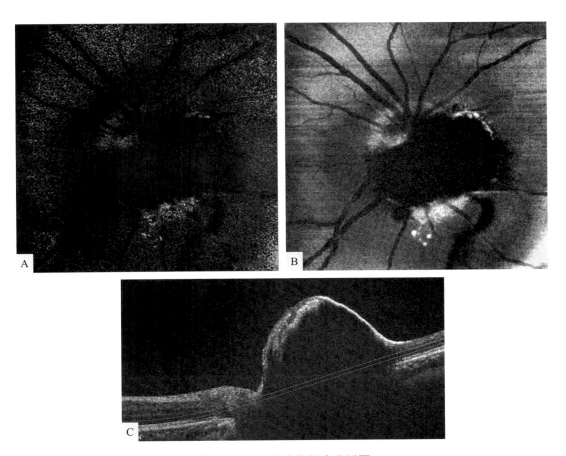

图 5-3-5 血流成像组合分析图

扫描范围 6mm×6mm，视网膜无血流层。A. OCT 血流成像：右眼可见伪像；B. En face 图像：病灶部分低反射，其边缘反射增高；C. B-scan 图像

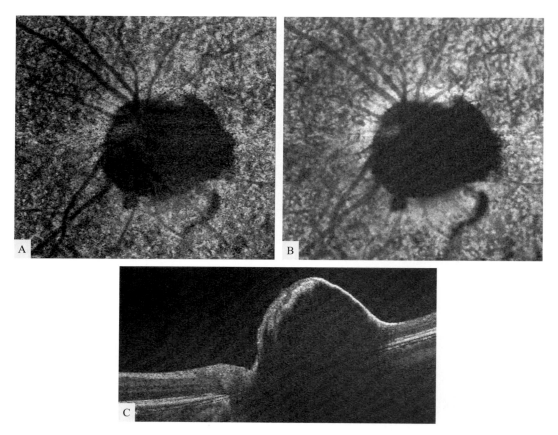

图 5-3-6　血流成像组合分析图

扫描范围 6mm×6mm，脉络膜毛细血管层。A. OCT 血流成像：右眼视盘病灶处血流信号缺失，其周围血流信号轻度增高；B. En face 图像：视盘低反射，其上方可见高反射改变；C. B-scan 图像

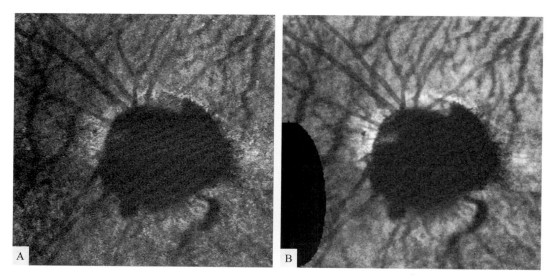

图 5-3-7　血流成像组合分析图

扫描范围 6mm×6mm，脉络膜层。A. OCT 血流成像：右眼视盘病灶处血流信号缺失，其周围血流信号轻度增高；B. En face 图像：视盘处低反射，其上缘呈高反射改变

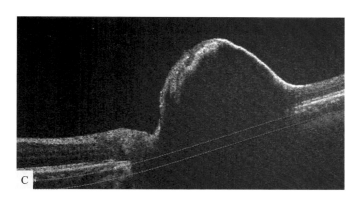

图 5-3-7（续） 血流成像组合分析图
C. B-scan 图像

病例 2

患者,男性,51 岁。主诉:体检发现左眼视盘病变 2 个月。视力:右眼 0.8,左眼 1.5。见图 5-3-8~图5-3-16。

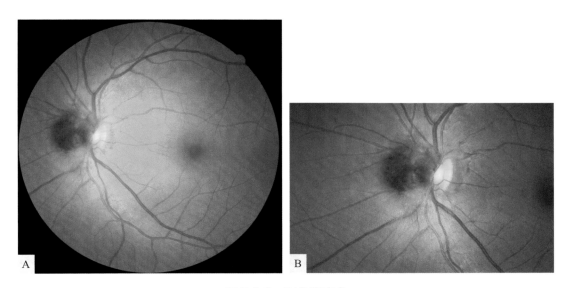

图 5-3-8 彩色眼底像
A. 彩色眼底像:左眼视盘鼻侧可见棕黑色隆起肿物约大小约 1.5 个视盘直径,病变部分蔓延至视网膜;B. 彩色眼底像(×2)

图 5-3-9 OCT 图像
左眼视盘鼻侧反射隆起,表面视网膜层间可见点状高反射,其下组织反射不可见

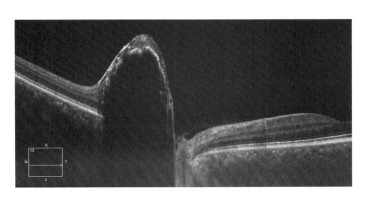

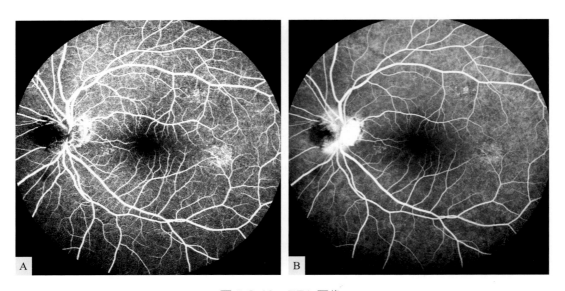

图 5-3-10　FFA 图像

A. 静脉期(0′31″):左眼视盘团状弱荧光;B. 静脉期(9′55″):病变边缘荧光渗漏

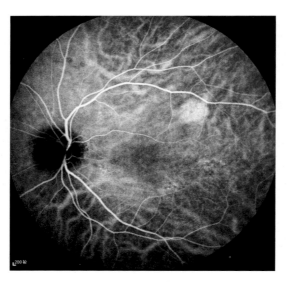

图 5-3-11　ICGA 图像

早期(3′37″):左眼视盘表面弱荧光,拱环颞上片状强荧光

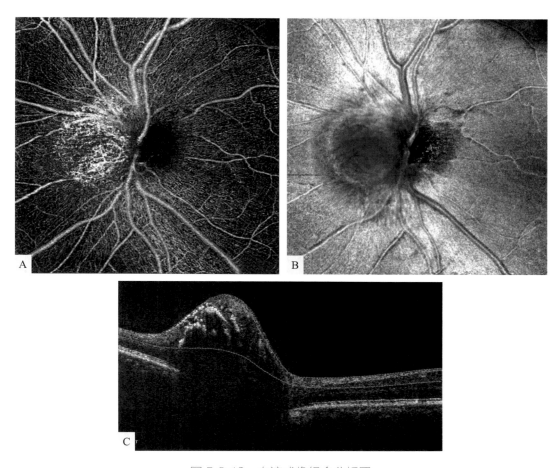

图 5-3-12　血流成像组合分析图

扫描范围 6mm×6mm，视网膜浅层。A. OCT 血流成像：左眼视盘鼻侧视网膜浅层血流信号增高，走行略紊乱；B. En face 图像：视盘鼻侧团状低反射；C. B-scan 图像

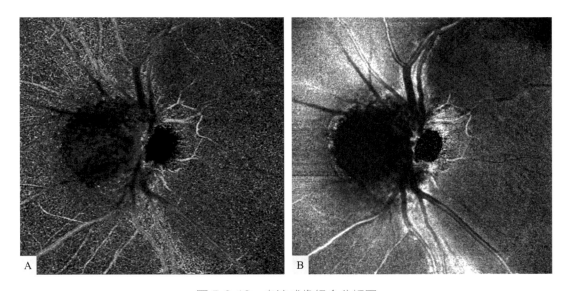

图 5-3-13　血流成像组合分析图

扫描范围 6mm×6mm，视网膜深层。A. OCT 血流成像：左眼视盘鼻侧血流信号缺失，周围可见片状血流信号增高为表层血管投射伪像；B. En face 图像：视盘鼻侧团状低反射

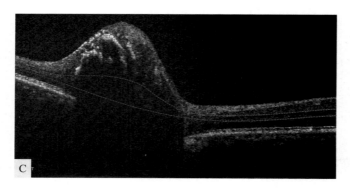

图 5-3-13（续）　血流成像组合分析图
C. B-scan 图像

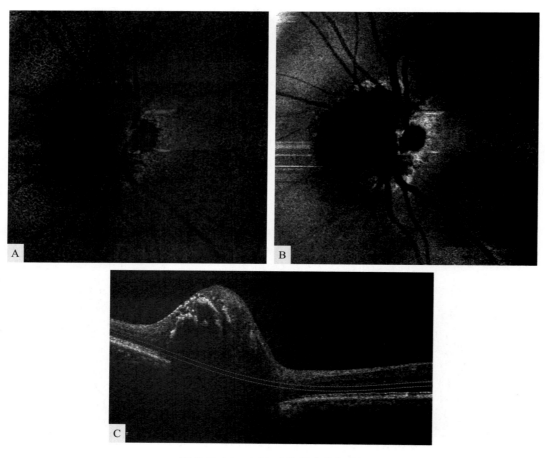

图 5-3-14　血流成像组合分析图

扫描范围 6mm×6mm，视网膜无血流层。A. OCT 血流成像：可见点状血流信号为表层血管投射伪像；B. En face 图像：视盘鼻侧团状低反射；C. B-scan 图像

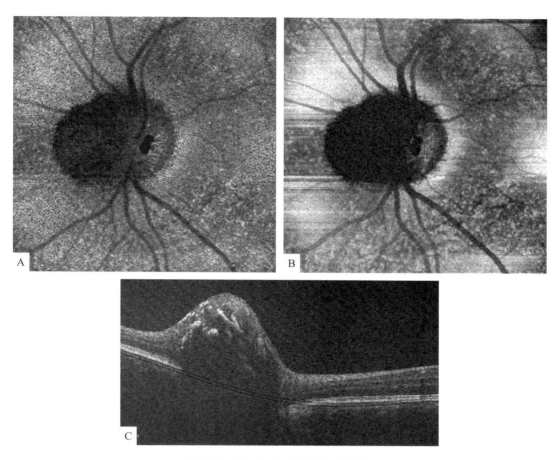

图 5-3-15　血流成像组合分析图

扫描范围 6mm×6mm，脉络膜毛细血管层。A. OCT 血流成像：左眼视盘鼻侧血流信号缺失；B. En face 图像：视盘鼻侧团状低反射；C. B-scan 图像

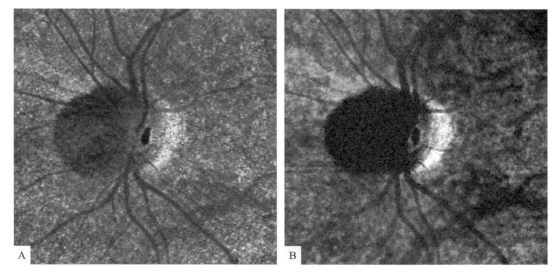

图 5-3-16　血流成像组合分析图

扫描范围 6mm×6mm，脉络膜层。A. OCT 血流成像：左眼视盘鼻侧血流信号缺失；B. En face 图像：视盘鼻侧团状低反射

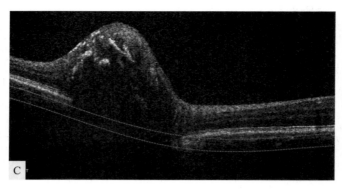

图 5-3-16(续) 血流成像组合分析图

C. B-scan 图像

（李逸丰　魏文斌）

第四节　脉络膜黑色素瘤

脉络膜黑色素瘤（choroidal melanoma）是葡萄膜恶性肿瘤中最多的一种。也是成年人较常见的眼内恶性肿瘤,其患病率在我国居眼内恶性肿瘤的第二位,仅次于视网膜母细胞瘤。肿瘤位于周边部早期可没有症状,位于后极部者则早期即可出现视力下降、视野缺损、视物变形等症状,晚期视力可严重下降甚至丧失。

病例 1

患者,女性,37 岁。主诉:右眼视物模糊 4 月。视力:右眼 0.5,左眼 0.8。见图 5-4-1～图5-4-9。

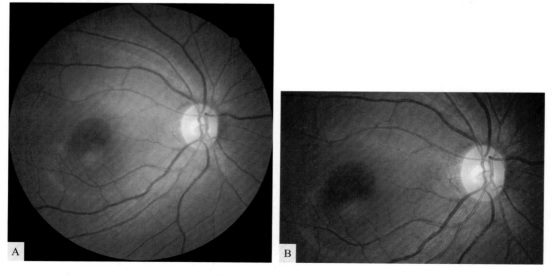

图 5-4-1　彩色眼底像

A. 彩色眼底像:右眼黄斑区可见青灰色隆起病变,中心凹处视网膜浅脱离;B. 彩色眼底像（×2）

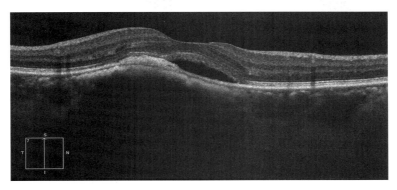

图 5-4-2 OCT 图像

右眼黄斑中心凹神经上皮浅脱离,色素上皮层可见局限隆起中高反射病变,病变部位脉络膜反射较正常降低

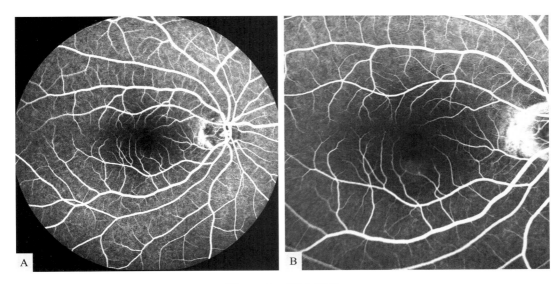

图 5-4-3 FFA 图像

A. 静脉期(0′56″):右眼黄斑区未见明显异常;B. 晚期(11′00″):拱环下缘轻微荧光渗漏

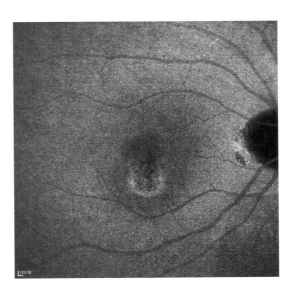

图 5-4-4 ICGA 图像

晚期(19′42″):右眼黄斑区病变部弱荧光,其下方略强荧光

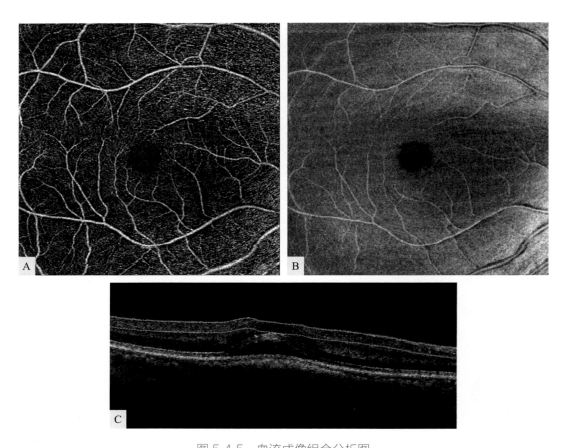

图 5-4-5　血流成像组合分析图

扫描范围 6mm×6mm，视网膜浅层。A. OCT 血流成像：右眼黄斑区视网膜浅层血流信号未见明显异常；B. En face 图像：黄斑区未见明显异常反射；C. B-scan 图像

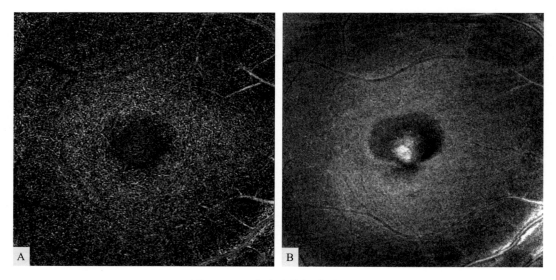

图 5-4-6　血流成像组合分析图

扫描范围 6mm×6mm，视网膜深层。A. OCT 血流成像：右眼黄斑区视网膜深层中心凹血流信号减低；B. En face 图像：黄斑中心凹可见片状低反射及高反射灶

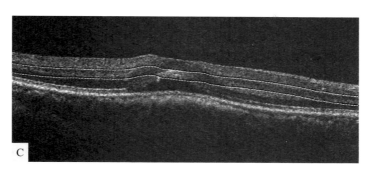

图 5-4-6（续） 血流成像组合分析图
C. B-scan 图像

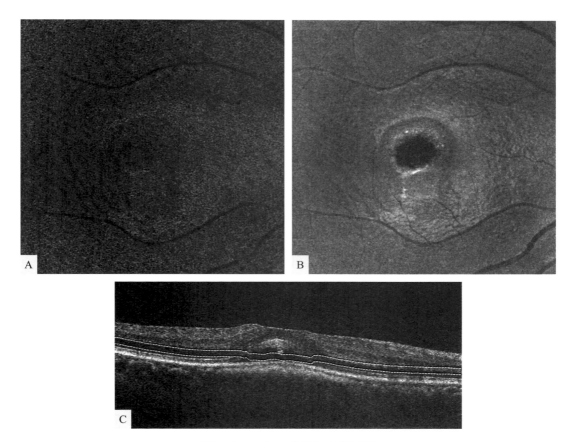

图 5-4-7 血流成像组合分析图

扫描范围 6mm×6mm，视网膜无血流层。A. OCT 血流成像：右眼可见少量表层血管投射伪像；
B. En face 图像：黄斑中心凹可见片状低反射；C. B-scan 图像

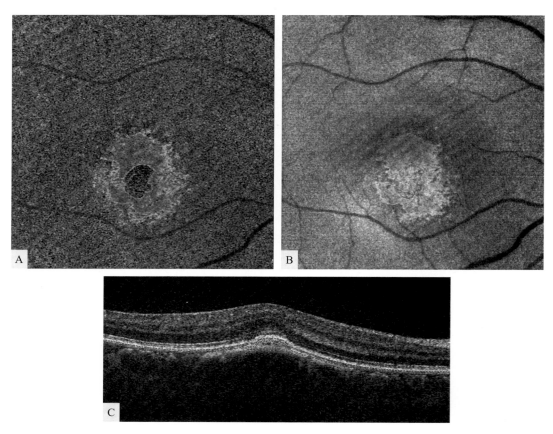

图 5-4-8　血流成像组合分析图

扫描范围 6mm×6mm，脉络膜毛细血管层。A. OCT 血流成像：右眼黄斑区脉络膜毛细血管层可见团状病灶血流信号增高，其内血流信号减低可能由于分层错误所致；B. En face 图像：黄斑中心凹片状高反射；C. B-scan 图像

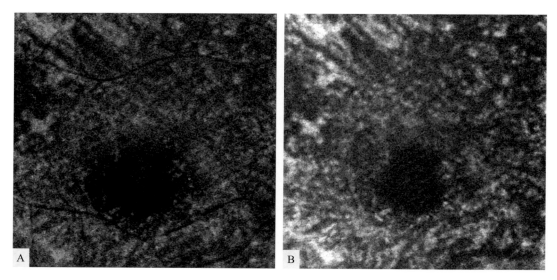

图 5-4-9　血流成像组合分析图

扫描范围 6mm×6mm，脉络膜层。A. OCT 血流成像：右眼黄斑区脉络膜层血流信号遮蔽；B. En face 图像：黄斑区低反射

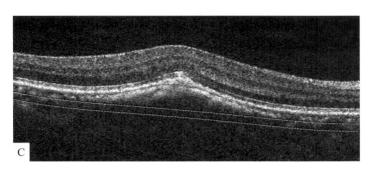

图 5-4-9(续) 血流成像组合分析图
C. B-scan 图像

病例 2

患者,男性,34 岁。主诉:左眼脉络膜黑色素瘤经瞳孔温热疗法(TTT)治疗后。视力:右眼 0.1 矫正 0.8,左眼 0.05 矫正 0.3。见图 5-4-10~图5-4-12。

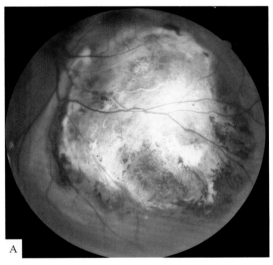
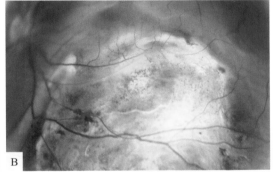

图 5-4-10 彩色眼底像

A. 彩色眼底像:左眼黄斑区颞下方可见棕黑色脉络膜占位,经瞳孔温热疗法(TTT)治疗后表面为黄白色改变;B. 彩色眼底像(×2):病变表面黄白色改变,并可见色素沉着

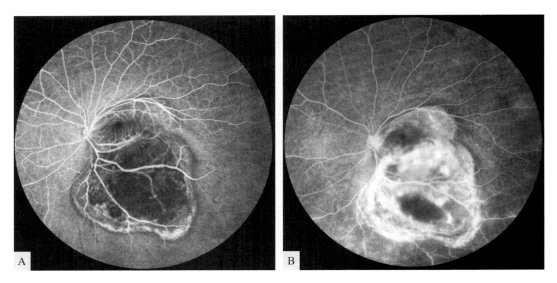

图 5-4-11 FFA 图像

A. 静脉期(0′25″):左眼视盘颞下方团状弱荧光;B. 晚期(10′20″):病变弱荧光不变,表面视网膜小血管轻度荧光渗漏

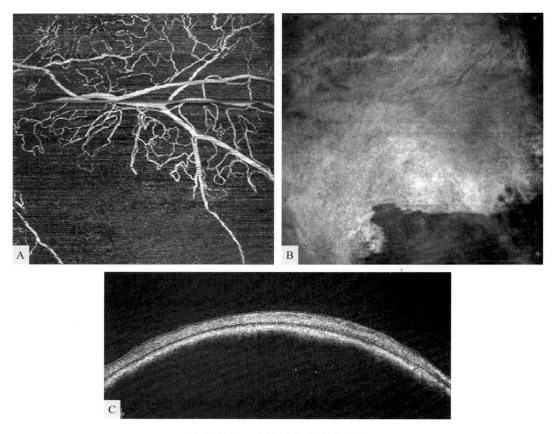

图 5-4-12 血流成像组合分析图

扫描范围 6mm×6mm,视网膜层。A. OCT 血流成像:左眼瘤体表面毛细血管信号广泛缺失,小血管走行迂曲;B. En face 图像:瘤体表面呈不均匀高反射,色素部位呈低反射;C. B-scan 图像

(李逸丰 魏文斌)

第五节 脉络膜血管瘤

脉络膜血管瘤(choroidal hemangioma)为先天性血管发育异常,为眼部的良性肿瘤,临床上可分为孤立性和弥漫性两种类型。孤立性脉络膜血管瘤以视力下降或视物变形为主要症状,多位于后极部,表现为大小不等、边界清楚的橘红色类圆形隆起。弥漫性脉络膜血管瘤多合并脑及颜面部皮肤血管瘤(Sturge-Weber 综合征),瘤体表现为扁平、边界不清的深红色增厚区。脉络膜血管瘤可继发视网膜脱离。

病例1

患者,男性,54 岁。主诉:左眼视力下降 4 年。视力:右眼 1.0 ,左眼 0.3。见图 5-5-1~图5-5-8。

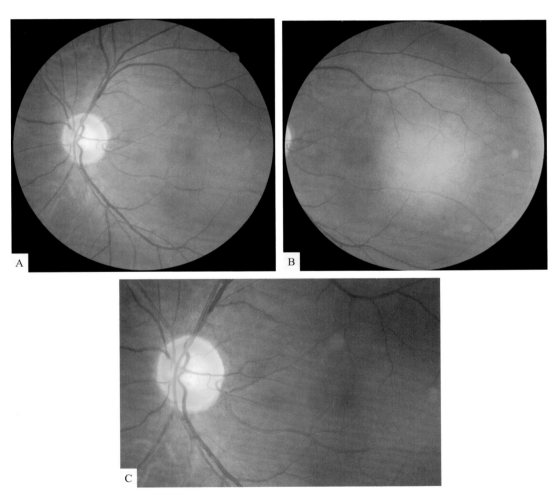

图 5-5-1 彩色眼底像

A~B. 彩色眼底像:左眼黄斑区视网膜皱褶,颞下可见橘红色类圆形隆起病变;C. 彩色眼底像(×2): 黄斑区可见视网膜皱褶

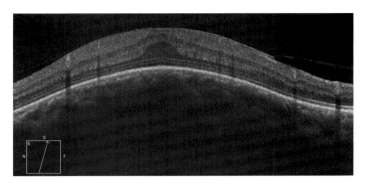

图 5-5-2　OCT 图像

左眼黄斑颞下方视网膜反射隆起,可见黄斑前膜及水肿

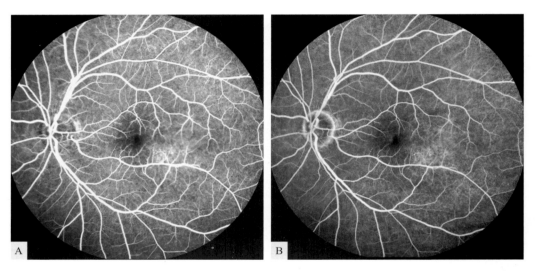

图 5-5-3　FFA 图像

A. 静脉期(0′46″):左眼黄斑颞下强荧光;B. 晚期(10′06″):荧光渗漏不明显

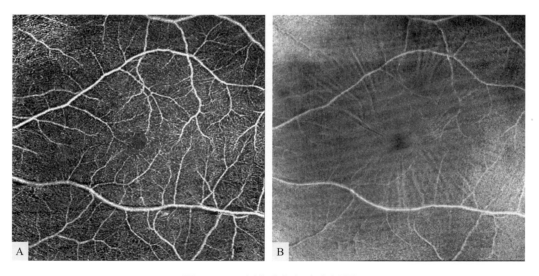

图 5-5-4　血流成像组合分析图

扫描范围 6mm×6mm,视网膜浅层。A. OCT 血流成像:左眼黄斑区视网膜浅层血流信号未见明显异常;B. En face 图像:黄斑区视网膜皱褶

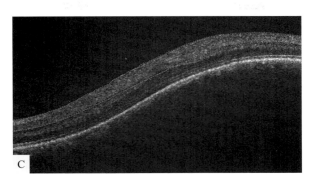

图 5-5-4(续) 血流成像组合分析图
C. B-scan 图像

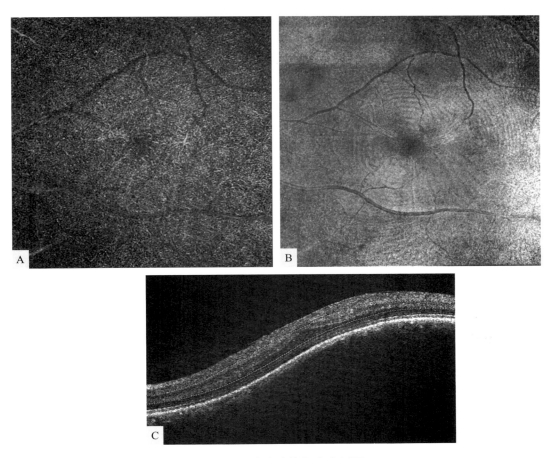

图 5-5-5 血流成像组合分析图

扫描范围 6mm×6mm，视网膜深层。A. OCT 血流成像：左眼黄斑区视网膜深层血流信号未见明显异常；B. En face 图像：黄斑区视网膜皱褶没有图 5-5-4B 明显；C. B-scan 图像

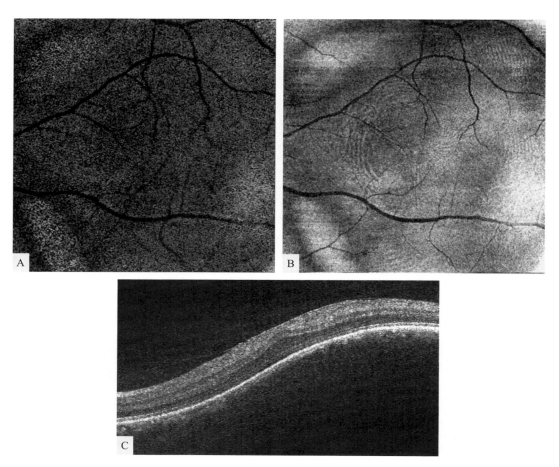

图 5-5-6　血流成像组合分析图

扫描范围 6mm×6mm，视网膜无血流层。A. OCT 血流成像：可见少量血流投射伪像；B. En face 图像：黄斑区视网膜皱褶；C. B-scan 图像

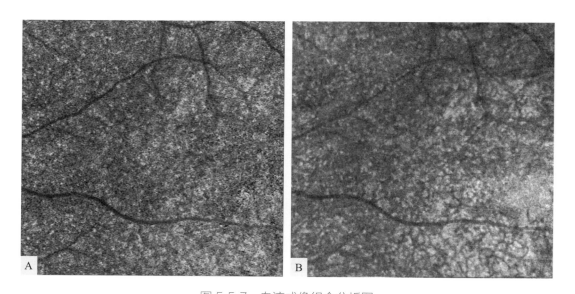

图 5-5-7　血流成像组合分析图

扫描范围 6mm×6mm，脉络膜毛细血管层。A. OCT 血流成像：左眼黄斑区颞侧脉络膜毛细血管血流信号点状增高；B. En face 图像：黄斑区颞侧片状高反射

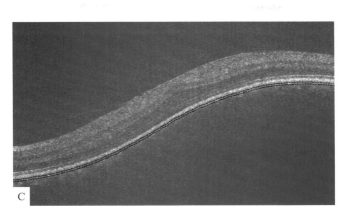

图 5-5-7（续） 血流成像组合分析图
C. B-scan 图像

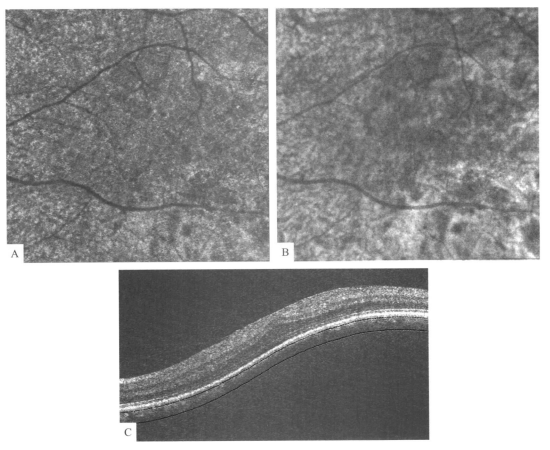

图 5-5-8 血流成像组合分析图

扫描范围 6mm×6mm，脉络膜层。A. OCT 血流成像：左眼黄斑区颞侧脉络膜层血流信号降低；
B. En face 图像：黄斑区颞侧片状低反射区；C. B-scan 图像

病例 2

患者,男性,39 岁。主诉:左眼视力下降 1 月。视力:右眼 1.2,左眼 0.6。见图 5-5-9~图5-5-16。

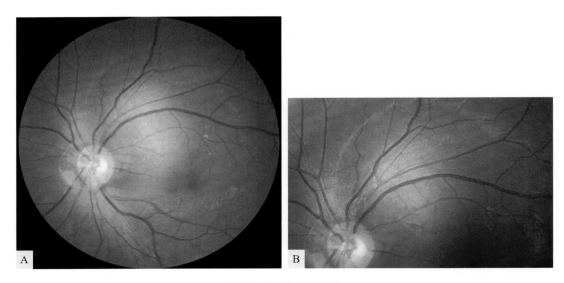

图 5-5-9　彩色眼底像

A. 彩色眼底像:左眼视盘颞上方视网膜下橘红色、类圆形隆起病变,黄斑区浆液性脱离;B. 彩色眼底像(×2)

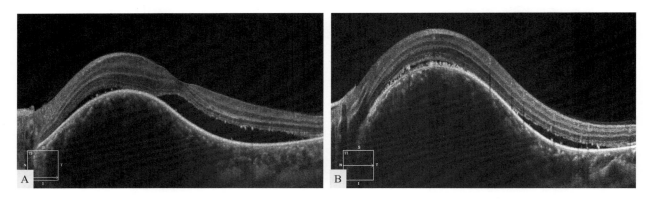

图 5-5-10　OCT 图像

左眼黄斑区视网膜神经上皮脱离,色素上皮及脉络膜反射隆起

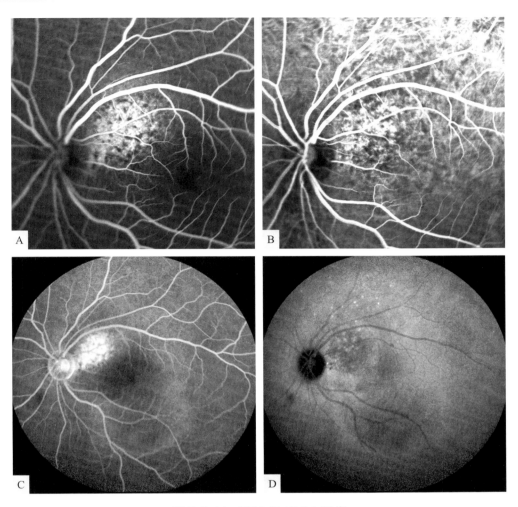

图 5-5-11 FFA 及 ICGA 图像

A. FFA 静脉期(1′05″):左眼视盘颞上方视网膜下强荧光;B. ICGA 早期(1′05″):视盘颞上方团状强荧光;C. FFA 晚期(22′32″):病变部位荧光渗漏;D. ICGA 晚期(22′32″7):部分荧光退行,其间可见点状荧光着染

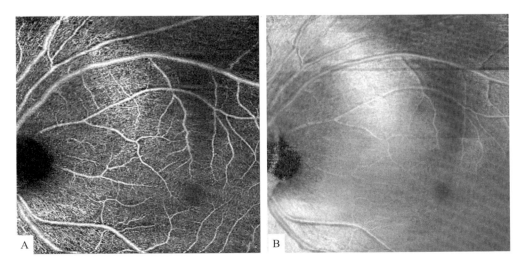

图 5-5-12 血流成像组合分析图

扫描范围 6mm×6mm,视网膜浅层。A. OCT 血流成像:左眼视网膜浅层血流信号未见明显异常;B. En face 图像:视盘颞上方视网膜反射不均,隆起脱离区域相对高反射

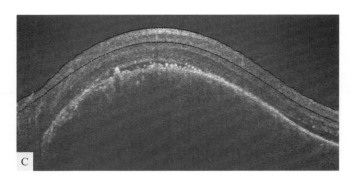

图 5-5-12（续） 血流成像组合分析图

C. B-scan 图像

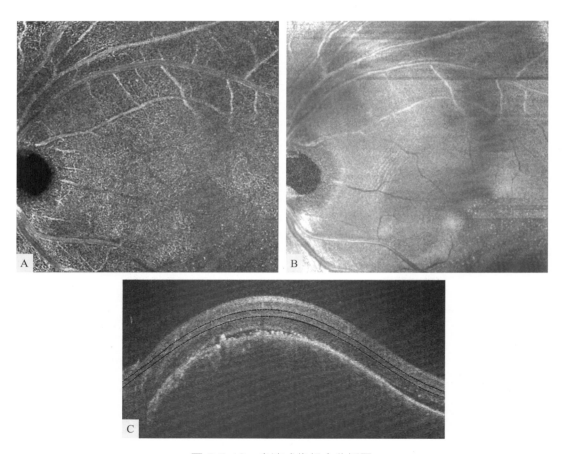

图 5-5-13 血流成像组合分析图

扫描范围 6mm×6mm，视网膜深层。A. OCT 血流成像：左眼视网膜深层血流信号未见明显异常；
B. En face 图像：血管弓内可见散在点状高反射；C. B-scan 图像

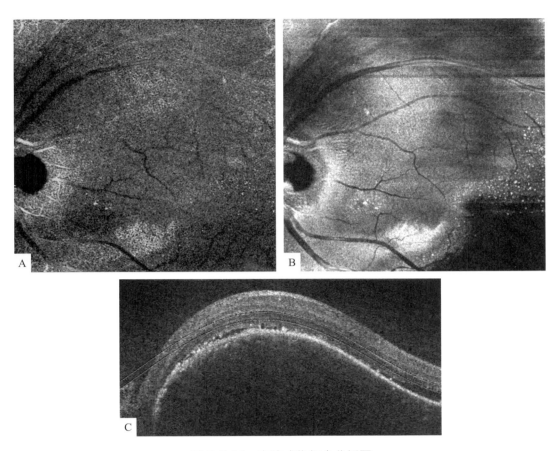

图 5-5-14 血流成像组合分析图

扫描范围 6mm×6mm，视网膜无血流层。A. OCT 血流成像：左眼可见少量伪像为浅层血管投射所致；B. En face 图像：血管弓内可见散在点状高反射；C. B-scan 图像

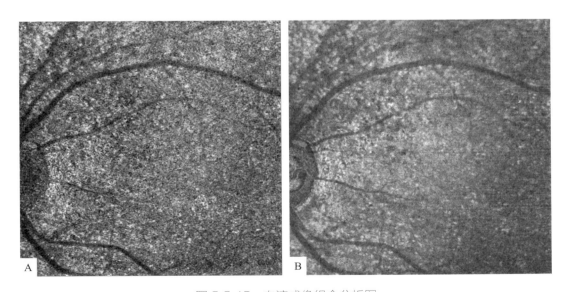

图 5-5-15 血流成像组合分析图

扫描范围 6mm×6mm，脉络膜毛细血管层。A. OCT 血流成像：视盘颞上方脉络膜毛细血管血流信号点状增高；B. En face 图像：视盘颞上方反射不均

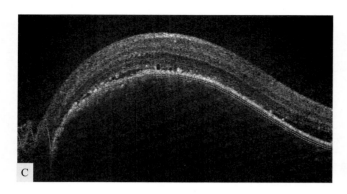

图 5-5-15(续) 血流成像组合分析图
C. B-scan 图像

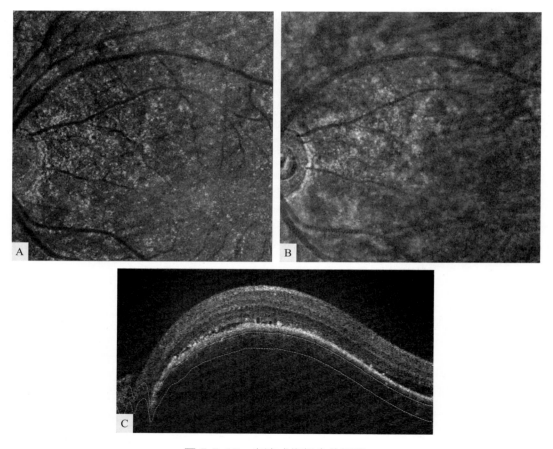

图 5-5-16 血流成像组合分析图

扫描范围 6mm×6mm,脉络膜层。A. OCT 血流成像:左眼视盘颞上方脉络膜层血管血流信号减低;
B. En face 图像:视盘颞上方片状低反射;C. B-scan 图像

(李逸丰 魏文斌)

第六节　脉络膜骨瘤

脉络膜骨瘤（choroidal osteoma）是良性骨性肿瘤。发展缓慢，多无自觉症状，常不易被发现，瘤体较大或波及黄斑时出现症状，表现为视力下降、视物变形和视野缺损等。

病例1

患者，男性，34岁。主诉：体检发现右眼病变4个月。视力：右眼1.0，左眼1.5。见图5-6-1~图5-6-7。

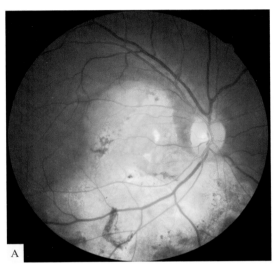
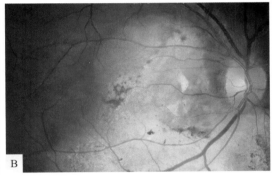

图 5-6-1　彩色眼底像

A. 彩色眼底像：右眼黄斑区及视盘周围可见大片黄白色病灶，表面色素分布不均；B. 彩色眼底像（×2）

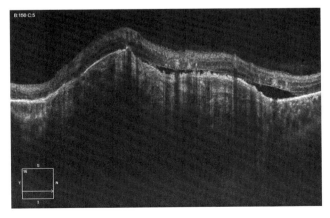

图 5-6-2　OCT 图像

右眼黄斑区下方病灶部位脉络膜增厚隆起，病灶内组织反射不清

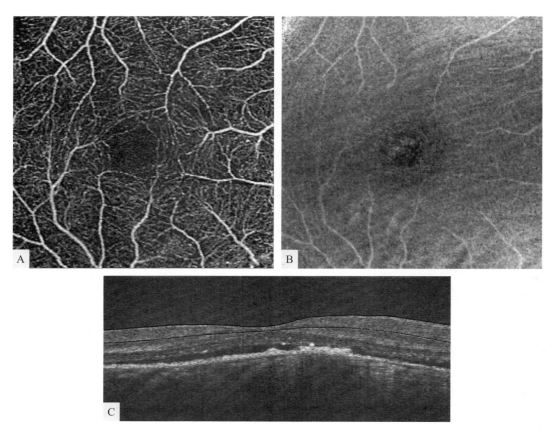

图 5-6-3　血流成像组合分析图

扫描范围 3mm×3mm，视网膜浅层。A. OCT 血流成像：右眼黄斑区视网膜浅层血流信号大致正常；B. En face 图像：黄斑区未见明显异常反射；C. B-scan 图像

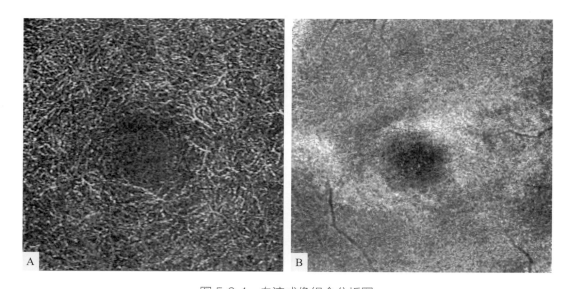

图 5-6-4　血流成像组合分析图

扫描范围 3mm×3mm，视网膜深层。A. OCT 血流成像：右眼黄斑区视网膜深层血流信号大致正常；B. En face 图像：黄斑区可见点片状高反射

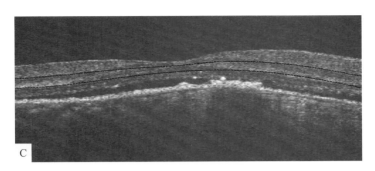

图 5-6-4(续) 血流成像组合分析图
C. B-scan 图像

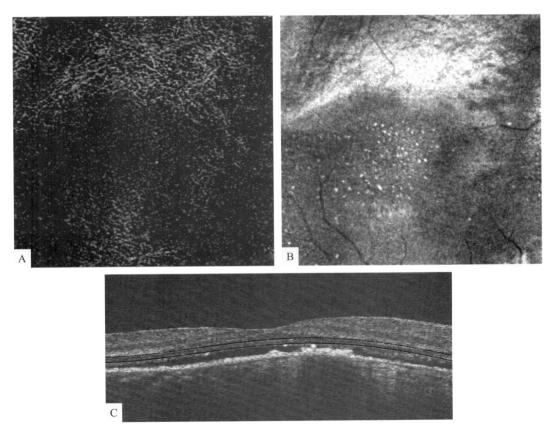

图 5-6-5 血流成像组合分析图
扫描范围 3mm×3mm,视网膜无血流层。A. OCT 血流成像:可见少量血流信号为表层血管投射形成的伪像;B. En face 图像:黄斑区可见点状高反射较视网膜深层增多;C. B-scan 图像

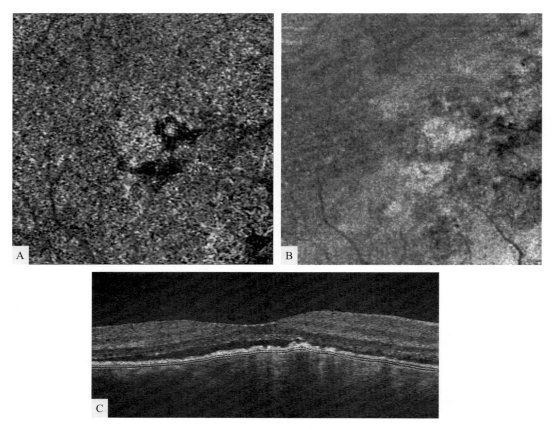

图 5-6-6　血流成像组合分析图

扫描范围 3mm×3mm,脉络膜毛细血管层。A. OCT 血流成像:右眼黄斑区可见片状区域血流信号缺失;B. En face 图像:黄斑区片状高反射;C. B-scan 图像

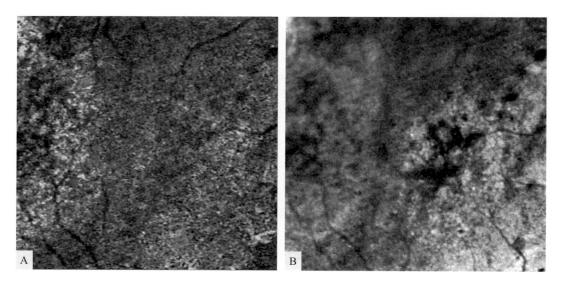

图 5-6-7　血流成像组合分析图

扫描范围 3mm×3mm,脉络膜层。A. OCT 血流成像:右眼黄斑区血流信号降低;B. En face 图像:黄斑区高反射中央可见片状低反射区

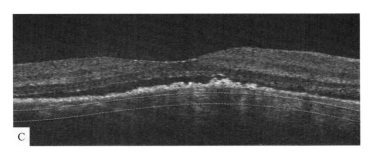

图 5-6-7(续) 血流成像组合分析图

C. B-scan 图像

（李逸丰 魏文斌）

第七节 脉 络 膜 痣

脉络膜痣（choroidal nevi）是指脉络膜中来自神经嵴、不典型黑色素细胞组成的、先天性或后天性良性肿瘤，好发于后极部及赤道部，后极部更多见。是最常见的眼内良性肿瘤。

非黄斑区的脉络膜痣无主观症状。黄斑区附近的脉络膜痣可有视物模糊、视物变形等症状。眼底表现为单个或多个颜色深浅不一、表面光滑、微隆起、边缘清楚的扁平圆形病变。周围可出现大小不一呈橙色的色素斑，表面可出现大小不等的玻璃膜疣。

脉络膜痣 OCT 可表现为脉络膜反射遮蔽，脉络膜反射完全遮蔽更多见于含色素多的脉络膜痣，其他 OCT 表现包括脉络膜毛细血管层变薄、RPE 萎缩、视网膜下渗出等。

病例 1

患者，男，76 岁。主诉：查体发现右眼眼底病变 2 周。视力：右眼 0.3，左眼 0.4。见图 5-7-1~图 5-7-6。

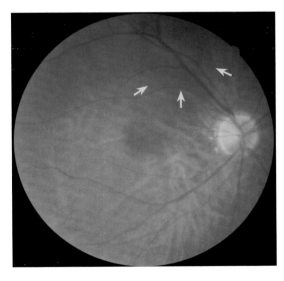

图 5-7-1 彩色眼底像

右眼颞上方血管弓视网膜下褐色椭圆形病变（黄箭），边界清晰

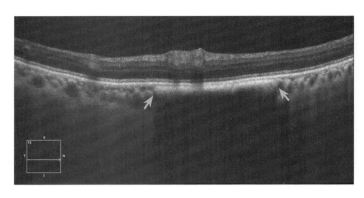

图 5-7-2　OCT 图像

右眼颞上方脉络膜层可见局限高反射（黄箭），其后反射遮蔽

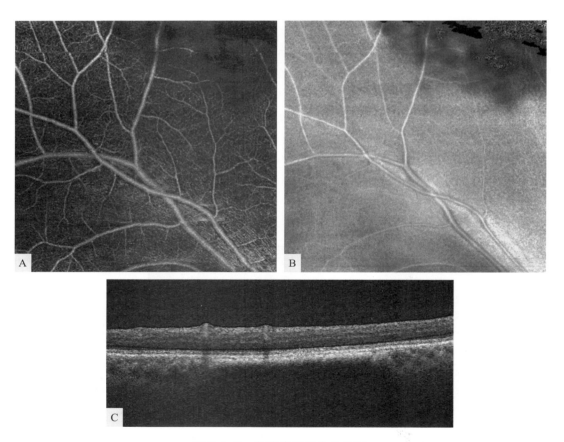

图 5-7-3　血流成像组合分析图

扫描范围 6mm×6mm，视网膜层。A. OCT 血流成像：右眼病变部位血流信号未见明显异常，病变鼻上方血流信号缺失考虑屈光间质混浊遮蔽信号所致；B. En face 图像：右眼病变部位结构未见明显异常，病变鼻上方低反射区考虑屈光间质混浊，反射遮蔽；C. B-scan 图像

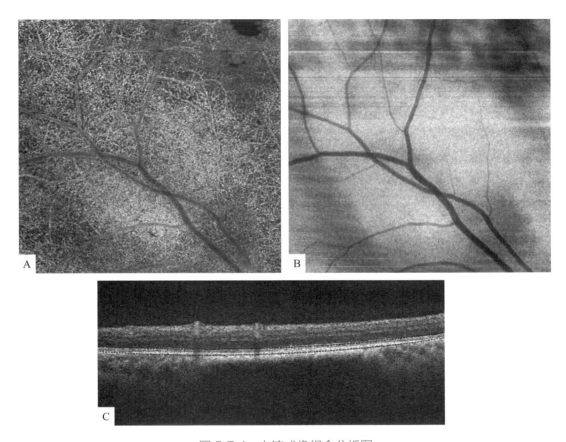

图 5-7-4 血流成像组合分析图

扫描范围 6mm×6mm，自定义层（椭圆体区至视网膜色素上皮/Bruch 膜复合体）。A. OCT 血流成像：右眼病变部位血流信号增高、密度增高，病变鼻上方血流信号缺失考虑屈光间质混浊遮蔽信号所致；B. En face 图像：病变部位反射增高，病变鼻上方低反射区考虑屈光间质混浊，反射遮蔽；C. B-scan 图像

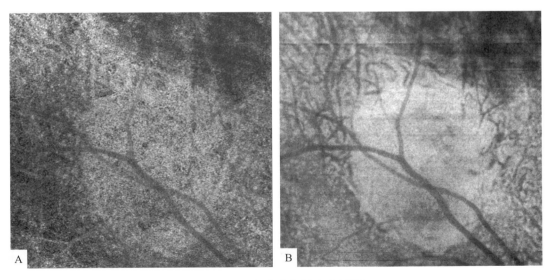

图 5-7-5 血流成像组合分析图

扫描范围 6mm×6mm，自定义层（部分脉络膜）。A. OCT 血流成像：右眼病变部位信号较病变周围高，病变鼻上方血流信号缺失考虑屈光间质混浊遮蔽信号所致；B. En face 图像：右眼病变部位可见椭圆形高反射，边界较清晰，病变鼻上方低反射区考虑屈光间质混浊，反射遮蔽

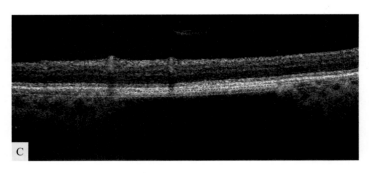

图 5-7-5（续） 血流成像组合分析图

C. B-scan 图像

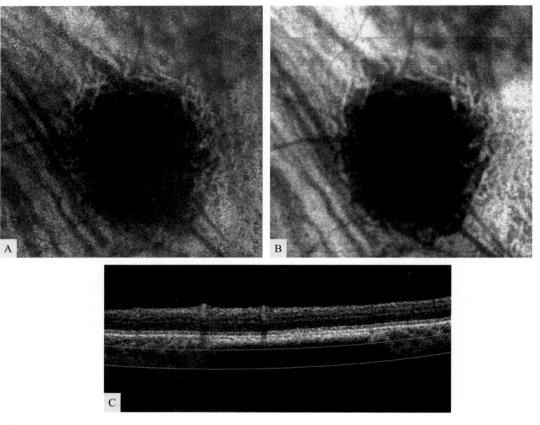

图 5-7-6 血流成像组合分析图

扫描范围 6mm×6mm，自定义层（部分脉络膜中大血管层）。A. OCT 血流成像：右眼脉络膜血管血流信号部分缺失，与图 5-7-5 A 中病变形态一致，病变鼻上方血流信号缺失考虑屈光间质混浊遮蔽信号所致；B. En face 图像：右眼脉络膜反射部分缺失，与图 5-7-5 B 中病变形态一致；C. B-scan 图像

病例 2

患者,男性,46岁。主诉:查体发现左眼眼底病变2年。视力:右眼0.7,左眼0.5。见图5-7-7~图5-7-13。

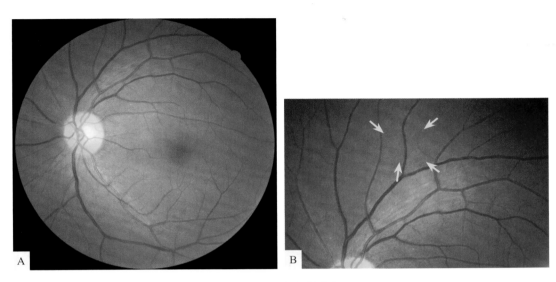

图 5-7-7 彩色眼底像

A. 彩色眼底像:左眼颞上方血管弓旁青灰色椭圆形病变,病变颜色较浅;B. 彩色眼底像(×2):病变放大(黄箭)

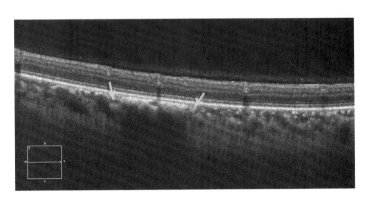

图 5-7-8 OCT 图像

左眼颞上方脉络膜可见局限高反射(黄箭),其后反射部分遮蔽

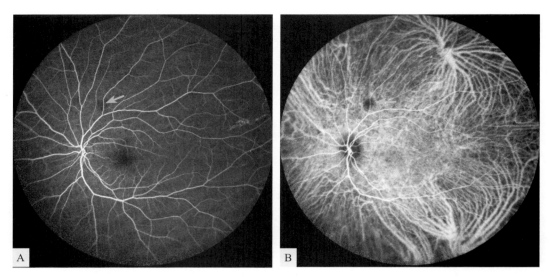

图 5-7-9　FFA 及 ICGA 图像

A. FFA 静脉期(2′04″)：左眼病变部位可见脉络膜弱荧光(黄箭)；B. ICGA 早期(1′07″)：病变部位可见脉络膜弱荧光(黄箭)

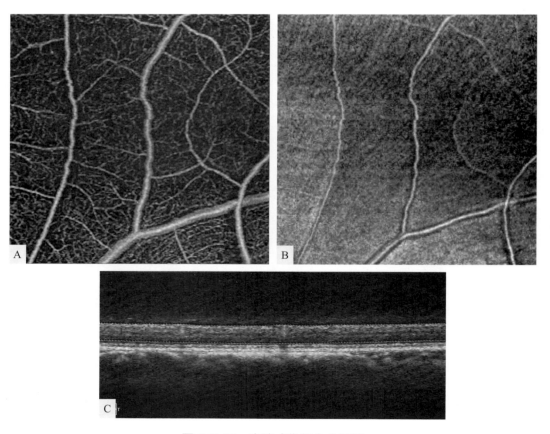

图 5-7-10　血流成像组合分析图

扫描范围 3mm×3mm，视网膜层。A. OCT 血流成像：左眼病变部位未见明显异常血流信号；B. En face 图像：病变部位结构未见明显异常；C. B-scan 图像

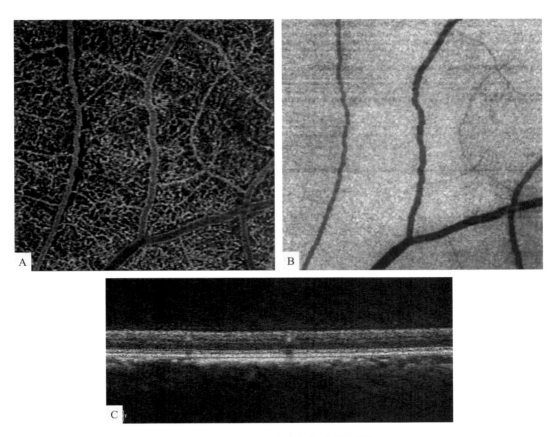

图 5-7-11 血流成像组合分析图

扫描范围 3mm×3mm,自定义层(外核层至视网膜色素上皮 /Bruch 膜复合体)。A. OCT 血流成像:
左眼病变部位血流未见明显异常;B. En face 图像:病变部位结构未见明显异常;C. B-scan 图像

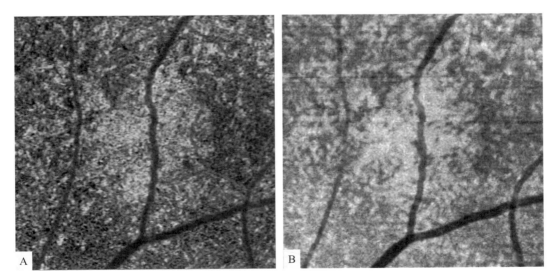

图 5-7-12 血流成像组合分析图

扫描范围 3mm×3mm,自定义层(脉络膜毛细血管层至脉络膜层浅层)。A. OCT 血流成像:左眼病
变部位血流信号较病变周围高;B. En face 图像:脉络膜毛细血管层及脉络膜层浅层反射局限增高,
呈椭圆形

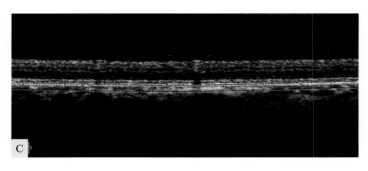

图 5-7-12(续) 血流成像组合分析图
C. B-scan 图像

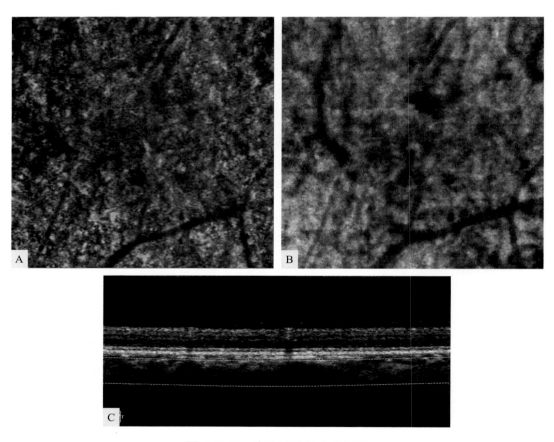

图 5-7-13 血流成像组合分析图

扫描范围 3mm×3mm，自定义层（部分脉络膜中大血管层）。A. OCT 血流成像：左眼病变部位血流信号局限减低；B. En face 图像：病变部位反射局限减低；C. B-scan 图像

（崔蕊 杨文利）

6

第六章

其他葡萄膜疾病

第一节　Vogt- 小柳 - 原田病

Vogt- 小柳 - 原田病（Vogt-Koyanagi-Harada sydrome, VKH）是累及全身多系统的炎症性疾病, 包括双侧葡萄膜炎、脑膜刺激征、听觉功能障碍、皮肤和毛发等改变。

眼部表现包括: 前驱期: 发生于眼部症状前数日, 有轻度发热、头痛、眼眶痛和恶心等。葡萄膜炎期: 多表现为后葡萄膜炎, 但最终可形成全葡萄膜炎。出现弥漫性脉络膜炎、脉络膜视网膜炎、视盘炎、视神经视网膜炎、易出现多灶性神经上皮脱离, 严重者可形成大泡状视网膜脱离。恢复期: 活动性炎症消退, 脉络膜和皮肤色素脱失。眼底呈橘红色, 即"晚霞样眼底", 并可见 Dalen-Fuchs 结节。复发期: 此期亦出现虹膜粘连、青光眼、白内障和视网膜下新生血管形成。

全身表现包括: 脑膜刺激征、白癜风、脱发、头发或眉毛变白、耳鸣、听力下降等。

> **病例 1**

患者, 男性, 29 岁。主诉: 左眼视力下降 1 周, 伴头痛、耳鸣。视力: 右眼 1.0, 左眼 0.4。见图 6-1-1~图 6-1-5。

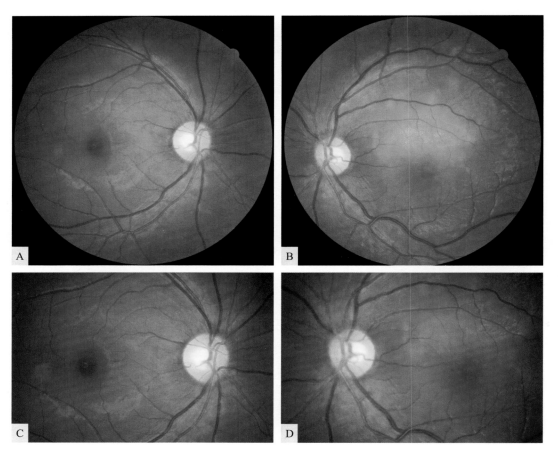

图 6-1-1　彩色眼底像

A. 彩色眼底像: 右眼后极部未见明显异常; B. 彩色眼底像: 左眼后极部视网膜广泛渗出性脱离;
C、D. 彩色眼底像（×2）

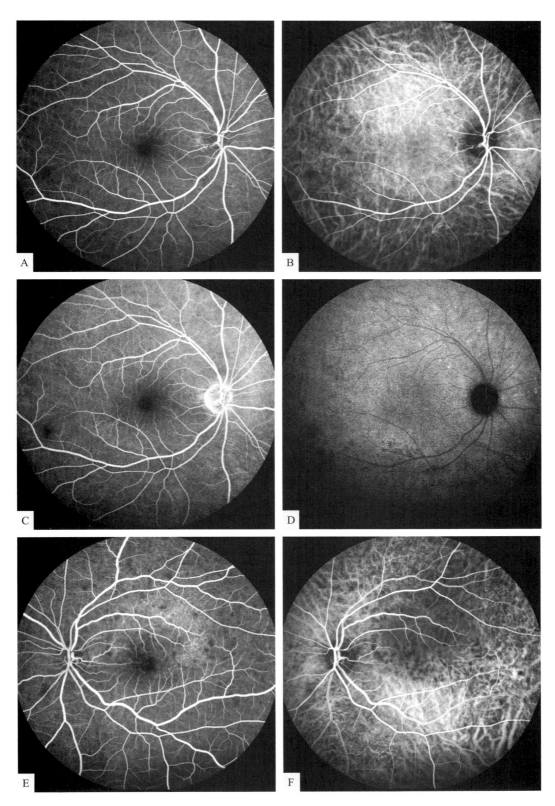

图 6-1-2　FFA 及 ICGA 图像

A. FFA 静脉期（1′06″）：右眼可见多处点片状低背景荧光；B. ICGA 早期（0′37″）：右眼可见多处点片状弱荧光；C. FFA 晚期（20′39″）：右眼视网膜血管无明显荧光渗漏；D. ICGA 晚期（20′10″）：右眼颞下方血管弓附近点片状弱荧光；E. FFA 静脉期（0′55″）：左眼黄斑颞上及颞侧可见点状强荧光，后极部散在点片状低背景荧光；F. ICGA 早期（0′26″）：左眼弱荧光病灶较 FFA 图上显示更多

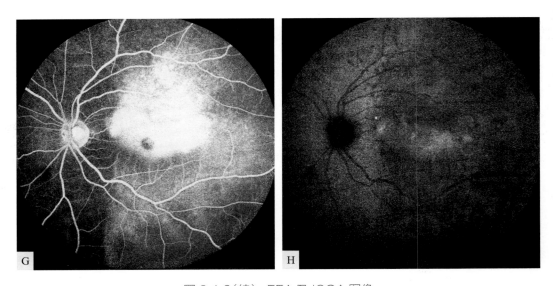

图 6-1-2(续) FFA 及 ICGA 图像

G. FFA 晚期(20′49″):左眼后极部点状强荧光病灶明显渗漏;H. ICGA 晚期(20′49″):左眼黄斑区强荧光渗漏

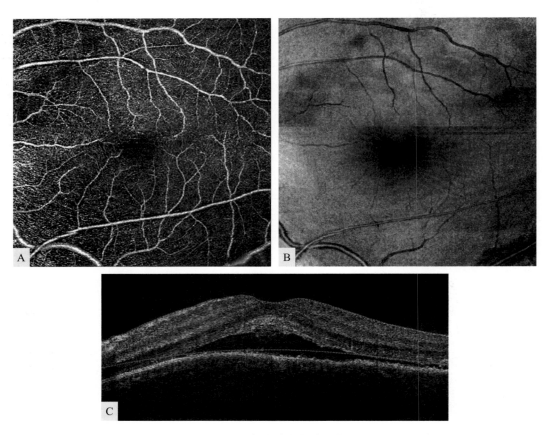

图 6-1-3 血流成像组合分析图

扫描范围 6mm×6mm,视网膜层。A. OCT 血流成像:左眼血流信号大致正常;B. En face 图像:黄斑区可见视网膜皱褶;C. B-scan 图像:黄斑中心凹处神经上皮脱离

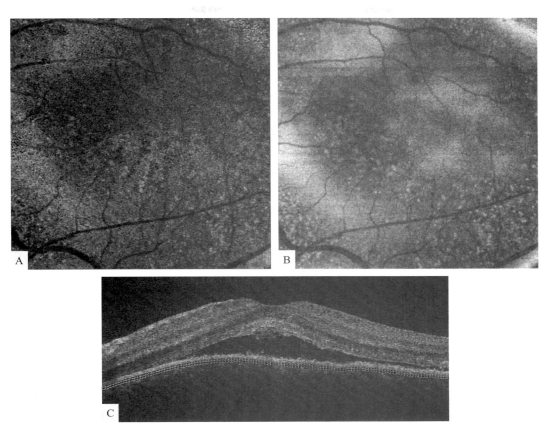

图 6-1-4 血流成像组合分析图

扫描范围 6mm×6mm,脉络膜毛细血管层。A. OCT 血流成像:可见左眼与 ICGA 对应点状低血流信号,可能由于脉络膜缺血或炎症浸润所致;B. En face 图像:渗出性视网膜脱离区域呈低反射;C. B-scan 图像

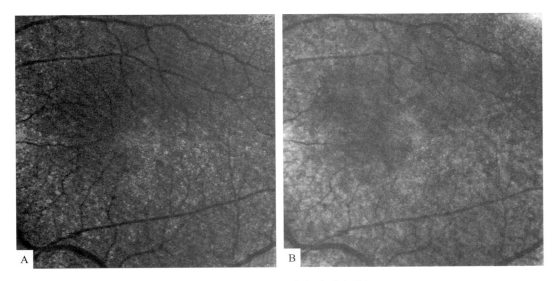

图 6-1-5 血流成像组合分析图

扫描范围 6mm×6mm,脉络膜层。A. OCT 血流成像:左眼 FFA 荧光渗漏位置脉络膜血流信号减低;B. En face 图像:渗出性视网膜脱离区域呈低反射

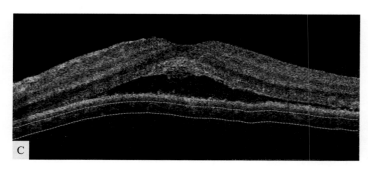

图 6-1-5(续) 血流成像组合分析图

C. B-scan 图像

病例 2

患者,女性,55 岁。主诉:VKH 反复发作 1 年。视力:右眼 0.07;左眼 0.06。见图 6-1-6~图6-1-10。

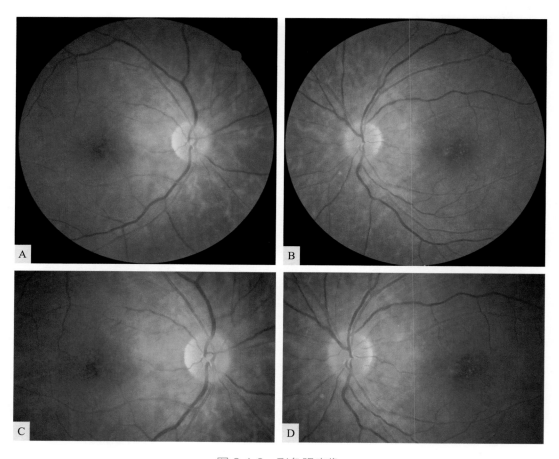

图 6-1-6 彩色眼底像

A、B. 彩色眼底像:双眼眼底视盘色微红,边界欠清晰,黄斑区色素上皮改变,中周部视网膜可透见脉络膜血管;C、D. 彩色眼底像(×2)

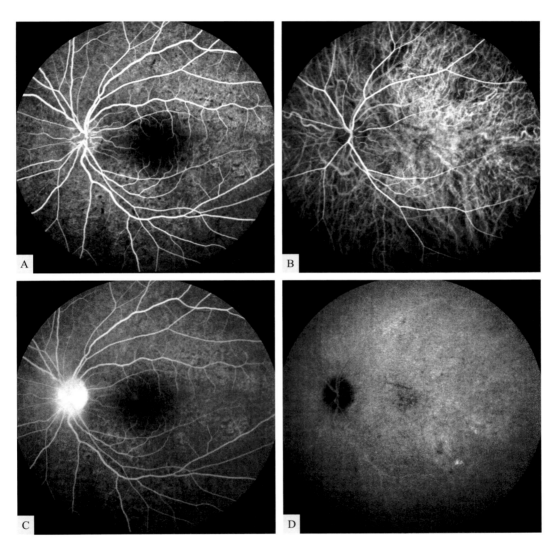

图 6-1-7　FFA 及 ICGA 图像

A. FFA 静脉期(1′11″):左眼可见点状弱荧光区;B. ICGA 早期(0′27″):可见左眼黄斑区弱荧光;C. FFA 晚期(19′30″):左眼视盘荧光渗漏;D. ICGA 晚期(18′47″):左眼黄斑区斑驳弱荧光,为色素上皮改变

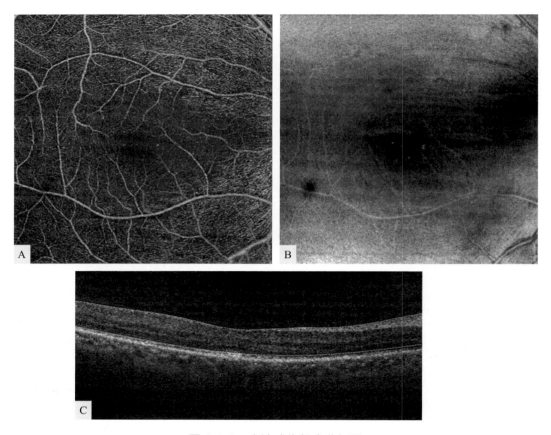

图 6-1-8   血流成像组合分析图

扫描范围 6mm×6mm，视网膜层。A. OCT 血流成像：左眼黄斑拱环周边血管结构显示欠清晰，由眼动伪像造成；B. En face 图像：低反射区由眼动伪像造成；C. B-scan 图像

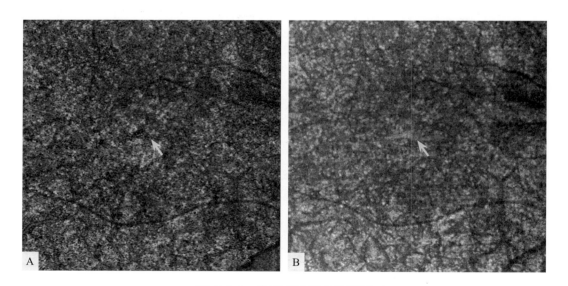

图 6-1-9   血流成像组合分析图

扫描范围 6mm×6mm，脉络膜毛细血管层。A. OCT 血流成像：左眼可见点状低血流信号区（黄箭）；B. En face 图像：黄斑中心凹小片致密中高反射信号（黄箭）

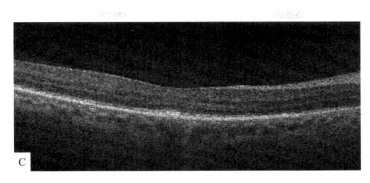

图 6-1-9（续）　血流成像组合分析图
C. B-scan 图像

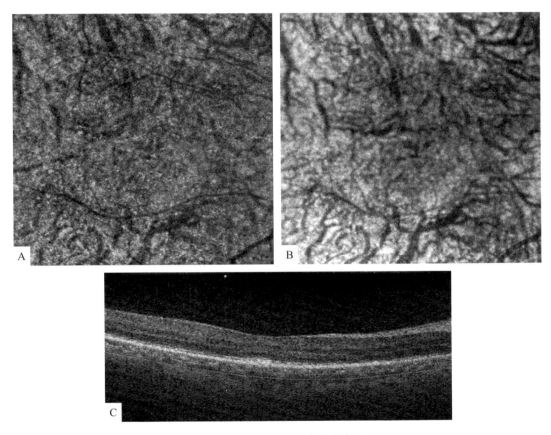

图 6-1-10　血流成像组合分析图

扫描范围 6mm×6mm，脉络膜层。A. OCT 血流成像：未见明显异常；B. En face 图像：未见明显异常；C. B-scan 图像

（沈　琳　王　红）

第二节　脉络膜裂伤

脉络膜裂伤（choroidal rupture）发生于眼球受到钝伤作用而变形,不同解剖层次发生位移及血液循环紊乱可能导致脉络膜破裂、出血、缺血改变。常见临床体征包括后极部弧形或新月形视网膜下黄白色线条,早期可被出血遮挡,破裂灶可继发脉络膜新生血管,或同时伴有外伤性视神经病变。

病例

患者,男性,43 岁。主诉:左眼拳击伤后 1 月。视力:右眼 1.0,左眼 0.01。见图 6-2-1~图6-2-8。

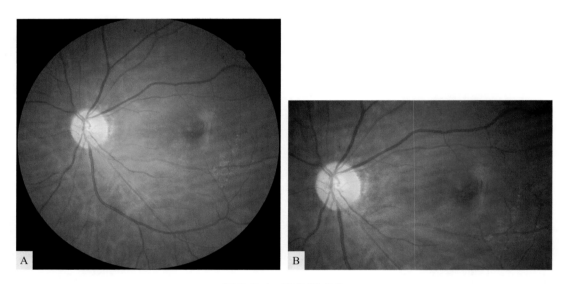

图 6-2-1　彩色眼底像

A. 彩色眼底像:左眼黄斑区片状出血,颞侧可见条形黄白色病灶,其内可见色素沉着;B. 彩色眼底像(×2)

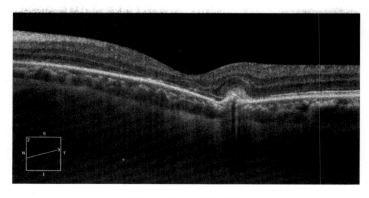

图 6-2-2　OCT 图像

左眼黄斑中心凹颞侧色素上皮层及脉络膜层反射连续性中断,
相应部位可见局限隆起中高反射病变

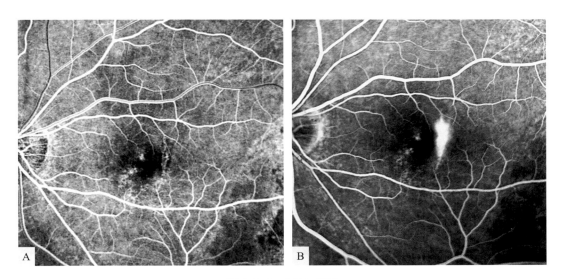

图 6-2-3 FFA 图像

A. 静脉期(0′17″):左眼黄斑中心凹处可见片状荧光遮蔽,其颞侧可见条形强荧光灶;B. 晚期(10′04″):黄斑中心凹颞侧条形强荧光着染

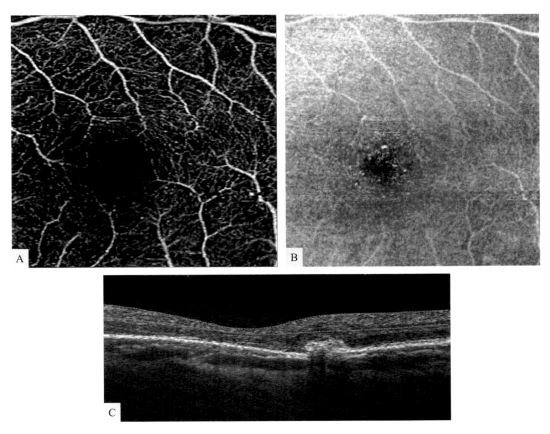

图 6-2-4 血流成像组合分析图

扫描范围 3mm×3mm,视网膜浅层。A. OCT 血流成像:左眼黄斑区视网膜浅层血流信号未见明显异常;B. En face 图像:黄斑中心凹处点状中高反射;C. B-scan 图像

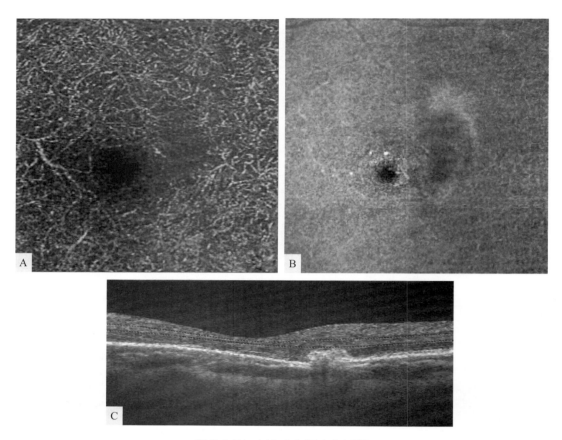

图 6-2-5　血流成像组合分析图

扫描范围 3mm×3mm，视网膜深层。A. OCT 血流成像：左眼黄斑区视网膜深层血流信号未见明显异常；B. En face 图像：黄斑中心凹颞侧条状中低反射；C. B-scan 图像

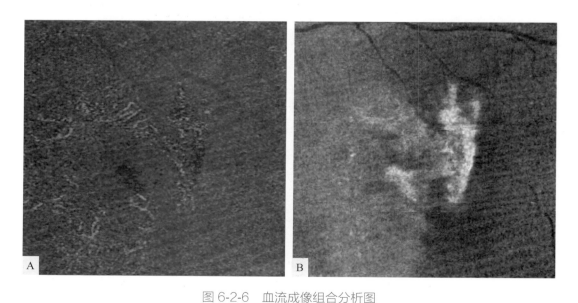

图 6-2-6　血流成像组合分析图

扫描范围 3mm×3mm，视网膜无血流层。A. OCT 血流成像：左眼黄斑区视网膜无血流层部分识别误差，可见血流信号投射伪像；B. En face 图像：黄斑中心凹反射增高，颞侧条状高反射

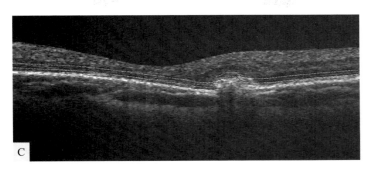

图 6-2-6（续）　血流成像组合分析图

C. B-scan 图像

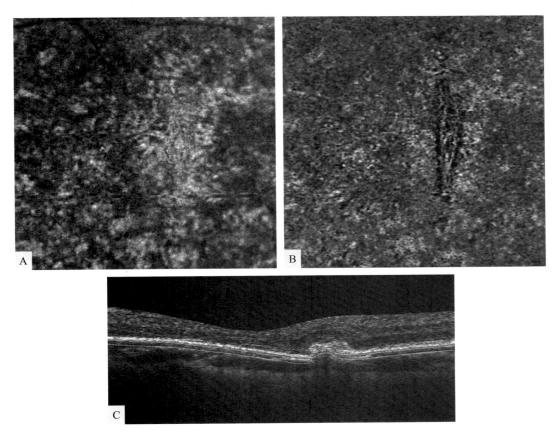

图 6-2-7　血流成像组合分析图

扫描范围 3mm×3mm，脉络膜毛细血管层。A. OCT 血流成像：左眼黄斑中心凹颞侧可见新月形病灶，其内血流信号纹理紊乱；B. En face 图像：黄斑中心凹颞侧片状高反射，边界不清；C. B-scan 图像

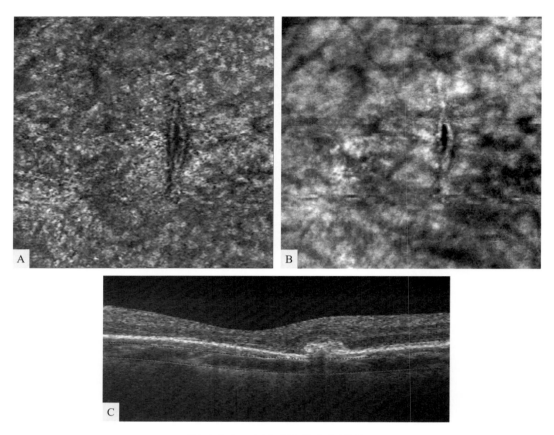

图 6-2-8　血流成像组合分析图

扫描范围 3mm×3mm，脉络膜层。A. OCT 血流成像：左眼黄斑中心凹颞侧可见新月形病灶，其内血流信号减低；B. En face 图像：黄斑中心凹颞侧新月形略高反射，其内可见条形低反射；C. B-scan图像

（李逸丰　魏文斌）

7

第七章

青光眼及视神经疾病

第一节　青　光　眼

　　青光眼(glaucoma)是一种不可逆性致盲眼病,是一类与眼内压升高有关的临床症候群。最典型和突出的表现是视盘的凹陷性萎缩和视野缺损。青光眼临床诊断包括眼压、前房角、视野和视神经等基本检查。本章主要介绍应用 OCT 检查不同类型青光眼病人的视盘、视网膜神经纤维层(retinal nerve fiber layer,RNFL)厚度分析和视盘血流等的基本情况。

病例 1

　　患者,男性,40 岁。主诉:体检发现双眼杯盘比大 1 个月。视力:右眼 1.5,左眼 1.5。见图 7-1-1~图 7-1-5。

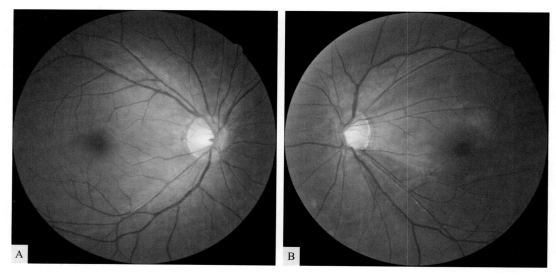

图 7-1-1　彩色眼底像

A. 右眼盘沿形态正常,无 RNFL 缺损;B. 左眼颞下方盘沿变窄,颞上方及颞下方 RNFL 缺损

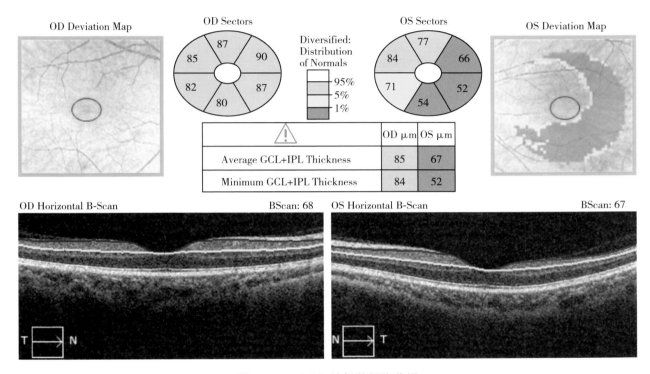

图 7-1-2　OCT 神经节细胞分析

右眼神经节细胞厚度正常；左眼神经节细胞厚度部分变薄（红色）

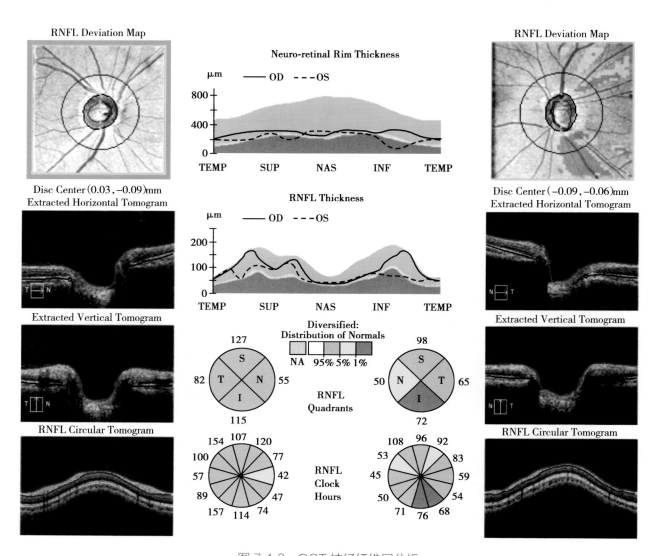

图 7-1-3 OCT 神经纤维层分析

右眼盘周视网膜神经纤维层厚度正常；左眼颞下方及颞上方神经纤维层变薄

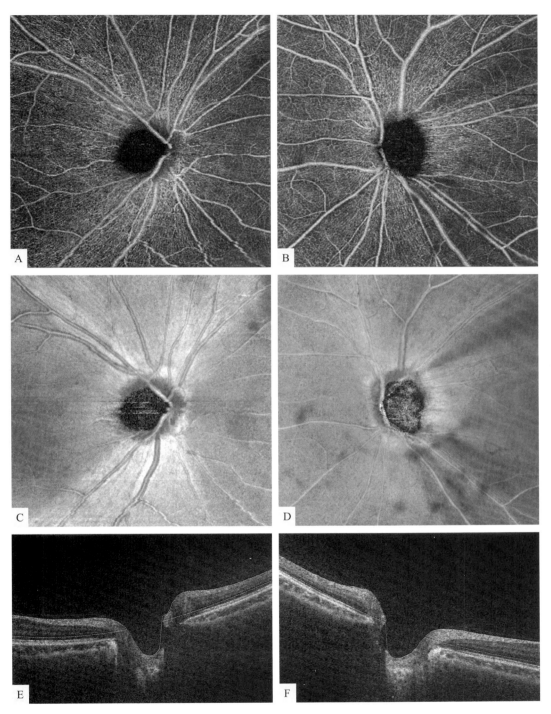

图 7-1-4　血流成像组合分析图

扫描范围 6mm×6mm,视网膜层。A. OCT 血流成像:右眼视盘周围血流信号正常;B. OCT 血流成像:左眼视盘颞上方及颞下方血流信号楔形减低,与神经纤维层变薄范围相对应;C. En face 图像:右眼视盘周围未见明显异常反射;D. En face 图像:左眼可见扩大的视杯,视盘颞上方及颞下方楔形反射减低;E、F. B-scan 图像

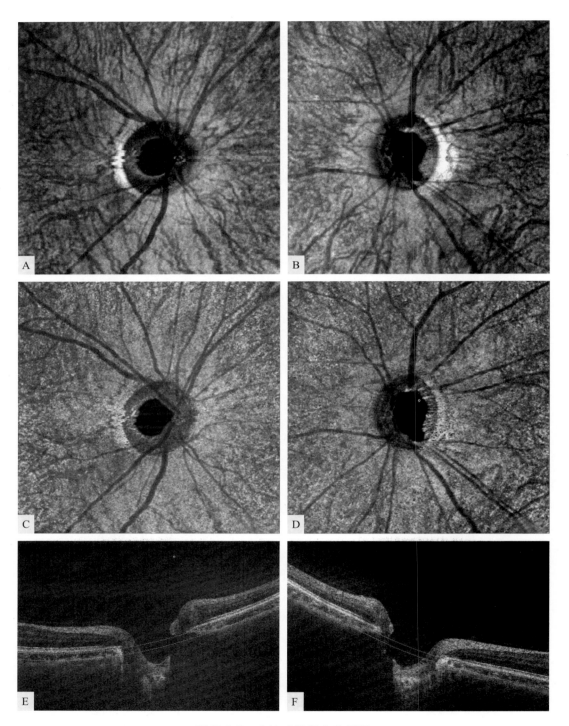

图 7-1-5　血流成像组合分析图

扫描范围 6mm×6mm，自定义层（脉络膜毛细血管层至脉络膜层）。A. OCT 血流成像：右眼视盘周围脉络膜血流信号未见明显异常；B. OCT 血流成像：左眼视盘周围脉络膜血流信号未见明显异常；C. En face 图像：右眼杯盘比未见异常；D. En face 图像：左眼杯盘比增大，下方盘沿变窄；E、F. B-scan 图像

病例 2

患者,女性,41 岁。主诉:双眼视力下降半年。视力:右眼 0.3,左眼 0.4。见图 7-1-6~图7-1-11。

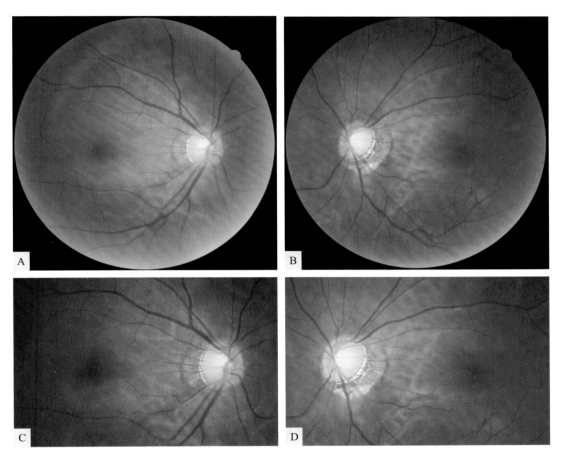

图 7-1-6　彩色眼底像

A. 彩色眼底像:右眼盘沿形态正常,上方 RNFL 缺损;B. 彩色眼底像:左眼上、下方盘沿变窄,上方及下方弥漫 RNFL 缺损;C、D. 彩色眼底像(×2)

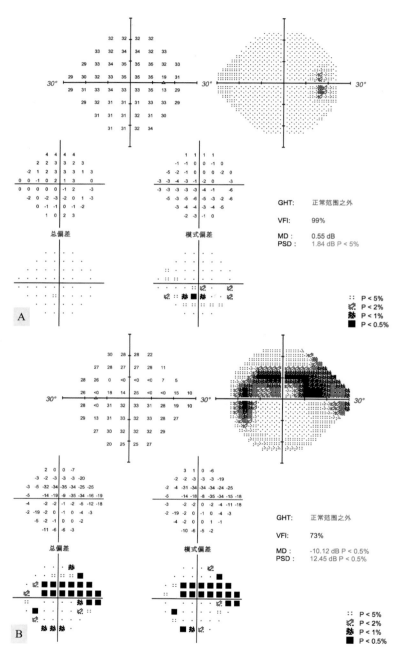

图 7-1-7　视野图

右眼视野下方可见旁中心暗点；左眼视野表现为上方弓形暗点及鼻侧阶梯

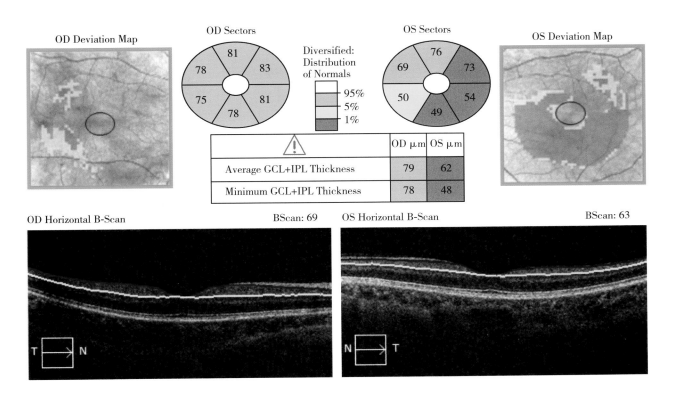

图 7-1-8　OCT 神经节细胞分析

右眼神经节细胞厚度正常；左眼神经节细胞厚度部分变薄（红色）

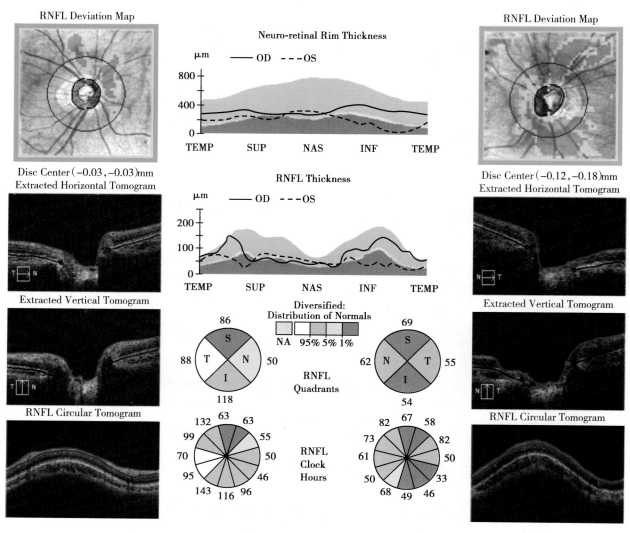

图 7-1-9　OCT 神经纤维层分析

右眼上方、左眼上方及下方视网膜神经纤维层变薄

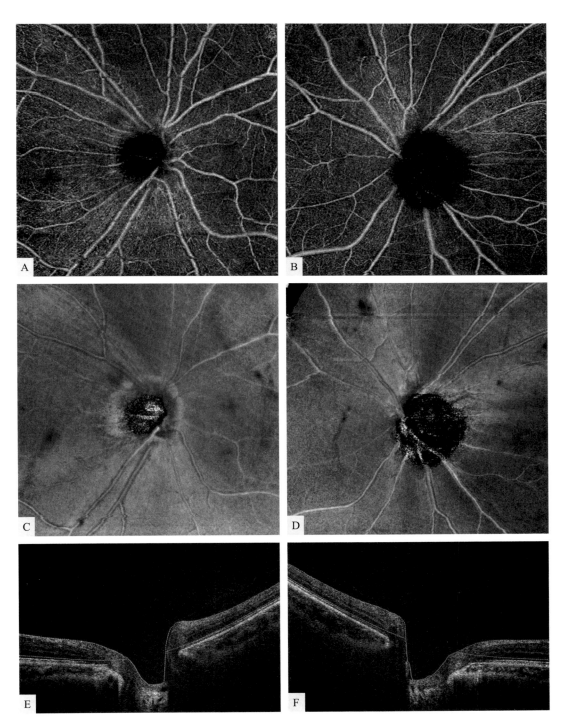

图 7-1-10 血流成像组合分析图

扫描范围 6mm×6mm,视网膜层。A. OCT 血流成像:右眼视盘上方血流信号呈楔形减低,与神经纤维层缺损范围对应;B. OCT 血流成像:左眼视盘上方、下方血流信号呈弥漫减低,与神经纤维层缺损范围相对应;C. En face 图像:右眼视盘上方反射楔形减低;D. En face 图像:左眼可见扩大的视杯,视盘上方、下方反射弥漫减低;E、F. B-scan 图像

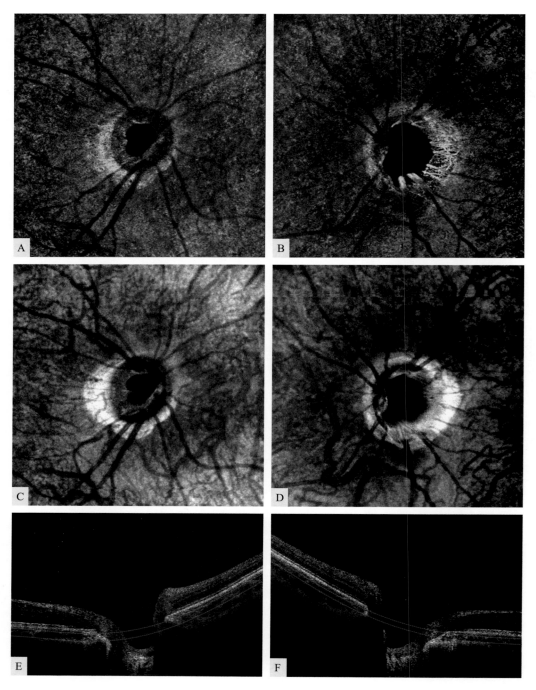

图 7-1-11　血流成像组合分析图

扫描范围 6mm×6mm，自定义层（脉络膜毛细血管层至脉络膜层）。A. OCT 血流成像：右眼视盘周围脉络膜血流信号未见显著减低；B. OCT 血流成像：左眼视盘周围脉络膜血流信号未见显著减低；C. En face 图像：右眼杯盘比未见异常；D. En face 图像：左眼杯盘比增大；E、F. B-scan 图像

（李栋军　唐炘）

第二节　视　盘　水　肿

　　视盘水肿（papilloedema）是由于各种原因造成的视盘内轴突肿胀导致血液循环受阻滞，而形成的渗出性水肿。是多种病变的共同表现，其中颅内压增高是视盘水肿的最常见原因，还见于炎症、缺血等。

　　眼底检查为早期视盘轻度充血、颜色略红、边界模糊，随病情进展可出现视盘明显隆起、视网膜静脉迂曲扩张，视盘及周围视网膜可有出血、渗出及水肿等改变。

病例1

　　患者，男性，36 岁。主诉：右眼视物不清 4 天。视力：右眼指数。见图 7-2-1～图7-2-5。

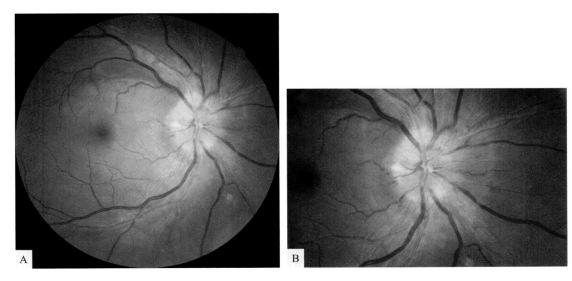

图 7-2-1　彩色眼底像

A. 彩色眼底像：右眼视盘水肿，边界模糊；B. 彩色眼底像（×2）

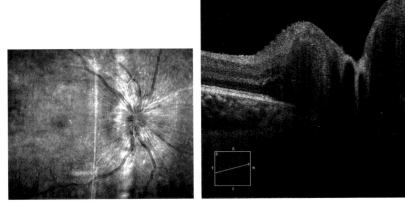

图 7-2-2　OCT 图像

右眼视盘反射隆起，层间可见低反射区

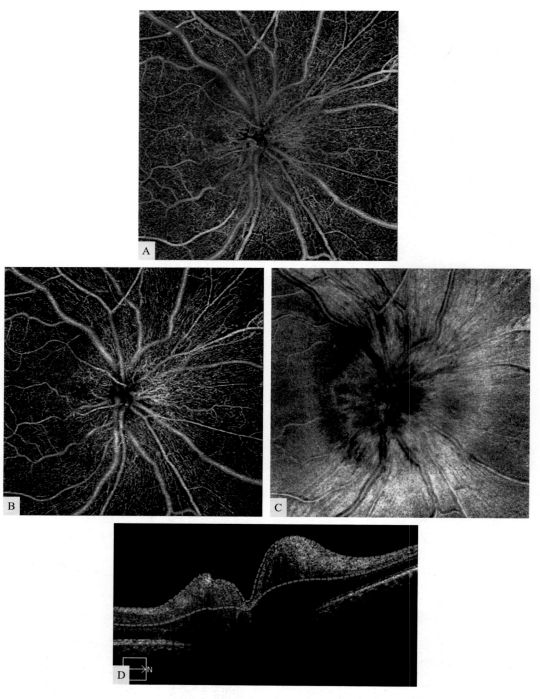

图 7-2-3　血流成像组合分析图

扫描范围 6mm×6mm，视网膜浅层。A. 彩色分层视网膜血流复合图：右眼视盘及周围显示红色表示视盘及周围隆起；B. OCT 血流成像：右眼视盘周围可见视网膜毛细血管血流信号迂曲、扩张；C. En face 图像：右眼视盘边界反射模糊，视杯轮廓反射不清，视盘周围呈放射状中高反射；D. B-scan 图像

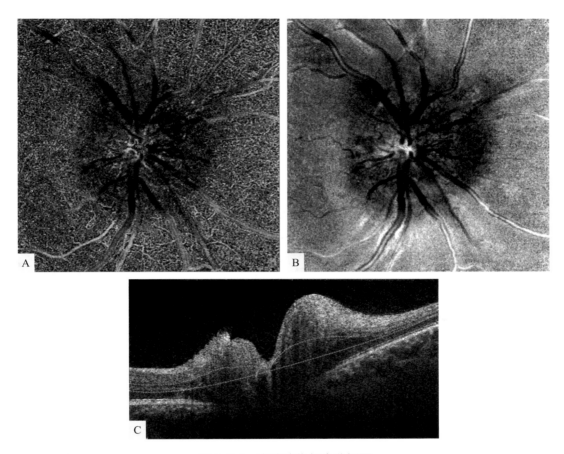

图 7-2-4　血流成像组合分析图

扫描范围 6mm×6mm，视网膜深层。A. OCT 血流成像：右眼视盘周围视网膜深层毛细血管血流信号减低；B. En face 图像：右眼视盘周围反射减低；C. B-scan 图像

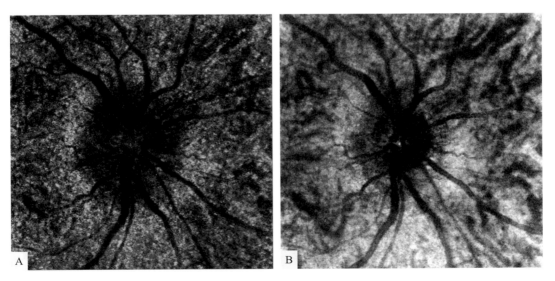

图 7-2-5　血流成像组合分析图

扫描范围 3mm×3mm，自定义层（脉络膜毛细血管层至脉络膜层）。A. OCT 血流成像：右眼视盘水肿遮蔽致视盘周围脉络膜血流信号减低；B. En face 图像：视盘周围可见环状低反射

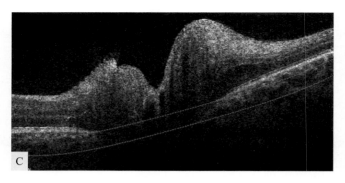

图 7-2-5（续） 血流成像组合分析图
C. B-scan 图像

病例 2

患者，男性，64 岁。主诉：左眼视力下降 1 年，既往糖尿病 20 年。视力：左眼 0.02。见图 7-2-6~图 7-2-10。

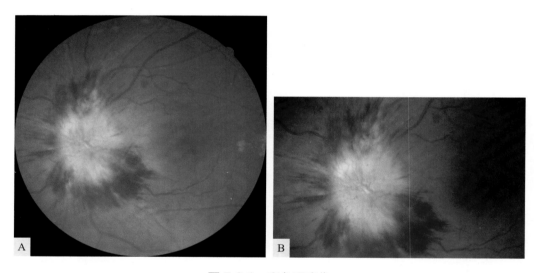

图 7-2-6 彩色眼底像

A. 彩色眼底像：左眼视盘水肿隆起，边界模糊，边缘可见放射状出血，遮挡部分视网膜血管；
B. 彩色眼底像（×2）

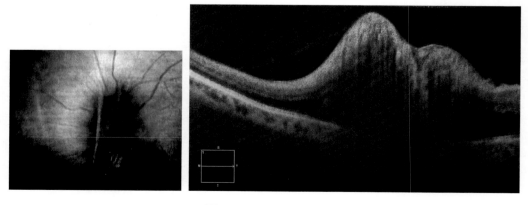

图 7-2-7 OCT 图像
左眼视盘反射隆起，其下方反射部分遮蔽

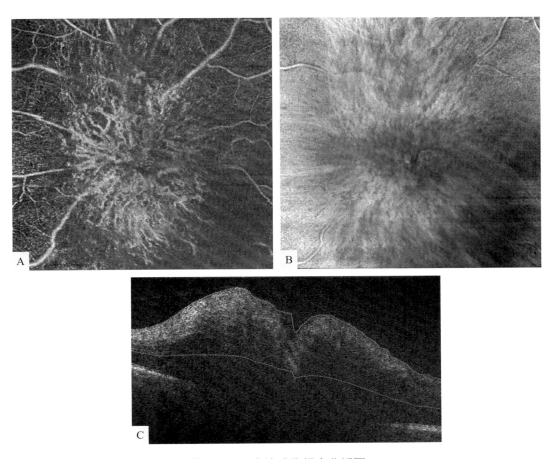

图 7-2-8　血流成像组合分析图

扫描范围 6mm×6mm,视网膜浅层。A. OCT 血流成像:左眼视盘周围毛细血管血流信号迂曲、扩张,大血管血流信号缺失,部分视盘周围血流信号缺失,结合彩色眼底像为出血遮蔽;B. En face 图像:视盘周围可见火焰状中高反射,大血管反射部分缺失,出血遮蔽处呈低反射;C. B-scan 图像

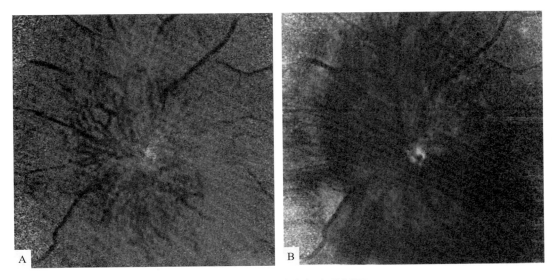

图 7-2-9　血流成像组合分析图

扫描范围 6mm×6mm,视网膜深层。A. OCT 血流成像:左眼视网膜深层血流信号缺失,仅见部分浅层血流信号投射伪像;B. En face 图像:视盘周围呈低反射

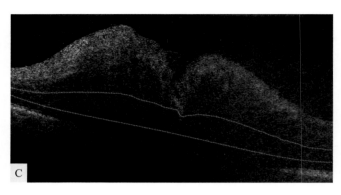

图 7-2-9(续)　血流成像组合分析图

C. B-scan 图像

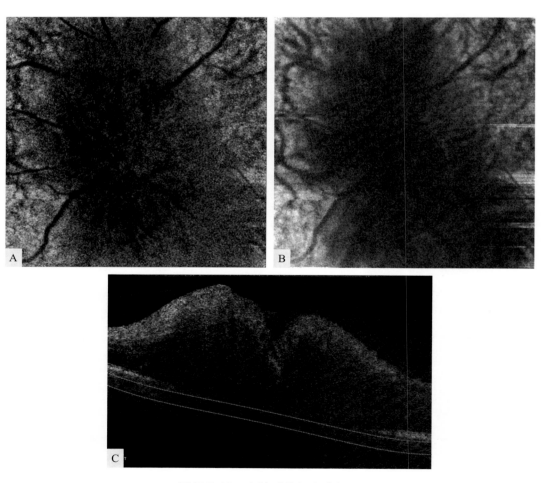

图 7-2-10　血流成像组合分析图

扫描范围 6mm×6mm,自定义层(脉络膜毛细血管层至脉络膜层)。A. OCT 血流成像:左眼视盘周围脉络膜血流信号部分缺失,仅见浅层视网膜血流信号投射伪像;B. En face 图像:视盘周围血管反射部分缺失;C. B-scan 图像

（李栋军　丁宁）

参考文献

1. Bruno Lμmbroso, Huang D, Jia Y, et al. Clinical guide to angio-OCT: non-invasive, dyeless OCT angiography. New Delhi: Jaypee, the Health Science Publishers, 2015.

2. Choi W, Mohler KJ, Potsaid B, et al. Choriocapillaris and choroidal microvasculature imaging with ultrahigh speed OCT angiography. PLoS One, 2013, 8 (12): e81499.

3. Chu Z, Lin J, Gao C, et al. Quantitative assessment of the retinal microvasculature using optical coherence tomography angiography. J Biomed Opt, 2016, 21 (6): 66008.

4. Chan S, Wang Q, Wei WB, et al. Optical coherence tomography angiography in central serous chorioretinopathy. Retina, 2016, 36 (11): 2051-2058.

5. de Kinkelder R, Kalkman J, Faber DJ, et al. Heartbeat-induced axial motion artifacts in optical coherence tomography measurements of the retina. Invest Ophthalmol Vis Sci, 2011, 52 (6): 3908-3913.

6. Ferguson RD, Hammer DX, Paunescu LA, et al. Tracking optical coherence tomography. Opt Lett, 2004, 29 (18): 2139-2141.

7. Henkind P. Microcirculation of the peripapillary retina. Trans Am Acad Ophthalmol Otolaryngol, 1969, 73 (5): 890-897.

8. Huang Y, Zhang Q, Thorell MR, et al. Swept-source OCT angiography of the retinal vasculature using intensity differentiation-based optical microangiography algorithms. Ophthalmic Surg Lasers Imaging Retina, 2014, 45 (5): 382-389.

9. 李凤鸣. 中华眼科学. 第 2 版. 北京: 人民卫生出版社, 2005

10. Matsunaga D, Yi J, Puliafito CA, et al. OCT angiography in healthy human subjects. Ophthalmic Surg Lasers Imaging Retina, 2014, 45 (6): 510-515.

11. Shah SU, Kaliki S, Shields CL, et al. Enhanced depth imaging optical coherence tomography of choroidal nevus in 104 cases. Ophthalmology, 2012, 119 (5): 1066-1072.

12. Spaide RF, Fujimoto JG, Waheed NK. Image artifacts in optical coherence tomography angiography. Retina, 2015, 35 (11): 2163-2180.

13. Staurenghi G, Sadda S, Chakravarthy U, et al. Proposed lexicon for anatomic landmarks in normal posterior segment spectral-domain optical coherence tomography: the IN•OCT consensus. Ophthalmology, 2014, 121 (8): 1572-1578.

14. Wang Q, Chan S, Yang JY, et al. Vascular density in retina and choriocapillaris as measured by optical coherence tomography angiography. Am J Opthalmol, 2016, 168: 95-109.

15. 王倩, 魏文斌. 分频幅去相干血管成像. 国际眼科纵览, 2016, 40 (2): 112-116.

16. Wang Q, Chan S, Yang JY, et al. Reply: Vascular density in retina and choriocapillaris as measured by optical coherence tomography angiography. Am J Ophthalmol, 2016, 169: 290.

17. Wang Q, Chan S, Jonas JB, et al. Optical coherence tomography angiography in idiopathic choroidal neovascularization. Acta Ophthalmol, 2016, 94 (4): 415-417.

18. 魏文斌,曾司彦.光相干断层扫描血管成像技术临床应用前景.眼科,2015,24(3):145-148.

19. Zhang A,Zhang Q,Chen CL,et al. Methods and algorithms for optical coherence tomography-based angiography:a review and comparison. J Biomed Opt,2015,20(10):100901.

20. Zhang A,Zhang Q,Wang RK. Minimizing projection artifacts for accurate presentation of choroidal neovascularization in OCT micro-angiography. Biomed Opt Express,2015,6(10):4130-4143.

21. Zhang HR. Scanning electron-microscopic study of corrosion casts on retinal and choroidal angioarchitecture in man and animals. Prog Ret Eye Res,1994;13:243-270.

22. Zhang Q,Huang Y,Zhang T,et al. Wide-field imaging of retinal vasculature using optical coherence tomography-based microangiography provided by motion tracking. J Biomed Opt,2015,20(6):066008.

23. 张承芬.眼底病学.第2版.北京:人民卫生出版社,2010.

中英文名词对照索引

B

病理性近视 pathologic myopia，PM 245

玻璃疣 drusen 66

C

侧支血管 collateral vessel 47

F

非增生性糖尿病视网膜病变 nonproliferative diabetic retinopathy，NPDR 167

H

黄斑裂孔 macular hole 119

黄斑视网膜前膜 macular epiretinal membrane，MERM 131

J

家族性渗出性玻璃体视网膜病变 familial exudative vitreoretinopathy，FEVR 196

L

卵黄样黄斑营养不良 vitelliform macular dystrophy 214

M

脉络膜骨瘤 choroidal osteoma 295

脉络膜黑色素瘤 choroidal melanoma 278

脉络膜裂伤 choroidal rupture 316

脉络膜新生血管 choroidal neovascularization，CNV 74

脉络膜血管瘤 choroidal hemangioma 285

脉络膜痣 choroidal nevi 299

棉絮斑 cotton-wool spot 38

N

年龄相关性黄斑变性 age-related macular degeneration，AMD 74

Q

青光眼 Glaucoma 322

S

色素上皮脱离 pigment epithelium detachment，PED 64

视盘黑色素细胞瘤 melanocytoma of the optic disc 268

视盘毛细血管瘤 capillary hemangioma of the optic disc 266

视盘水肿 papilloedema 333

视盘新生血管 neovessels on the disc，NVD 168

视盘周围放射状毛细血管网 radial peripapillary capillary，RPC 22

视网膜出血 retinal hemorrhage 40

视网膜分支动脉阻塞 branch retinal artery occlusion，BRAO 151

视网膜分支静脉阻塞 branch retinal vein occlusion，BRVO 162

视网膜海绵状血管瘤 cavernous hemangioma of the retina 258

视网膜静脉阻塞 retinal vein occlusion，

RVO　153

视网膜内微血管异常　intraretinal microvascular abnormalities，IRMA　50

视网膜劈裂　retinoschisis　209

视网膜色素变性　retinitis pigmentosa，RP　228

视网膜水肿　retinal edema　61

视网膜新生血管　neovessels elsewhere，NVE　168

视网膜血管炎　retinal vasculitis　180

视网膜有髓鞘神经纤维　medullated nerve fibers in the retina　204

视网膜中央动脉阻塞　central retinal artery occlusion，CRAO　146

视网膜中央静脉阻塞　central retinal vein occlusion，CRVO　153

T

糖尿病视网膜病变　diabetic retinopathy，DR　167

糖尿病性黄斑病变　diabetic maculopathy　168

特发性脉络膜新生血管　idiopathic choroidal neovascularization　115

V

Vogt- 小柳 - 原田病　Vogt-Koyanagi-Harada sydrome，VKH　308

W

外层渗出性视网膜病变　external exudative retinopathy　189

微血管瘤　microaneurysm　47

X

息肉样脉络膜血管病变　polypoidal choroidal vasculopathy，PCV　88

Y

硬性渗出　hard exudate　35

有临床意义的黄斑水肿　clinically significant macular edema，CSME　168

Z

增生前期糖尿病视网膜病变　preproliferative diabetic retinopathy，PPDR　168

增生性糖尿病视网膜病变　proliferative diabetic retinopathy，PDR　168

中心凹无血管区　foveal avascular zone，FAZ　24

中心性浆液性脉络膜视网膜病变　central serous chorioretinopathy，CSC　100

中心性渗出性脉络膜视网膜病变　central exudative chorioretinopathy　115